国家自然科学基金青年项目
"基于共享决策的老年人社区健康服务优化与助推策略研究"
（项目编号：71804101）

陆 姣 吴林海 著

中国
食源性疾病的
风险特征研究

A RESEARCH ON RISK CHARACTERISTIC OF
FOODBORNE DISEASE IN CHINA

社会科学文献出版社
SOCIAL SCIENCES ACADEMIC PRESS (CHINA)

序　言

　　本书是国家社科重大招标课题"中国食品安全风险共治"的衍生成果，也是从风险视角较为全面地反映我国食源性疾病"从发生到防范"全过程的学术成果。众所周知，食源性疾病是我国最大的公共卫生问题。本书在国际比较的基础上，厘清中国食源性疾病的风险特征及其作用机制，确定食源性疾病监测防控的关键点，不仅为食源性疾病的监测防控提供了可依据的理论框架，也为食源性疾病的防控探索了现实路径。本书具有以下三个鲜明的特点。

　　第一，基于风险视角对食源性疾病的暴发进行评价。国内外大多基于现有监测数据对食源性疾病的暴发进行流行病学方面的评价，却忽略了"食品安全风险—食品—食源性疾病暴发"的逻辑联系。因此，从食品安全风险视角对食源性疾病的暴发进行评估，为食源性疾病评价提供了新的研究视角。

　　第二，揭示食源性疾病暴发的风险形成机理。本书以食品供应链体系为研究脉络，综合运用生命科学、食品科学、技术经济学和生物统计学方法，从物理性、化学性和生物性等方面剖析食品供应链体系中的食品安全风险，从风险因素、危害方式、风险表现等维度研究食源性疾病暴发风险的形成机理，这一研究结果可能奠定了研究食源性疾病暴发风险形成机理的理论基础。

　　第三，以体现社会性的独特视角研究食品全程供应链的风险防范。

通过食源性疾病暴发风险形成机理分析，融合现代健康理念与公共卫生防范策略，为食源性疾病传播提供风险防范的现实路径，并服务于政府决策。

中国的食源性疾病具有中国特色，本书基于中国实际、体现中国视角，研究成果不仅融合国际范式，更加展现出本土化特质，为我国食源性疾病防范的研究提出了新思路、尝试了新方法、探索了新路径。

摘　要

　　食源性疾病是全球最突出的公共卫生问题之一，本书遵循"食品安全风险—食品—食源性疾病暴发"的天然联系，在国际比较的基础上，阐释了我国食源性疾病暴发的特征、类型、风险影响因子，在宏观上识别了我国食源性疾病暴发的风险区域、风险人群以及风险环节。同时，结合中国实际，以食物供应链为切入点，以食源性疾病暴发的最高风险环节为背景，按照"风险因素—作用方式—危害后果"的逻辑关系，系统整理引发食源性疾病的物理、化学、生物等自然性风险因素，同时重点关注认知缺陷及道德缺失等人为风险因素，并将风险与健康相联系，在微观层面探讨了食源性疾病暴发的主要风险因素以及风险因素间相互作用的内在机理。最后，在对食源性疾病的防范中，关注现代社会风险中"人源化"与"制度化"的显著特征，以社会共治为理论基础，关注政府治理体系与社会力量参与共治的治理方式，融合自上而下及自下而上的力量，研究防范食源性疾病风险的现实困境，提出切合实际的政策路径，并服务于政府决策。

Abstract

Foodborne disease is one of the most serious public health issues in the world. This study follows the relationship "food safety risk-food-food disease outbreak", taking food safety risk as the research perspective, describing the risk characteristics of foodborne disease outbreaks in China through official data, literature data and data mining. Specifically, the outbreak types, risk influencing factors, risk regions, risk populations and risk sections are explained based on international comparison. Meanwhile, this study combined with china's reality, taking food supply chain as pointcut, according to the logical relationship of "risk factor-action-hazard consequences", organizing the physical risk factors, chemical risk factors, biological risk factors, and concerning on cognitive defects and moral absence risk factors systematically, then the main risk factors of foodborne disease and the intrinsic mechanism of interaction between risk factors are discussed by linking risk with health. Lastly, during the prevention of foodborne diseases, paying attention to the characteristics of "Humanization" and "institutionalization", focusing on the government governance system and social force based on the theory of social co-governance, combining the power of "government-public", understanding the the practical plight of food-borne disease risk prevention, putting forward practical policy path and serving the government decision-making.

目 录

导 论 ………………………………………………………… 001
  一 研究主线与视角 ………………………………………… 001
  二 主要概念界定 …………………………………………… 003
  三 研究时段与研究方法 …………………………………… 007

第一章 基于国际比较的我国食源性疾病暴发的流行病学特征研究 ……………………………………………… 010
  一 食源性疾病暴发的数量特征 …………………………… 011
  二 食源性疾病暴发的风险食品特征 ……………………… 016
  三 食源性疾病暴发的风险环节特征 ……………………… 019
  四 食源性疾病暴发的原因 ………………………………… 024
  五 食源性疾病暴发的风险病原特征 ……………………… 025
  六 食源性疾病暴发的风险时间 …………………………… 035
  七 食源性疾病暴发的风险人群特征 ……………………… 037
  八 食源性疾病暴发的风险区域特征 ……………………… 038

第二章 食源性疾病负担研究 ……………………………… 039
  一 概念界定 ………………………………………………… 040
  二 食源性疾病流行病学负担评估 ………………………… 045

三　全球食源性疾病经济负担估计…………………………………055
　　四　食源性疾病负担估计研究思考…………………………………057

第三章　基于主流网络新闻数据挖掘的中国大陆食物中毒
　　　　暴发特征研究………………………………………………059
　　一　文献回顾及问题提出…………………………………………060
　　二　数据和方法……………………………………………………063
　　三　结果与讨论……………………………………………………068
　　四　结论与政策含义………………………………………………079

第四章　供应链视角的食源性疾病风险特征研究…………………082
　　一　食源性疾病的主要致病因素：基于风险病原的视角………082
　　二　食源性疾病的致病因素分析：基于供应链污染的视角……089

第五章　家庭消费环节的食源性疾病风险研究：猪肉的案例………095
　　一　主要风险因素…………………………………………………098
　　二　家庭食品安全风险作用方式调查……………………………134
　　三　基于食源性疾病分级的家庭食品安全风险作用方式分析…145
　　四　家庭食品安全风险防范………………………………………164

第六章　国家食品安全风险监测评估与预警交流体系建设…………165
　　一　食品安全风险监测体系建设…………………………………165
　　二　食品安全风险评估体系建设…………………………………175
　　三　食品安全风险预警体系建设…………………………………177
　　四　食品安全风险交流体系建设…………………………………180

第七章　食源性疾病风险监测中哨点医院建设的考察………………192
　　一　食源性疾病监测………………………………………………193

二　哨点医院建设 …………………………………………… 200
三　在实施"健康中国"战略中加强哨点医院建设的建议
　　——基于江苏、广西与江西的调查 …………………… 204

第八章　食源性疾病研究进展与未来方向 ………………… 212
一　国内外食源性疾病防控研究进展 ……………………… 212
二　未来研究方向 …………………………………………… 221

后　记 ………………………………………………………… 224

| 导 论 |

一 研究主线与视角

食源性疾病（foodborne disease）是全球最突出的公共卫生问题之一，全世界范围内的消费者普遍面临不同程度的食源性疾病风险。全球每年因食品和饮用水不卫生导致约1800万人死亡[1]，这其中包括发达国家。1999年以前美国每年约有5000人死于食源性疾病[2]。现代食品生产加工、物流运输和消费方式等发生的深刻变革，使食源性疾病风险呈现复杂性、潜在性和持久性的特征，除包含致病性病原的水体、土壤和空气等自然环境对食品及其原料的污染，还包括消费者乐观偏见、习惯偏差和生产经营者诚信道德缺失等人为因素造成的污染[3]。同时，上述风险可随时发生于"从农田到餐桌"（from farm to fork）的各个环节，引发涵盖胃肠道疾病、神经免疫类疾病、多器官衰竭乃至癌症等在内的

---

[1] 魏益民、欧阳韶晖、刘为军等：《食品安全管理与科技研究进展》，《中国农业科技导报》2005年第5期。
[2] Mead, P. S., Slutsker, L., Dietz, V., et al., "Food-Related Illness and Death in the United States," *Emerging Infectious Diseases*, Vol. 5, No. 5, 1999, p. 607.
[3] Centers for Disease Control and Prevention-CDC. The Food Production Chain-How Food Gets Contaminated [EB/OL] . http://www.cdc.gov/foodsafety/outbreaks/investigating-outbreaks/production-chain.html, 2016 – 10 – 12.

多种疾病。而且，新型病原体不断增加，加之致病菌耐药性持续增强，现有认知的250多种食源性疾病仅为冰山一角。

作为全球最大的发展中国家，中国的食源性疾病问题相当复杂。因此，在我国食源性疾病的相关研究中，基于什么立场，从什么角度，沿着什么脉络，选择什么样的研究主线，是研究结论的客观性、准确性与科学性的重要问题。研究主线与视角，是一个重要问题，并内在地决定了研究框架与主要研究内容。

（一）研究主线

围绕食品安全风险的核心，从宏观与微观两个层面而言，存在两条主线。宏观层面，食源性疾病与食品具有天然联系，在食源性疾病防范的研究中不应忽视食品安全风险的关键作用。但是国内外现有研究普遍忽略了"食品安全风险—食品—食源性疾病暴发"的逻辑联系，难以实现食源性疾病的科学防范。微观层面，鉴于食源性疾病暴发风险的特殊属性，如不按照"风险因素—作用方式—危害后果"的逻辑关系，将风险与健康联系起来进行分析，则难以在纷杂繁复的风险因素中厘清风险作用机制。进一步分析，上述作用主要涉及政府、消费者等基本的主体。既涉及技术问题，也涉及管理问题。管理问题既涉及企业，也涉及政府监管体系，还涉及消费者自身。风险的发生既可能源于自然因素，也可能源于人源性因素，可谓错综复杂。

在此背景下，本书基于食品安全风险的研究视角，按照"食品安全风险—食源性疾病暴发—公共卫生健康"的逻辑关系，以公共健康后果为分类等级，按照"风险因素—作用方式—危害后果"的逻辑主线，厘清中国食源性疾病暴发的风险特征及其作用机制，回答食源性疾病暴发防控中"控制什么"以及"如何促进公众卫生健康"的关键问题，对科学防范食源性疾病风险具有重要的实践价值。

（二）研究视角

中国人口众多，经济与社会发展迅速，诚信体系建设严重滞后，虽然中国政府为防范未来的食品安全风险,最大限度地减少食源性疾病暴发,做出了一系列巨大的努力,自2010年在全国广泛开展的食源性疾病风险监测工作就是最好的佐证,但与发达国家相比,除自然因素所导致的疾病外,还出现了大量人为因素所引发的食源性疾病。食源性疾病暴发呈现难以预测、数量多、危害大且防不胜防的特征,不仅强有力地表明了认知不足、道德缺失等人为因素在我国食源性疾病暴发中的重要地位,更进一步凸显了中国食源性疾病风险防范的艰巨性与复杂性,这是本书的鲜明观点。因此,在现阶段有效防范我国食源性疾病风险,切实保障公众健康,必须有效集成技术、标准、规范、制度、政策等手段,实施综合治理,并且更应该注重消费者自身健康素养的提升。这既是我国食源性疾病风险管理的难点,也是重点。

二 主要概念界定

食品、食品安全风险、食源性疾病风险与食源性疾病等是本书最重要、最基本的概念。本书在借鉴相关研究的基础上[①],进一步做出科学的界定。

(一)食品

食品,最简单的定义是人类可食用的物品,包括天然食品和加工食品。天然食品是指在大自然中生长的、未经加工制作、可供人类直接食用的物品,如水果、蔬菜等;加工食品是指经过一定的工艺加工形成的、以供人们食用的制成品,如小麦粉、果汁饮料等,但食品一般不包括以治疗为目的的药品。

1995年10月30日起施行的《中华人民共和国食品卫生法》在第九章第五十四条对食品的定义是:"食品是指各种供人食用或者饮用的

---

① 吴林海、徐立青:《食品国际贸易》,中国轻工业出版社,2009。

成品和原料以及按照传统既是食品又是药品的物品,但是不包括以治疗为目的的物品。"1994 年 12 月 1 日实施的《食品工业基本术语》(GB/T15091 - 1994)在第 2.1 条中将"一般食品"定义为"可供人类食用或饮用的物质,包括加工食品、半成品和未加工食品,不包括烟草或只作药品用的物质"。2009 年 6 月 1 日起施行的《中华人民共和国食品安全法》在第十章第九十九条对食品的界定,与《食品工业基本术语》完全一致。2015 年 4 月 24 日,十二届全国人大常委会第十四次会议修订的《食品安全法》将对食品的定义修改为"食品,指各种供人食用或者饮用的成品和原料以及按照传统既是食品又是中药材的物品,但是不包括以治疗为目的的物品",将原来定义中的"药品"调整为"中药材",但其本质内容并没有发生变化。国际食品法典委员会(CAC)的《预包装食品标签通用标准》中对"一般食品"的定义是:"指供人类食用的,不论是加工的、半加工的或未加工的任何物质,包括饮料、胶姆糖,以及在食品制造、调制或处理过程中使用的任何物质;但不包括化妆品、烟草或只作药物用的物质。"

　　食品的种类繁多,按照不同的分类标准或判别依据,可以有不同的食品分类方法。《全国主要产品分类和代码》(GB/T7635.1 - 2002)将食品分为农林(牧)渔业产品,加工食品、饮料和烟草两大类。其中,农林(牧)渔业产品分为种植业产品、活的动物和动物产品、鱼和其他渔业产品三大类。加工食品、饮料和烟草分为肉、水产品、水果、蔬菜、油脂等类加工品;乳制品;谷物碾磨加工品、淀粉和淀粉制品,豆制品,其他食品和食品添加剂,加工饲料和饲料添加剂;饮料;烟草制品共五大类。

　　根据国家质量监督检验检疫总局发布的《28 类产品类别及申证单元标注方法》[①],将申领食品生产许可证企业的食品分为 28 类:粮食加工品,食用油、油脂及其制品,调味品,肉制品,乳制品,饮料,方便

[①] 《28 类产品类别及申证单元标注方法》,广东省中山市质量技术监督局网站,http://www.zsqts.gov.cn/FileDownloadHandle fileDownloadId = 522。

食品，饼干，罐头食品，冷冻饮品，速冻食品，薯类和膨化食品，糖果制品，茶叶及相关制品，酒类，蔬菜制品，水果制品炒货，食品及坚果制品，蛋制品，可可及焙烤咖啡产品，食糖，水产制品，淀粉及淀粉制品，糕点，豆制品，蜂产品，特殊膳食食品，其他食品。

《食品安全国家标准 食品添加剂使用标准》（GB2760-2011）食品分类系统将食品分成乳与乳制品，脂肪、油和乳化脂肪制品，冷冻饮品，水果、蔬菜（包括块根类）、豆类、食用菌、藻类、坚果以及籽类等，可可制品、巧克力和巧克力制品（包括类巧克力和代巧克力）以及糖果，粮食和粮食制品，焙烤食品，肉及肉制品，水产品及其制品，蛋及蛋制品，甜味料，调味品，特殊膳食食用食品，饮料类，酒类，其他类共十六大类食品。

食品概念的专业性很强，也并不是本研究的重点。如无特别说明，本书对食品的理解主要依据新修订的《食品安全法》。

（二）食品安全风险与食源性疾病风险

风险为风险事件发生的概率与事件发生后果的乘积[1]。联合国化学品安全项目中将风险定义为暴露某种特定因子后在特定条件下对组织、系统或人群（或亚人群）产生有害作用的概率[2]。由于风险特性不同，没有一个完全适合所有风险问题的定义，应依据研究对象和性质的不同而采用具有针对性的定义。对于食品安全风险，联合国粮农组织（Food and Agriculture Organization，FAO）与世界卫生组织（World Health Organization，WHO）于1995~1999年先后召开了三次国际专家咨询会[3]。国际法典委员会（Codex Alimentarius Commission，CAC）认为，食品安全风险是指将对人体健康或环境产生不良效果的可能性和严重性，这种

---

[1] Gratt, L. B., *Uncertainty in Risk Assessment, Risk Management and Decision Making*. New York: Plenum Press, 1987.
[2] 石阶平:《食品安全风险评估》，中国农业大学出版社，2010。
[3] FAO Food and Nutrition Paper, *Risk Management and Food Safety*, Rome, 1997.

不良效果是由食品中的一种危害所引起的[①]。食品安全风险主要是指潜在损坏或威胁食品安全和质量的因子或因素，这些因素包括生物性、化学性和物理性的[②]。生物性危害主要指细菌、病毒、真菌等能产生毒素的微生物组织，化学性危害主要指农药和兽药残留、生长促进剂和污染物、违规或违法添加的添加剂；物理性危害主要指金属、碎屑等各种各样的外来杂质。相对于生物性和化学性危害，物理性危害影响较小[③]。由于技术、经济发展水平存在差距，不同国家面临的食品安全风险不同。因此需要建立新的识别食品安全风险的方法，集中资源消除关键风险，以防止潜在风险演变为实际风险进而导致食品安全事件[④]。关于食品风险评估，FAO做出了内涵性界定，主要是指对食品、食品添加剂中生物性、化学性和物理性危害对人体健康可能造成的不良影响所进行的科学评估，包括危害识别、危害特征描述、暴露评估、风险特征描述等。目前，FAO对食品风险评估的界定已为世界各国所普遍接受。本书将食品安全风险界定为对人体健康或环境产生不良效果的可能性和严重性。

（三）食源性疾病

根据WHO的定义[⑤]，食源性疾病是指通过摄食进入人体的有毒有害物质所引起的感染性或中毒性疾病。除包含致病性病原的水体、土壤和空气等自然环境对食物及其原料的污染，还包括消费者乐观偏见、习惯偏差和生产经营者诚信道德缺失等人为因素造成的污染。事实上，长

[①] FAO/WHO, *Codex Procedures Manual*, 10th edition, 1997.

[②] Anonymous, *A Simple Guide to Understanding and Applying the Hazard Analysis Critical Control Point Concept*, 2nd edition, International Life Sciences Institute (ILSI) Brussels, 1997, p. 13.

[③] Valeeva, N. I., Meuwissen, M. P. M., Huirne, R. B. M., "Economics of Food Safety in Chains: A Review of General Principles," *Wageningen Journal of Life Sciences*, Vol. 51, No. 4, 2004, pp. 369-390.

[④] Kleter, G. A., Marvin, H. J. P., "Indicators of Emerging Hazards and Risks to Food Safety," *Food and Chemical Toxicology*, Vol. 47, No. 5, 2009, pp. 1022-1039.

[⑤] WHO, *Foodborne Disease*, 2016-02-12, http://www.who.int/topics/foodborne_diseases/en/.

久以来,食物中毒一直是世界各国初期监测的与食品相关的主要疾病,在我国亦是如此。据《食物中毒事故处理办法(中华人民共和国卫生部令第8号)》第二条的界定,食物中毒(food poisoning)是指食用了被生物性、化学性有毒有害物质污染的食品或者食用了含有有毒有害物质的食品后出现的以急性、亚急性感染或中毒为主要临床特征的疾病。[①] 其中的有毒食物主要指被致病菌及其毒素、化学毒物污染的或含有毒素的动植物食物。随着学术界对疾病认知程度与监测水平的提高,WHO等国际组织和欧美等发达国家(地区)均不同程度地扩大了食物中毒的概念,将食源性疾病确立为公共卫生中食品相关疾病的主要监测面。但我国自2010年开始才逐步重视食源性疾病这一概念表述,在2015年新修订的《中华人民共和国食品安全法》第一百五十条第十款中规定,食源性疾病是指食品中致病因素进入人体引起的感染性、中毒性疾病,包括食物中毒。至此,食源性疾病有了明确的法律定义。

三 研究时段与研究方法

(一)研究时段

为了较为系统、全面、深入地描述近年来我国食源性疾病变化发展的轨迹,本书在相关数据的分析中,最早可追溯至2001年,最晚研究至2017年。需要说明的是,由于受数据收集的局限,在具体章节的研究中有关时间跨度或时间起点稍有不同。

(二)研究方法

本书坚持"学科交叉、特色鲜明、实证研究"的学术理念,努力

[①] 中华人民共和国卫生部曾经是国务院主管卫生工作的组成部门,2013年十二届全国人大一次会议后改称国家卫生和计划生育委员会(国家卫计委),2018年3月后改称国家卫生健康委员会(国家卫健委)。本书所用说法依相关时间而定。

采用多学科组合的研究方法与最先进的研究工具展开研究。

1. 调查研究

本书第三章、第五章、第六章、第七章均通过调查的方法来展开相应的研究。在上述章节的研究上投入了极大的力量，充分体现了本书的实践特色。其中，采用调查方法展开研究的章节约占本书内容的 50%。这些基于现实的调查研究保证了本书具有鲜明的研究特色，更能够反映社会的关切与民意。

2. 比较分析

考虑到食源性疾病风险具有动态演化的特征，本书采用比较分析的方法考察了我国食源性疾病在不同发展阶段的发展态势。采用国家食源性疾病监测的相关数据，对食源性疾病风险特征的动态变化进行了全景式的梳理。

3. 模型计量

为兼顾可读性，在研究过程中尽可能地避开使用计量模型等研究方法。但为保证研究的科学性、准确性与严谨性，在一些章节中仍然采用了必不可少的模型分析法。比如，在第五章运用聚类分析与有序 Logit 回归模型，分析我国城乡居民的家庭食品处理风险行为特征。

4. 大数据工具

这是本书采用最先进的研究工具展开研究的最好例证。近年来，中国发生了多少食源性疾病？空间区域的分布状况如何？最具风险性的食品种类是什么？科学地研究这些问题，对回答食源性疾病风险社会共治"共治"什么具有决定性作用。为解决这些问题，本书采用江南大学食品安全研究基地团队开发的食品安全事件大数据监测平台 Data Base V1.0 系统，分析了 2005～2014 年 10 年间中国发生的食物中毒事件。

5. 文献归纳

运用文献展开研究是本书最基本的方法。在整个研究过程中参考了大量的国内外文献，努力确保本书站在国内外前沿研究的基础之上。对了解我国食源性疾病的风险特征，构建具有中国特色的食源性疾病风防范的理论分析框架与现实路径具有重要的借鉴价值。

(三) 资料来源

为了全景式、大范围、尽可能详细地刻画近年来我国食源性疾病的基本状况，本书运用了大量不同年份的数据。除通过实际调查得到的数据，尚有诸多资料来源于国家层面的统计数据，有些数据则引用于已有的研究文献，也有极少数的资料来源于普通网站。在实际研究过程中，虽然可以保证关键数据和主要研究结论的可靠性，但难以保证全部数据的权威性与精确性，研究结论的严谨性不可避免地依赖于所引用数据的可信性，尤其是一些二手资料的真实性。为更加清晰地反映这一问题，便于读者做出客观判断，本书对所引用的数据尽可能地给出了来源。

(四) 研究局限

就本书而言，研究的局限性突出地表现在风险社会共治理论分析框架的研究尚不成熟。如何构建政府、社会等共同参与的食源性疾病风险防范的社会共治格局，使之成为国家治理体系的一个重要组成部分，这是全社会普遍关注的一个重大的现实与理论问题。食品、食品安全风险以及食源性疾病本身具有极端复杂性，国内在此领域的实践探索和理论研究具有局限性，特别是没有较为成功的实践案例，因此虽然本书努力进行了理论与实践相结合的研究，但需要学者们共同验证。与此同时，由于数据的缺失或数据的连续性不足，本书对相关问题的研究尚缺乏深度。有些问题在研究中凝练不够，基于实际的调查难以兼具广度与深度。当然，本书的不足还表现在其他方面。这些问题的产生客观上与研究者的水平有关，也与食源性疾病相关问题的极端复杂性密切相关。在未来的研究过程中，将努力克服上述问题，使得研究更深入、更符合实际。

第一章
基于国际比较的我国食源性疾病暴发的流行病学特征研究

在全球范围内，食用食品中存在许多潜在的生物性和化学性风险，数以百万计的消费者每年因此患病甚至丧命，食源性疾病（foodborne disease，FBD）逐渐成为全球发病率和致死率较高的疾病之一，其不仅危害人群健康，更严重阻碍经济的发展，尤其是旅游业、农业和食品工业的发展。随着经济水平的提升，现代农业生产、动物饲养、食品生产加工、物流运输和消费方式等正在发生深刻变化，食源性疾病风险呈现复杂性、潜在性和持久性的特征。在食源性疾病风险防范中，最重要的就是要了解食源性疾病暴发（foodborne disease outbreaks，FBDOs）的流行病学特征，不同的文化特征、消费模式以及消费者认知水平，使得各国的食源性疾病风险特征呈现显著的不同，需要进行有针对性的研究。为此，世界各国积极开展食品安全风险监测工作以获得科学的数据基础，评估各国家或地区的食品污染水平以及发展趋势。

本章采用文献组学的研究策略，通过我国食源性疾病监测网络、《中国卫生统计年鉴》、WHO数据库等各种渠道查询到2005~2014年10年间相关数据，依据食源性疾病暴发的分布特征（暴发数量特征、风险食品特征、风险病原特征、风险人群特征、风险环节特征等），对国内外食源性疾病暴发的流行病学进行比较分析。在国际比较的基础上，深刻把握我国食源性疾病暴发的风险特征，为我国食源性疾病的控制奠定基础。实际上，食源性疾病和流行病学的数据资料存在显著缺失，大部分食源性疾病的发病特征是腹泻、呕吐、腹痛、发热或便血。除非产生巨大的公共卫生和经济影响，否则食源性疾病很难被认识、报告并调查[1]，这种现象在发展中国家尤为突出。

一 食源性疾病暴发的数量特征

食源性疾病在全世界都是极具危害的日常"杀手"，不同国家的暴发数量等分析指标具有巨大差异。其中，发达国家的食源性疾病监测工作起步较早，监测的数据较为科学全面，而发展中国家的食源性疾病监测工作起步较晚，因此食源性疾病监测数据所表明的疾病严重性远远低于发达国家。

（一）发达国家食源性疾病的暴发程度显著高于发展中国家

美国疾病预防与控制中心（Centers for Disease Control and Prevention，CDC）通过覆盖美国10个区域15%人口的食源性疾病主动监测网络的长期监测发现，美国每年估计暴发食源性疾病4800万起，导致12.7万人次发病和3000人次死亡[2]。欧盟每年暴发1700万起食源性疾病，导致约20万人次住院和500人次死亡。法国每年暴发食源性疾病238836~269085起，住院10188~17771人次，死亡228~691人[3]。Chani & Chan对1996~2005年中国香港暴发的食源性疾病进行数据分析后发现，10年间共暴发食源性疾病5967起，发病26260人次，

---

[1] Lucado, J., Mohamoud, S., Zhao, L. & Elixhauser, A., "Infectious Enteritis and Foodborne Illness in the United States, 2010," *Statistical Brief*, 2013, p. 150.

[2] CDC Foodborne Outbreak Online Database, 2013-11-13 [2016-05-15], http://wwwn.cdc.gov/foodborneoutbreaks.

[3] Food Standards Agency, *The FSA Foodborne Disease Strategy 2010-15 (England)* (London: Food Standards Agency, 2011).

年均暴发596.7起，发病2626人次，住院人数占发病人数的7.06%[1]。1996~2004年日本共暴发食源性疾病18160起，新加坡暴发12085起[2]，中国台湾暴发1915起[3]，韩国暴发1043起，年均分别暴发2017.78起、1342.78起、212.78起和115.89起。我国大陆2001~2014年食源性疾病累计暴发9228起，发病211509人次，年均暴发659.14起，发病15107.79人次。

（二）世界各国食源性疾病暴发的趋势随监测水平呈现显著差异

为进一步表明不同国家或地区食源性疾病的发生趋势，以便在掌握过去与现有风险的基础上对未来进行预测，部分学者通过分析食源性疾病的发生趋势描绘了地区食源性疾病的暴发状况。在食源性疾病发生趋势研究中，不同国家或地区的食源性疾病暴发呈现不同的发展趋势，有的地区逐年下降，有的地区逐年上升，还有的地区趋势平缓没有显著变化。根据相关数据，从20世纪90年代开始，美国食源性疾病暴发数量呈下降趋势[4]。2013年美国共有19056人次暴发食源性疾病，42000人次住院和80人死亡。2008年报道的1034起食源性疾病中，共有23152人次发病，1276人次住院和221人死亡，相较于2003~2007年的平均暴发起数和发病人数，分别低了10%和5%。中国香港、日本与新加坡的食源性疾病暴发呈现巨大的波动且逐渐上升，而中国台湾与韩国的食

---

[1] Chani, S. F., Chan, Z. C. Y., "A Review of Foodborne Disease Outbreaks from 1996 to 2005 in HongKong and its Implications on Food Safety Promotion," *Journal of Food Safety* (28), 2008, pp. 276-299.

[2] Agri-Food & Veterinary Authority of Singapore (AVA), "Import, Export and Transshipment of Fish," 2006-09-19 [2015-11-11], http://www.ava.gov.sg/foodSector/importexporttransoffood/Fish/.

[3] Bureau of Food and Drug Analysis (BFDA), *Publication, Data and Statistics*, Surveillance of Food Poisoning Outbreaks in Taiwan, 2006-08-09 [2015-12-06], http://www.nlfd.gov.tw/english/showmodule.aspx?mtab=chk&act=enfood&rwin=y&tab=508.

[4] Silver, L. & Bassett, M. T., "Food Safety for the 21st Century," *Journal of the American Medical Association*, 300 (8), 2008, pp. 957-959.

源性疾病暴发趋势平缓没有显著变化。Asl et al.[①] 对 2006~2011 年伊朗食源性疾病的暴发进行调查后发现，食源性疾病的暴发率由 0.07 人次/10^5 人口上升到 1.38 人次/10^5 人口。现有数据显示，2012~2017 年，共监测获得 60 万份详细的食源性疾病病例信息，基本摸清了我国食源性疾病的分布状况。结合文献报道与 2012~2017 年的监测数据，2001~2016 年我国食源性疾病累计暴发事件共 15685 起，累计发病 254087 人次。其中，2016 年食源性疾病暴发事件数和发病数均达到历史最高点，分别为 4056 起和 32812 人次（见图 1-1）。以 2010 年为转折，2010 年前我国食源性疾病暴发事件数和发病数总体呈下降趋势，虽然 2011~2013 年发病数呈低位波动，但整体上 2010 年后我国食源性疾病的暴发事件数与发病数呈上升趋势。自 2014 年开始又有了大幅提升，2014~2016 年食源性疾病暴发事件数分别增长 47.85%、62.22% 和 68.93%，发病数分别增长 22.46%、21.09% 和 53.51%。这表明，自 2010 年建

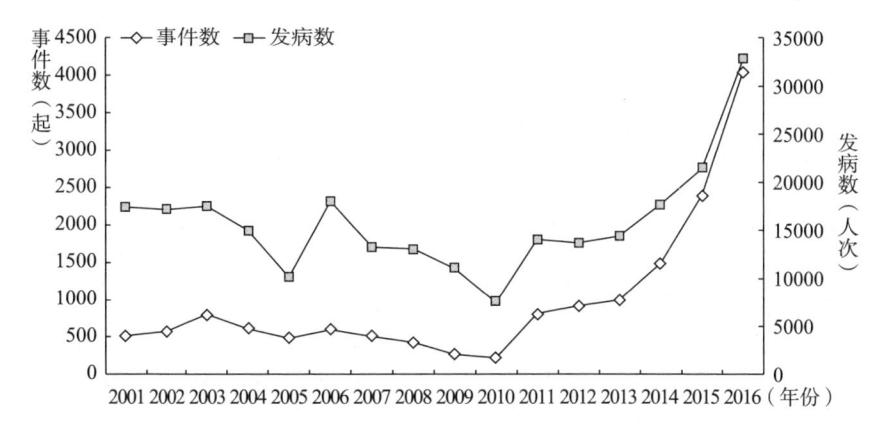

图 1-1　2001~2016 年我国食源性疾病暴发的总体状况

资料来源：徐君飞、张居作《2001~2010 年中国食源性疾病暴发情况分析》，《中国农学通报》2012 年第 27 期，第 313~316 页；《中国卫生和计划生育统计年鉴》（2013~2017 年）。

---

① Asl, H. M., Gouya, M. M., Soltan-dallal, M. M., Aghili, N., "Surveillance for Foodborne Disease Outbreaks in Iran, 2006 - 2011," *Medical Journal of the Islamic Republic of Iran*, Iran University of Medical Sciences, 29 (3), 2015, p. 285.

立食源性疾病主动监测网络以来，我国食源性疾病暴发监测与报告系统的敏感度提高，有助于食源性疾病风险的防范[①②]。

（三）发达国家食源性疾病的发病率显著高于发展中国家

为更为科学准确地描绘食源性疾病暴发的状况，学者将各国的人口数量考虑在内，以发病率为衡量指标来分析地区食源性疾病暴发的严重性。Murphree et al. 研究发现，2003~2008 年美国食源性疾病的年均发病率为 16667 人次/10^5 人口[③]；欧盟的年均发病率为 26000 人次/10^5 人口[④]，且各成员国呈现显著差异，其中法国的年均发病率为 450 人次/10^5 人口[⑤]，新西兰 2009 年的发病率为 4100 人次/10^5 人口[⑥]，荷兰的年均发病率为 1900~4700 人次/10^5 人口[⑦]。同样，发展中国家的发病率也呈现显著差异。但是鉴于发展中国家的数据缺失，根据现有研究仅可知大部分发展中国家的急性胃肠道疾病的年均发病率普遍为 0.28 人次/10^5 人口[⑧]。

---

① 徐君飞、张居作：《2001~2010 年中国食源性疾病暴发情况分析》，《中国农学通报》2012 年第 27 期。

② 《2013 中国卫生统计年鉴》，中华人民共和国国家卫生和计划生育委员会，2014 年 4 月 26 日，http://www.nhfpc.gov.cn/htmlfiles/zwgkzt/ptjnj/year2013/index2013.html。

③ Murphree, R., Garman, K., Phan, Q., Everstine, K., Gould, L. H., Jones, T. F., "Characteristics of Foodborne Disease Outbreak Investigations Conducted by Foodborne Diseases Active Surveillance Network (FoodNet) Sites, 2003-2008," Glendale Adventist Medical Center Library on, 54 (Suppl 3), 2013, pp. S498-S503.

④ Mead, P. S., Slutsker, L., Dietz, V., McCaig, L. F., Bresee, J. S., Shapiro, C., Griffin, P. M., Tauxe, R. V., "Food-related Illness and Death in the United States," Emerging Infectious Diseases, 5 (5), 1999, pp. 607-625.

⑤ Vaillant, V., De Valk, H., Baron, E., "Morbidity and Mortality of Foodborne Infectieous Diseases in France. Saint-Maurice (France)," Institut de Veille Sanitaire, 2004.

⑥ Havelaar, A. H., Haagsma, J. A., Mangen, M. J. J., Kemmeren, J. M., Verhoef, L. P. B., Vijgen, S. M. C., et al., "Disease Burden of Foodborne Pathogens in the Netherlands, 2009," International Journal of Food Microbiology (156), 2012, pp. 231-238.

⑦ Van Duynhoven, Y. T. H. P., De Wit, M. A. S., Kortbeek, L. M., Koopmans, M. P. G., "Voedselinfecties in Nederland," Nederlands Tijdschrift von Medische Microbiologia, 10 (3), 2002, pp. 79-83.

⑧ Mead, P. S., Slutsker, L., Dietz, V., McCaig, L. F., Bresee, J. S., "Community and Presenting to General Practice," An International Journal of Gastroenterology and Hepatology, 61 (1), pp. 69-77.

且有研究表明，2006~2010 年我国食源性疾病的年均发病率为 1.06 人次/10^5 人口[①②]。

（四）全球食源性疾病暴发水平显著高于监测水平

实际上，世界范围内各个国家的食源性疾病政府监测数据普遍存在漏报的现象，数据准确性有待提升。典型的食源性疾病以胃肠道疾病为主，症状轻微且呈散发式，人们的就医行为匮乏，食源性疾病监测网络的数据漏报率极高，发达国家漏报率在 90% 以上，发展中国家则在 95% 以上[③④]。Nsoesie et al.[⑤] 的研究发现，在美国所有的发病病例中，仅有 1.58% 的患者会选择发病后寻求医疗帮助，而欧盟每年仅有 100 万人次会寻求医疗帮助[⑥]。2003 年一项对爱尔兰人的调查发现，爱尔兰每年平均有 320 万起急性胃肠道疾病，平均每天新增病例 8080 人次，但实际上只有 29% 的人会寻求医疗救助，因此在官方统计中，只有少于 6000 例病例被报告[⑦]。我国的情况更为严峻，统计数据显示，我国卫生部门自 1985 年以来每年收到食物中毒报告 600~800 起，发病 2 万~3 万例，死亡 100 余例[⑧]。但 2011 年和 2012 年卫生部分别对 6 个省 39686 人次和 9 个省 52204 人次的入户调查显示，我国每年有 2 亿~3 亿人次

---

① 庞璐、张哲、徐进：《2006—2010 年我国食源性疾病暴发简介》，《中国食品卫生杂志》2011 年第 6 期。

② 李慧、杨海霞：《甘肃省 2004—2010 年食物中毒事件分析》，《中国公共卫生》2013 年第 3 期。

③ 陈君石：《中国的食源性疾病有多严重？》，《北京科技报》2015 年 4 月 20 日。

④ McCabe-Sellers, B. J., Beattie, S. E., "United States Unspecified Agents," *Emerging Infectious Diseases*, 17 (1), pp. 16–22.

⑤ Nsoesie, E. O., Kluberg, S. A., Brownstein, J. S., "Online Reports Offical," *Journal of the Islamic Republic of Iran*, 29, 2015, p. 285.

⑥ Tam, C. C., Rodrigues, L. C., Viviani, L., Dodds, P., Evans, M. R., Hunter, P. R., et al., "Longitudinal Study of Infectious Intestinal Disease in the UK (IID2Study) Incidents in the Reports," *Preventive Medicine* (67), 2014, pp. 264–269.

⑦ Safefood, "Acute Gastroenteritis in Ireland, North and South—A Study of General Practitioners," Safefood, 2003-11-11 [2016-01-10], http://www.safefood.eu/Global/Publications/.

⑧ http://www.nhfpc.gov.cn/.

发生食源性疾病，食源性疾病的漏报率高达99%[①][②]。因此，各国的食源性疾病现状远远严重于现有监测所显示的状况，是一种隐形负担。

二 食源性疾病暴发的风险食品特征

参照食源性疾病的内涵，食品是病原体进入人体并引发食源性疾病的重要媒介，因此，识别引发食源性疾病的风险食品，定位高危风险食品与疾病暴发之间的关系，有利于基于全程食品供应链的食源性疾病风险防范。人们消费的食品种类繁多，含有丰富营养物质的任何食品都可成为食源性疾病暴发的风险食品，加之各地区饮食消费习惯存在差异，增加了对风险食品的判别难度。Murphree et al. 对2003~2008年美国食源性疾病的暴发数据进行分析后发现，在所有的报告中，仅有37%的食源性疾病暴发事件可确定风险食品[③]。

（一）生鲜食品及动物源性食品是全球主要的风险食品

在美国所有可确定风险食品的食源性疾病中，暴发起数较高的食品依次为水果及坚果（占24%）、生鲜蔬菜（占23%）和牛肉（占13%）。可以发现，随着饮食习惯的改变，水果、蔬菜等生鲜食品在美国食源性疾病暴发中占据越来越重要的地位。20世纪70年代其在风险食品中的占比小于1%，20世纪90年代上升到6%，而在1990~2003年更上升到12%[④]，

[①] Chen, Y., Yan, W. X., Zhou, Y. J., et al. "Burden of Self-reported Acute Gastrointestinal Illness in China: A Population-based Survey," *BMC Public Health* (13), 2013, p.456.
[②] 陈君石：《中国的食源性疾病有多严重?》，《北京科技报》2015年4月20日。
[③] Murphree, R., Garman, K., Phan, Q., Everstine, K., Gould, L. H., Jones, T. F., "Characteristics of Foodborne Disease Outbreak Investigations Conducted by Foodborne Diseases Active Surveillance Network (FoodNet) Sites, 2003 - 2008," *Glendale Adventist Medical Center Library*, 54 (Suppl 5), 2013, pp. S498 - S503.
[④] Sivapalasingam, S., Friendman, C. R., Cohen, L., Tauxe, R. V., "Fresh Produce: A Growing Cause of Outbreaks of Foodborne Illness in the United States, 1973 Through 1997," *Journal of Food Protection*, 67 (10), 2004, pp. 2342 - 2353.

其中茎秆类蔬菜的风险最高，占比达 10.16%[1]。同样，生鲜食品也是许多其他地区的主要食源性疾病暴发风险食品。澳大利亚 2001～2005 年的食源性疾病暴发风险食品中，生鲜食品占 4%[2]。2011 年德国的食源性疾病暴发以生鲜蔬菜中毒为主[3]。墨西哥风味食品的高风险性主要源于其含有大量的未烹调生鲜蔬菜[4]。鉴于生鲜食品在食源性疾病暴发中的高风险性，欧美地区有学者将其与病原菌联系起来进行了更为细致的划分。欧盟研究发现，婴幼儿玉米[5]、莴苣[6]、树莓[7]的风险性分别与志贺氏菌、耶尔森氏鼠疫杆菌、诺如病毒呈现显著的正相关性。

除生鲜食品，肉与肉制品、奶与奶制品、海鲜及其制品等动物源性食品也是食源性疾病暴发的主要风险食品。研究发现，欧盟的动物源性食品占所有已知风险食品的 50%[8]，其次为蛋与蛋制品（17.3%）[9]。美国风险性较高的动物源性食品为禽肉（9.57%）、牛肉（9.12%）和奶

---

[1] Painter, J. A., Hoekstra, R. M., Ayers, T., et al., "Attribution of Foodborne Illnesses, Hospitalizations, and Deaths to Food Commodities by Using Outbreak Data, United States, 1998 – 2008," *Emerging Infectious Diseases* (19), 2013, pp. 407 – 415.

[2] Kirk, M. D., Fullerton, K., Gregory, J., "Fresh Produce Outbreaks in Australia 2001 – 2006," Board 21. In: *2008 International Conference on Emerging Infectious Diseases Program and Abstracts Book Atlanta*, GA: Centers for Disease Control and Prevention, 2008, pp. 49 – 50.

[3] Frank, C., Werber, D., Cramer, J. P., Askar, M., Faber, M., Ander Heiden, M., et al., "Epidemic Profile of Shiga-toxin-Producing Escherichia Coli O104: H4 Outbreak in Germany," *New England Journal of Medicine*, 365 (19), 2011, pp. 1771 – 1780.

[4] Simonne, A. H., Nille, A., Evans, K., Marshall, M. R., "Ethnic Food Safety Trends in the United States Based on CDC Foodborne Illness Data," *Food Protection Trends*, 24 (8), 2004, pp. 590 – 604.

[5] Lewis, H. C., et al., "Outbreaks of Shigellosis in Denmark and Australia Associated with Imported Baby Corn, August 2007 – Final Summary," *Eurosurveillance* (12), 2007, p. E071004. 2.

[6] Nuorti, J. P., et al., "A Widespread Outbreak of Yersinia Pseudotuberculosis O3 Infection from Iceberg Lettuce," *Journal of Infectious Diseases*, No. 189, 2004, pp. 766 – 774.

[7] Hjertqvist, M, et al., "Four Outbreaks of Norovirus Gastroenteritis After Consuming Raspberries, Sweden, June-August 2006," *Eurosurveillance* (11), 2006, pp. E060907. 1.

[8] European Food Safety Authority, European Centre for Disease Prevention and Control, "Union Summary Report on Trends and Sources of Zoonoses Zoonotic Agents and Food-borne Outbreaks in 2009," *EFSA Journal* (9), 2011, pp. 20 – 90.

[9] European Food Safety Authority (EFSA), "The European Union Summary Report on Trends and Sources of Zoonoses, Zoonotic Agents and Food-borne Outbreaks in 2009," *Scientific Report of EFSA and ECDC, European Food Safety Authority Journal*, 9 (3), 2011, p. 287.

(13.30%)。爱尔兰动物源性风险食品为鸡肉[①]。我国暴发的食源性疾病中动物源性食品是最主要的风险食品,在所有能确定单一风险食品的暴发事件中31%由肉与肉制品引发,28%由水产品引发。Patricia & Azanza 对 1995~2004 年菲律宾食源性疾病暴发的风险评估表明,肉类食品是食源性疾病暴发排名第一的风险食品,尤其是含有劣质肉类的食品[②]。

Xue & Zhang[③] 对 1999~2010 年我国急性食源性疾病的暴发特征进行研究后发现,动物源性食品是引发食物中毒的主要食品,由此引发的食源性疾病暴发事件达 1167 起(占比达 48.9%),发病 51902 人次(占比达 52.2%),死亡 97 例(占比达 25.5%)。其中肉与肉制品是主要的风险食品,无论是暴发起数、发病人数还是死亡人数均占到动物源性食品的 50%。其次为生鲜食品,引发的食源性疾病暴发事件达 598 起(占比达 25.1%),发病 20349 人次(占比达 20.5%),死亡 143 例(占比达 37.6%),其中最主要的风险食品为生鲜蔬菜。张文娟等[④]对广州 1997~2007 年食物中毒的流行特征进行分析后发现,引起食物中毒的食品种类主要是肉及肉制品类,共引起中毒 134 起,占 29.00%;中毒例数为 2886 例,占 33.24%。其次是果蔬类,引起中毒 94 起,占 20.35%;中毒例数为 1816 例,占 20.92%。

(二)食源性疾病风险食品具有明显的社会文化与地理自然特征

结合社会文化特征来分析,健康饮食文化的崛起和生活水平的提

[①] Danis, K., Di Renzi, M., O'Neill, W., Smyth, B., McKeown, P., Foley, B., Tohani, V. and Devine, M., "Listeriosis in Taiwan," 2009 - 08 - 09 [2015 - 04 - 24], http://www.health.nsw.gov.au/news/Pages/20130420_00.aspx.

[②] Patricia, M. A., Azanza, V., "Philippine Foodborne-Disease Outbreaks (1995 - 2004)," *Journal of Food Safety* (26), 2006, pp. 92 - 102.

[③] Xue, J., Zhang, W., "Understanding China's Food Safety Problem: An Analysis of 2387 Incidents of Acute Foodborne Illness," *Food Control* (30), 2013, pp. 311 - 317.

[④] 张文娟、裴桂、张锦周、张文姬:《广州市 1997—2007 年食物中毒流行特征分析》,《中国公共卫生》2011 年第 5 期。

高，使得生鲜食品和鱼肉等高蛋白食品逐渐成为世界各国的主要食源性疾病风险食品[1]。食用生鲜食品的饮食文化以及现代物流业的快速发展使得受污染生鲜食品中食源性致病菌可以存活至消费者餐桌中。值得一提的是，鱼肉等高蛋白食品在发展中国家的风险更高，一是因为动物源性食品含有丰富的脂肪、蛋白质以及维生素等营养物质，是许多病原生物存活的温床；二是因为随着生活水平的不断提高，高蛋白、高脂肪类食品逐渐成为许多发展中国家的主要营养食品[2]。同时，结合地理区域特征来分析，引发食源性疾病暴发的风险食品呈现显著的地区差异。如海岛地区的食源性疾病主要由海产品引发，在日本所有的食源性疾病暴发风险食品中，海产品是主要的风险食品（1623起）[3]，其次为海产品制品（990起）。中国台湾的风险食品则依次为生鲜海产品和海产品加工制品（81起）、肉禽类食品（20起）以及果蔬类食品（18起）[4]。鱼类等海产品是菲律宾位列第二的食源性疾病暴发风险食品[5]。同理，海鲜及其制品也是我国广东、福建等沿海地区的主要食源性疾病暴发风险食品。

三　食源性疾病暴发的风险环节特征

食源性疾病风险可发生于从农田到餐桌的各个环节，但仅暴发于食

---

[1] Broglia, A., Kapel, C., "Changing Dietary Habits in a Changing World: Emerging Drivers for the Transmission of Foodborne Parasitic Zoonoses," *Veterinary Parasitology* (182), 2011, pp. 2-13.

[2] Devleesschauwer, B., Aryalc A., Tharmalingam J., Joshi D. D., Rijal S., Speybroeck N., Gabrielg, S., Victorg, B., Dorny, P., "Complexities in Using Sentinel Pigs to Study Taenia Solium Transmission Dynamics Under Field Conditions," *Veterinary Parasitology* (193), 2013, pp. 172-178.

[3] Ministry of Health, "Labour and Welfare," 2005-10-16 [2016-02-08], http://www.mhlw.go.jp/topics/s.

[4] Bureau of Food and Drug Analysis (BFDA), *Publication, Data and Statistics*, Surveillance of Food Poisoning Outbreaks in Taiwan, 2006-08-09 [2015-12-06], http://www.nlfd.gov.tw/English/ShowModule.aspx?mtab=Chk&act=ENFood&rwin=Y&tab=508.

品消费环节,整体上,餐饮服务单位和家庭一直是食源性疾病暴发的主要场所,但不同国家的风险消费场所呈现显著差异。

(一) 餐饮服务单位是现代社会典型的食源性疾病暴发场所

随着现代社会节奏的加快以及服务业的快速发展,消费者大多选择在外就餐[1],餐饮服务单位尤其是餐厅成为许多国家和地区食源性疾病暴发的风险场所[2][3][4]。研究发现,餐饮服务单位是美国主要的食源性疾病暴发场所,超过50%的食源性疾病暴发在餐厅或熟食店[5]。CDC对2008年868起已知食源性疾病暴发场所的分析发现,52%发生在餐厅和熟食店,15%发生在家庭[6]。Nsoesie et al.[7]对2009~2012年的调查发现,美国44%的食源性疾病暴发于餐厅。对日本、中国台湾和韩国的调查发现,食源性疾病主要发生在以餐厅为主的餐饮服务场所,对日本和中国台湾而言,餐厅是主要的发病场所,约是家庭的2倍[8][9],而

---

[1] Poti, J. M., Popkin, B. M., "Trends in Energy Intake Among US Children by Eating Location and Food Source, 1977 – 2006," *Journal of the American Dietetic Association* (111), 2011, pp. 1156 – 1164.

[2] Gurudasani, R., Sheth, M., "Food Safety Knowledge and Attitude of Consumers of Various Foodservice Establishments," *Journal of Food Safety* (29), 2009, pp. 364 – 380.

[3] Haapala, I., Probart, C., "Food Safety Knowledge, Perceptions, and Behaviors Among Middle School Students," *Journal of Nutrition Education and Behavior* (36), 2004, pp. 71 – 76.

[4] Jones, T. F., Angulo, F. J., "Eating in Restaurants: A Risk Factor for Foodborne Disease?" *Clinical Infectious Diseases* (43), 2006, pp. 1324 – 1328.

[5] Jones, T. F., Angulo, F. J., "Eating in Restaurants: A Risk Factor for Foodbome Disease?" *Clinical Infectious Diseases* (43), 2006, pp. 1324 – 1328.

[6] CDC, "Two Multistate Outbreaks of Shiga Toxin-producing Escherichia Coli Infections Linked to Beef from a Single Slaughter Facility-United States, 2008," *MMWR* (59), 2010, pp. 55 – 60.

[7] Nsoesie, E. O., Kluberg, S. A., Brownstein, J. S., "Online Reports of Foodborne Illness Capture Foods Implicated in Official Foodborne Outbreak Reports," *Preventive Medicine* (67), 2014, pp. 264 – 269.

[8] Ministry of Health, "Labour and Welfare," 2005 – 10 – 16 [2016 – 02 – 08], http://www.mhlw.go.jp/topics/s.

[9] Bureau of Food and Drug Analysis (BFDA), *Publication, Data and Statistics*, Surveillance of Food Poisoning Outbreaks in Taiwan, 2006 – 08 – 09 [2015 – 12 – 06], http://www.nlfd.gov.tw/English/ShowModule.aspx?mtab=Chk&act=ENFood&rwin=Y&tab=508.

韩国的食源性疾病暴发场所依次为餐饮服务单位、学校和家庭,比例约为12:5:1[1][2]。其中餐厅是食源性疾病暴发的主要场所,占所有食源性疾病暴发数量的42.2%;学校是发病人数最多的场所,占所有发病人数的73.1%。这是因为,1997~1998年亚洲经济危机过后,韩国的工作环境发生巨大变化,女性进入职场[3][4],食品消费多依赖于餐饮服务单位而非家庭,因此餐饮服务单位的食源性疾病暴发数量显著上升,这已经成为许多发达国家与发展中国家的共同特征。

(二) 家庭食源性疾病暴发是一种隐形负担

家庭是食品消费的又一重要场所,但与流感或者其他伤害相比,食源性疾病患者通常不会寻求医疗帮助,因此家庭中的食源性疾病暴发并未得到全面报道,是一种隐形负担[5][6]。但在各国所报道的食源性疾病暴发场所中,美国2009~2010年仍有21%发生在家庭[7]。欧盟36.4%的食源性疾病暴发于家庭,其次为餐厅、咖啡馆、酒店、学校和幼儿园。法国36%的食源性疾病暴发在家庭[8],英国和威尔士12%~17%的

---

[1] Korea Food and Drug Adminstration (KFDA).2005-12-10 [2016-05-04] http://www.kfda.go.kr/.

[2] Lee, J. H., Kim, M. S., Park, S. G., "Analysis of Foodborne Disease Outbreaks for Improvement of Food Safety Programs in Seoul, Republic of Korea, from 2002 to 2006," *Journal of Environmental Health* (3), 2009, pp. 51-55.

[3] Schmid, D., Gschiel, E, Mann, M., Huhulescus, S., Ruppitsch, W., Böhm, G., Pichler, J., Lederer, I., Hoger, G., Heuberger, S., Allerberger, E., "Outbreak of Acute Gastroenteritis in an Austrian Boarding School," Sept ember 2006, *Eurosurveillance*, 2007-02-03 [2015-10-19], http://wwweurosurveillance, org'em/vl2nos/1203-224, asp.

[4] National Statistical Office, Korea, "Annual Report on the Vital Statistics in 2005," 2007-12-12 [2015-12-17], from http://www.kosis.kr/eng/index.html.

[5] Redmond, E. C., Griffith, C. J., "Consumer Food Handling in the House: A Review of Food Safety Studies," *Journal of Food Protection* (66), 2003, pp. 130-161.

[6] Karabudak, E., Bas, M., Kiziltan, G., "Food Safety in Households Consumption of Meat in Turkey," *Food Control* (19), 2008, pp. 320-327.

[7] Centers for Disease Control and Prevention, "Tracking and Reporting Foodborne Disease Outbreaks," 2013-04-10 [2016-05-08], http://www.cdc.gov/features/dsfoodborneoutbreaks/.

[8] EFSA. "The European Union Summary Report on Trends and Sources of Zoonoses, Zoonotic Agents and Food-borne Outbreaks in 2010," *EFSA Journal* (10), 2012, pp. 2597-3039.

食源性疾病暴发在家庭①。爱尔兰的食源性疾病暴发场所中，最主要的为家庭（37.0%），其次是餐厅和咖啡馆（28.6%）②。西班牙50%的食源性疾病暴发在家庭③，西班牙加泰罗尼亚2002~2006年报道的791起食源性疾病中，44.9%发生在家庭，43.8%发生在餐饮服务单位，5.5%发生在学校，2.2%发生在夏季帐篷，3.0%发生在其他地方。日本的食源性疾病34%发生在家庭④。巴西卫生局2000~2011年的数据表明，51.8%的食源性疾病暴发在家庭，其他学者对巴西的研究也发现，42%~55%的食源性疾病暴发于家庭⑤⑥⑦。虽然有些地区的家庭食源性疾病暴发数量较少，但其发病率与致死率较高。如Patricia & Azanza⑧对菲律宾食源性疾病的暴发进行分析后发现，虽然家庭食源性疾病暴发仅占18%，但发病率与致死率最高，分别达43%和96%。

同样，我国的食源性疾病暴发场所以集体食堂、家庭与餐饮服务单位为主。受到消费者食品安全意识淡薄、对有毒动植物的鉴别能力较差及地方医疗救助水平有限等因素的影响，家庭成为食源性疾病的主要发

---

① Redmond, E. C., Griffith, C. J., Slader, J., Humphrey, T., "Microbiological and Observational Analysis of Cross Contamination Risks During Domestic Food Preparation," *British Food Journal*, 10 (6), 2004, pp. 581-597.
② Danis, K., Di Renzi, M., O'Neill, W., Smyth, B., McKeown, P., Foley, B., Tohani, V., Devine, M., "Risk Factors for Sporadic Campylobacter Infection: An All Ireland Case Control Study," *Eurosurveillance*, 14 (7), 2009.
③ WHO, "Surveillance Programme for Control of Foodborne Infections and Intoxications in Europe," *Fifth Report 1985-1989*, ed. Ostertag-Institute R. V. (Berlin: FAO/WHO Collaborating Centre, 1992).
④ Ministry of Health, "Labour and Welfare," 2005-10-16 [2016-02-08], http://www.mhlw.go.jp/topics/syokuchu/.
⑤ Leite, L. H. M., Waissmann, W., "Surtos de Toxinfecc, Oes-alimentares de Origem Domiciliar no Brasil de 2000-2002," *Higiene Alimentar* (20), 2006, pp. 56-59.
⑥ Welker, C. A. D., Both, J. M. C., Longaray, S. M., Haas, S., Soeiro, M. L. T., Ramos, R. C., "An Alise Microbiologica dos Alimentos Envolvidos em Surtos de Doenc, as Transmitidas Poralimentos (DTA) Ocorridos no Estado do Rio Grande do Sul, Brasil," *Revista Brasileira de Biociencias* (8), 2010, pp. 44-48.
⑦ BRASIL. Ministério da Saúde. Secretaria de Vigilancia em Saúd, "Sistema Nacional de Vigilancia em Saúde: Relatório de Situação," *Brasilia*, 2012.
⑧ Patricia, M. A., Azanza V., "Philippine Foodborne-Disease Ooutbreaks (1995-2004)," *Journal of Food Safety* (26), 2006, pp. 92-102.

生场所。随着快餐饮食文化的兴起,外卖食品逐渐流行,成为食源性疾病暴发的主要风险。如图 1-2 所示,家庭与餐饮服务单位一直是我国食源性疾病暴发数量最多的场所,且呈现逐年上升的趋势。其中,暴发于家庭的食源性疾病事件数的同比增长率在 2015 年达到最高,为 106.42%;暴发于餐饮服务单位的食源性疾病事件数的同比增长率在 2016 年达到最高,为 137.40%。2016 年暴发于家庭和餐饮服务单位的食源性疾病事件数分别占总数的 41.89% 和 42.26%。如图 1-3 所示,整体来看,餐饮服务单位的食源性疾病暴发人数最多,其次为集体食堂,最后为家庭,且呈逐年上升的趋势。其中,餐饮服务单位与集体食堂的食源性疾病暴发人数的同比增长率于 2016 年达到最高,分别为

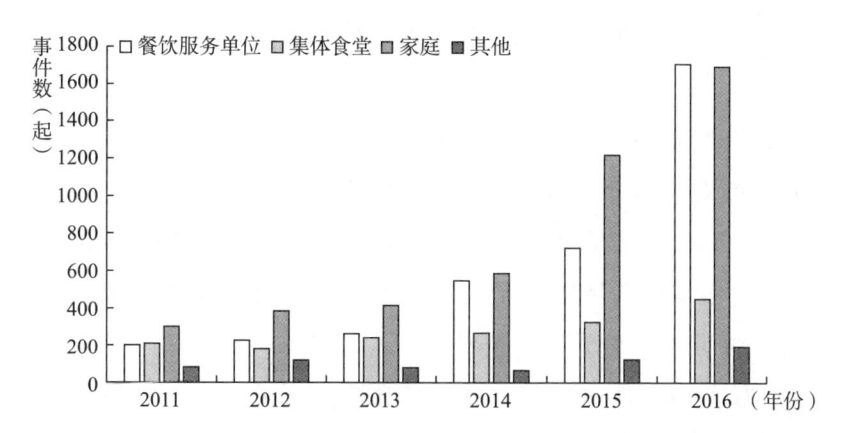

图 1-2 2011~2016 年我国食源性疾病暴发事件的发病场所分布状况

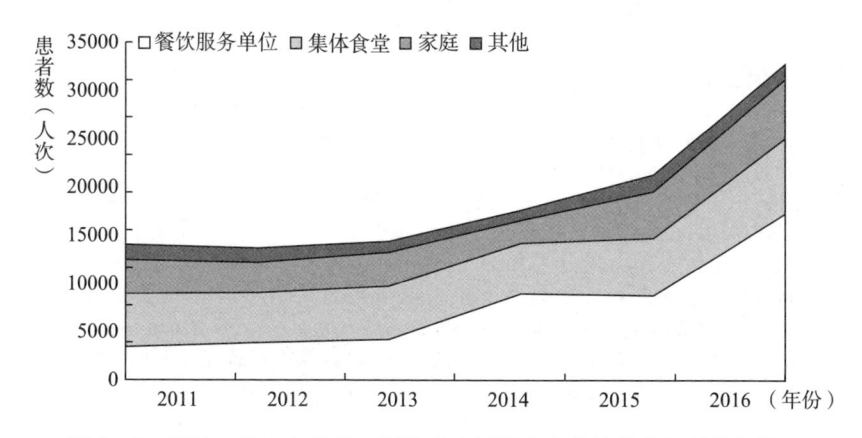

图 1-3 2011~2016 年我国食源性疾病暴发患者数的发病场所分布状况

96.09%和31.67%，暴发于家庭的食源性疾病患者数的同比增长率于2015年达到最高，为102.40%。2016年餐饮服务单位、集体食堂和家庭所引发的食源性疾病患者数分别占总数的52.84%、23.62%和18.91%。

除了家庭和餐饮服务单位等常规暴发场所，有研究发现医院成为食源性疾病暴发的又一重要场所[1]。Silk et al.[2]研究了来自美洲与欧洲13个国家的30份医院报告，其中25%的病例在医院病情加重。Rooney et al.[3]对1970~2003年经官方认证的全球50起游轮食源性疾病的暴发案例进行分析发现，在暴发的50起食源性疾病中，共引起10000人次发病。

四 食源性疾病暴发的原因

家庭和餐饮服务单位是食源性疾病暴发的主要场所，且主要与食品操作人员相关。Redmond & Griffith[4]对欧洲、北美、澳大利亚和新西兰的食源性疾病流行病学研究发现，家庭环节产生的食源性疾病中，87%可归因于不规范的食品处理行为。而中国的食品卫生规范与家庭健康教育发展相对滞后，情况更为糟糕。Xue & Zhang[5]对中国的研究发现，在家庭食物中毒事件中，高达70%的致死案例由不规范的食品处理行为引发，主要包括储存不当、交叉污染、烹调不彻底和食品原料存在安

---

[1] Dalton, C. B., Merritt, T. D., Unicomb, L. E., Kirk, M. D., Stafford, R. J., Lalor, K., "A National Case-control Study of Risk Factors for Listeriosis in Australia," *Epidemiol Infect* (139), 2011, pp. 437–445.

[2] Silk, B. J., McCoy, M. H., Iwamoto, M., Griffin, P. M., "Foodborne Listeriosis Acquired in Hospitals," *CID* (59), 2014, pp. 532–540.

[3] Rooney R. M., Cramer E. H., Mantha, S., Nichols, G., Bartram, J. K., Farber, J. M., Benembarek, P. K., "A Review of Outbreaks of Foodborne Disease Associated with Passenger Ships: Evidence for Risk Management," *Public Health Reports* (119), 2004, pp. 427–434.

[4] Redmond, E. C., Griffith, C. J., "Consumer Food Handling in the House: A Review of Food Safety Studies," *Journal of Food Protection* (66), 2003, pp. 130–161.

[5] Xue, J., Zhang, W., "Understanding China's Food Safety Problem: An Analysis of 2387 Incidents of Acute Foodborne Illness," *Food Control*, 30 (1), 2012, pp. 311–317.

全风险等。Chan & Chan[①]研究发现，45.66%的食源性疾病由烹调不当以及生食受污染的生鲜食品引发，30%由生产加工过程中与厨房中的交叉污染引发。一项对英国与威尔士感染性胃肠道疾病的调查发现，最主要的发病原因为储存不当、烹调不当和交叉污染，且交叉污染是家庭食源性疾病暴发的主要原因。一项对美国餐厅食源性疾病暴发的调查发现，交叉污染引发的病原传播与疾病暴发占60%，主要源于食品处理中受污染的食品处理者和食品处理器具等；由储存不当引发的食源性疾病占21%，其中冷藏温度不合理是主要原因；由烹调不当引发的食源性疾病占10%，主要源于初始加热和重新加热时的加热温度和加热时间不足等[②]。研究发现，肉类食品与生鲜食品是风险最高的。对肉类食品而言，室温放置、食品处理中的交叉污染和不合理烹调都显著增加了其风险[③]；对生鲜食品而言，其风险主要在于人们有生食的饮食习惯以及清洗不到位等[④]。对于许多含有有毒化学物质的食品而言，不规范的食品处理是引发食源性疾病的主要因素。如野生山药块茎中具有致死性的生物碱毒素，只有在反复清洗、用清水或浓盐水浸泡、蒸煮并晾干以后才可以食用，而不规范的处理会导致风险物质去除不完全，进而引发食源性疾病。

五 食源性疾病暴发的风险病原特征

根据世界卫生组织的研究，已知的食源性病原包括致病性细菌、病

[①] Chan, S. F., Chan, Z. C. Y., "A Review of Foodborne Disease Outbreaks from 1996 to 2005 in Hong Kong and its Implications on Food Safety Promotion," *Journal of Food Safety* (28), 2008, pp. 276 - 299.

[②] Gould, L. H., Rosenblum, I. D. A., Nicholas, D., Phan, Q., Jones, T. F., "Contributing Factors in Restaurant-Associated Foodborne Disease Outbreaks, Food Net Sites, 2006 and 2007," *Journal of Food Protection*, 76 (11), 2013, pp. 1824 - 1828.

[③] Patricia, M. A., Azanza, V., "Philippine Foodborne-disease Outbreaks (1995 - 2004)," *Journal of Food Safety* (26), 2006, pp. 92 - 102.

[④] Burnett, S. L., Beuchat, L. R., "Human Pathogens Associated with Raw Produce and Unpasteurized Juices, and Difficulties in Decontamination," *Journal of Industrial Microbiology and Biotechnology* (27), 2001, pp. 104 - 110.

毒、吸虫类、线虫类、绦虫类和自然毒素、化学物质等 250 多种，且未被认识的新型病原体不断增加，致病菌的耐药性持续增强。鉴于食源性病原的复杂性以及监测方法的局限性，并非全部的食源性疾病暴发均可被实验室确定，即便是实验室检测水平较高的美国，其 2003~2008 年暴发的食源性疾病中也仅有 60% 确认了风险病原[1][2][3]。

在全球范围的食源性致病性病原中，微生物是主要的风险病原。Chan & Chan 研究发现，在所有确诊病例中，80% 由细菌性病原引起，其余的为病毒、化学性物质、生物毒素和其他病原等[4]。在我国，微生物性病原也一直是引发食源性疾病的致病因素。我国自 2011 年开始关注致病因素的分布，目前已经形成规模性的数据，可借此分析食源性疾病暴发中致病因素的趋势变化。食源性疾病的致病因素参照食物中毒的分类，主要分为微生物、化学物、有毒动植物、不明原因 4 种。如图 1-4 所示，在所有致病因素中，有毒动植物一直是食源性疾病报告起数最多的致病因素且呈逐年上升的趋势，主要致病因素为毒蘑菇、未煮熟的四季豆、乌头、野生蜂蜜等，2015 年同比增长率达 77.89%。其中，2015 年和 2016 年由毒蘑菇引发的食源性疾病占 70% 以上，占比分别为 73.65% 和 70.84%。微生物是仅次于有毒动植物的食源性疾病致病因素，2011~2016 年呈现逐年上升的趋势，且于 2016 年达到最高的增长，同比增长率达 75.22%。其中，副溶血性弧菌和沙门氏菌是主要

---

[1] Jones, T. F., Pavlin, B. I., LaFleur, B. J., Ingram, L. A., Schaffner W., "Restaurant Inspection Scores and Foodborne Disease," *Emerging Infectious Diseases* (10), 2004, pp. 688-692.

[2] O'Brien, Elson, S. J. R., Gillespie, I. A., Adak, G. K., Cowden, J. M., "Surveillance of Foodborne Outbreaks of Infection with Passenger Ships: Evidence for Risk Management," *Public Health Reports*, 119, 2004, pp. 427-434.

[3] Murphree, R., Garman, K., Phan, Q., Everstine, K., Gould, L. H., Jones, T. F., "Characteristics of Foodborne Disease Outbreak Investigations Conducted by Foodborne Diseases Active Surveillance Network (Food Net) Sites, 2003-2008," *Glendale Adventist Medical Center Library*, 54 (Suppl 3), 2013, pp. S498-S503.

[4] Chan, S. F., Chan, Z. C. Y., "A Review of Foodborne Disease Outbreaks from 1996 to 2005 in Hong Kong and its Implcations on Food Safety Promotion," *Journal of Food Safety* (28), 2008, pp. 276-299.

的致病菌，由其所引发的食源性疾病占微生物性食源性疾病的 50% 以上，2016 年占比达 59.25%。关于化学物，其引发食源性疾病暴发的主要致病因素为亚硝酸盐、乌头碱、胰蛋白酶抑制剂、漂白剂等，其中，亚硝酸盐是主要致病因素，由其引发的食源性疾病占该类事件总报告起数的 40% 以上，2016 年的占比达 41.34%。

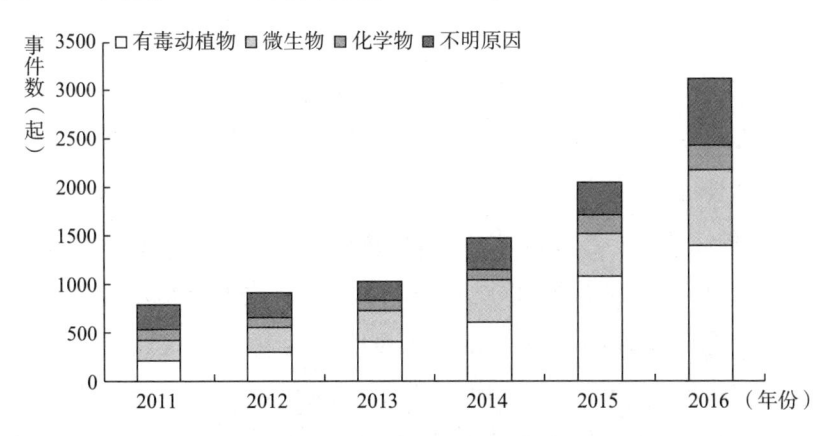

图 1-4　2011~2016 年我国食源性疾病暴发事件的致病因素分布状况

（一）沙门氏菌是全球范围内最主要的微生物致病性病原

在所有微生物病原中，沙门氏菌因其极高的发病率与致死率而成为全球关注的主要食源性病原[1][2][3][4]。美国 CDC 监测的包括弯曲杆菌、大肠杆菌 O157、李斯特菌、沙门氏菌、志贺氏菌、副溶血性弧菌、耶尔

---

[1] Loharikar, A., Vawter, S., Warren, K., Marshall Deasy, I., Moll, M., Sandt, C., et al., "Outbreak of Human Salmonella Typhimurium Infections Linked to Contact with Baby Poultry from a Single Agricultural Feed Store Chain and Mail-order Hatchery, 2009," *Pediatric Infectious Disease Journal*, 32 (1), 2013, pp. 8–12.

[2] Group, O. W., "Monitoring the Incidence and Causes of Diseases Potentially Transmitted by Food in Australia: Annual Report of the Ozfoodnet Network, 2006," *Communicable Diseases Intelligence Quarterly Report*, 31 (4), 2007, p. 345.

[3] Baumann-Popczyk, A., Sadkowska-Todys, M., "Foodborne Infections and Intoxications in Poland in 2010," *Przegl Epidemiol*, 66 (2), 2011, pp. 241–248.

[4] Purayidathil, F. W., Jennifer Ibrahim, M., "A Summary of Health Outcomes: Multistate Foodborne Disease Outbreaks in the US, 1998–2007," *Journal of Environmental Health*, 75 (4), 2012, p. 8.

森氏鼠疫杆菌和隐孢子虫在内的食源性病原中，按每 10^5 人口的发病率计算，风险病原依次为沙门氏菌（15.19）、弯曲杆菌（13.82）、志贺氏菌（4.82）、隐孢子虫（2.48）、非致病性大肠杆菌 O157（1.17）、致病性大肠杆菌 O157（1.15）、副溶血性弧菌（0.51）、耶尔森氏鼠疫杆菌（0.36）、李斯特菌（0.26）和孢子虫（0.03）。2006~2008 年，美国由沙门氏菌所引发的食源性疾病的暴发数和发病数各占 23% 和 31%。欧盟由沙门氏菌所引发的食源性疾病占所有食源性疾病的 31%[1]。在巴西暴发的食源性疾病中，35%~40% 由沙门氏菌引发[2][3][4]。同样，沙门氏菌也是日本食源性疾病暴发的首要病原，其次为弯曲杆菌、副溶血性弧菌、小型环状病毒和大肠杆菌[5]。对中国台湾而言，食源性疾病暴发的风险病原依次为沙门氏菌、金黄色葡萄球菌和蜡状芽孢杆菌[6]。除细菌性病原外，化学性风险和生物毒素等也是日本与中国台湾食源性疾病暴发的主要病原。自 2000 年以来，我国大陆的细菌性病原以沙门氏菌、大肠杆菌等肠道致病菌和葡萄球菌、肉毒杆菌等为主。

---

[1] Helwigh, B., Korsgaard, H., "The Community Summary Report on Trends and Sources of Zoonoses, Zoonotic Agents, Antimicrobial Resistance and Foodborne Outbreaks in the European Union in 2006," *European Food Safety Authority*, 2007.

[2] Leite, L. H. M., Waissmann, W., "Surtos de Toxinfecc, Oes-alimentares de Origem Domiciliar no Brasil de 2000 - 2002," *Higiene Alimentar* (20), 2006, pp. 56 - 59.

[3] Welker, C. A. D., Both, J. M. C., Longaray, S. M., Haas, S., Soeiro, M. L. T., Ramos, R. C., "An Alise Microbiologica dos Alimentos Envolvidos em Surtos de Doenc, as Transmitidas Poralimentos (DTA) Ocorridos no Estado do Rio Grande do Sul, Brasil," *Revista Brasileira de Biociencias* (8), 2010, pp. 44 - 48.

[4] Brasil, "Ministerio da Saude. Dados Epidemiol Ogicose DTAperıo do de 2000 a 2011," http://portal.saude.gov.br/portal/arquivos/pdf/10_passos_para_investigacao_surtos.pdf Accessed May 2016.

[5] Ma Patricia, V., Azanza, "Philippine Foodborne-Disease Outbreaks (1995 - 2004)," *Journal of Food Safety* (26), 2006, pp. 92 - 102.

[6] Bureau of Food and Drug Analysis (BFDA), *Publication, Data and Statistics*, Surveillance of Food Poisoning Outbreaks in Taiwan, 2006 - 08 - 09 [2015 - 12 - 06], http://www.nlfd.gov.tw/English/ShowModule.aspx?mtab=Chk&act=ENFood&rwin=Y&tab=508.

（二）各个国家或地区的食源性微生物风险病原呈现特异性

对美国而言，除了沙门氏菌以外，诸如病毒也是风险较高的病原[1]，这两个病原占所有食源性病原的75%[2]，由其所引发的食源性疾病暴发数和发病数各占49%和46%[3][4]。除此以外，产气荚膜梭菌也是引发美国食源性疾病的又一主要细菌性病原，平均每年引起100万人次发病[5]。1998~2010年美国共暴发疑似与确诊由产气荚膜梭菌所引发的食源性疾病823起（占6%），引发28543人次发病（占10%）[6]。

对欧盟而言，沙门氏菌一直是最主要的食源性病原[7]。但近年来的研究发现，由弯曲杆菌所引发的食源性疾病在大部分欧盟国家逐渐增多[8]，欧盟大部分食源性疾病与沙门氏菌、弯曲杆菌、大肠杆菌、李斯特菌和梭状芽孢杆菌有关[9]，尤其是弯曲杆菌和李斯特菌，弯曲杆菌是

---

[1] Gould, L. H., Rosenblum, I. D. A., Nicholas, D., Phan, Q., Jones, T. F., "Contributing Factors in Restaurant-associated Foodborne Disease Outbreaks, FoodNet Sites, 2006 and 2007," *Journal of Food Protection*, 76 (11), 2013, pp. 1824 – 1828.

[2] Centers for Disease Control and Prevention, "Surveillance for Foodborne Disease Outbreaks—United States, 2009 – 2010," *MMWR* (62), 2013, pp. 17 – 41.

[3] Centers for Disease Control and Prevention, "Morbidity and Mortality Weekly Report Surveillance for Foodborne Disease Outbreaks—United States, 2008," *MMWR*, 60 (35), 2011, pp. 997 – 1202.

[4] Hall, A. J., Eisenbart, V. G., Etingüe, A. L., Gould, L. H., Lopman, B. A., Parashar, U. D., "Epidemiology of Foodborne Norovirus Outbreaks, United States, 2001 – 2008," *Emerging Infectious Diseases*, 18 (10), 2012, p. 1566.

[5] Scallan, E., Hoekstra, R. M., Angulo, F. J., Tauxe, R. V., Widdowson, M. A., Roy, S. L., Jones, J. L., Griffin, P. M., "Foodborne Illness Aquired in the United States—Major Pathogens," *Emerging Infectious Diseases* (17), 2011, pp. 7 – 15.

[6] Grass, J. E., Gould, L. H., Mahon, B. E., "Epidemiology of Foodborne Disease Outbreaks Caused by Clostridium Perfringens, United States, 1998 – 2010," *Foodborne Pathog Diseases*, 10 (2), 2013, pp. 131 – 136.

[7] Helwigh, B., Korsgaard, H., "The Community Summary Report on Trends and Sources of Zoonoses, Zoonotic Agents, Antimicrobial Resistance and Foodborne Outbreaks in the European Union in 2006," European Food Safety Authority, 2007.

[8] European Centre for Disease Prevention and Control, "Food-related Group Illnesses in Switzerland," *Annual in Der Schweiz*, (Berne, Switzerland, Swiss Federal Office of Public Health, 2013).

[9] Foodborne Disease Strategy Group, "Foodborne Disease: Developing a Strategy to Deliver the Agency's Targets," Paper Presented to the Food Standards Agency Board FSA 00/05/02, 2000 – 10 – 12 [2016 – 06 – 12].

引发住院人次最多的风险病原,李斯特菌是引发致死人数最多的风险病原[1]。有数据估计表明,英国和威尔士家庭中由沙门氏菌和弯曲杆菌所引发的食源性疾病占家庭食源性疾病的50%~80%[2]。2011年,欧盟由弯曲杆菌引发的食源性疾病发病22万人次[3],是沙门氏菌病的2倍多[4]。爱尔兰的主要致病菌为沙门氏菌病和弯曲杆菌[5],1999~2006年,超过2万例弯曲杆菌实验室确诊病例被报道,年均暴发率为47人次/10^5人口,占所有胃肠道疾病的2/3,荷兰的年均暴发率更达到500人次/10^5人口。因此,弯曲杆菌逐渐成为欧盟地区的主要公共卫生病原。除此以外,法国和比利时的风险病原还有单细胞李斯特菌[6]。肉毒毒素是波兰的又一风险病原,且主要由家庭自制罐装食品引发[7]。北爱尔兰、英格兰、威尔士与苏格兰的风险病原还包括致病性大肠杆菌O157∶H7[8][9]。

---

[1] Cairns, B., Payne, J., "Sudden Increase in Listeriosis Rates in England and Wales, 2001 and 2003," *Emerging Infectious Disease*, 15 (3), 2009, pp. 465 – 468.

[2] Eves, A., Bielby, G., Egan, B., Lumbers, M., Raats, M., Adams, M., "Food Hygiene Knowledge and Self-reported Behaviours of UK School Children (4 – 14 years)," *British Food Journal*, 108 (9), 2006, pp. 706 – 720.

[3] European Centre for Disease Prevention and Control, "Reporting on 2009 Surveillance Data and 2010 Epidemic Intelligence Data," *Annual Epidemiological Report 2011*, (Stockholm, Sweden, ECDC, 2011).

[4] European Food Safety Authority, "The European Union Summary Report on Trends and Sources of Zoonoses, Zoonotic Agents and Food-borne Outbreaks in 2011," *EFSA Journal*, 11 (4), 2013, pp. 1 – 250.

[5] Gorman, R., Bloomfield, S., Adley, C. C., "A Study of Cross-contamination of Food-borne Pathogens in the Domestic Kitchen in the Republic of Ireland," *International Journal of Food Microbiology* (76), 2002, pp. 143 – 150.

[6] Yde, M., Naranjo, M., Mattheus, W., Stragier, P., Pochet, B., Beulens, K., et al., "Usefulness of the European Epidemic Intelligence Information System in the Management of an Outbreak of Listeriosis, Belgium, 2011," *Euro Surveill*, 17 (38), 2012, p. 20279.

[7] Czerwiński, M., Czarkowski, M., Kondej, B., "Botulism in Poland in 2010," *Przegl Epidemiol*, 66 (2), 2011, pp. 267 – 271.

[8] Safefood, "Foodborne Infections and Gastrointestinal Diseases on the Island of Ireland in 2002," 2002 – 10 – 13 [2015 – 12 – 30], http://www.safefood.eu/Global/Publications/.

[9] Communicable Disease Surveillance Centre-Northern Ireland, "Laboratory Reports of Campylobacter sp (all Specimen Types)," *Food Economics*, 2 (1), 2010, pp. 35 – 51.

与产气荚膜梭菌[①][②][③]。

  Xue & Zhang[④] 对 1999~2010 年中国食物中毒的致病性病原分析发现，细菌是引发中国食物中毒的最主要因素，暴发事件 1330 起（占 55.7%）、发病 66247 人次（占 66.6%）、死亡 75 人（占 19.7%）。在所有细菌性病原中，副溶血性弧菌是除沙门氏菌外又一主要食源性病原，由其引发的食源性疾病占 12%，且严重性较高，超过 40% 的病例被报道住院[⑤]。Wu et al.[⑥] 对 2003~2008 年中国国家食源性疾病监测网络中 12 个省份由副溶血性弧菌所引发的食源性疾病的暴发数据进行分析后发现，共暴发食源性疾病 2795 起，导致 62559 人次发病，31261 人住院，330 人死亡。除此以外，源于消费文化以及社会进步的因素，中国尚存在一些非典型的食源性疾病，典型的案例如"三聚氰胺""瘦肉精"等成为食物中毒死亡的主要致病因素。由人为因素引发的食物中毒占所有食物中毒的 25.8%，发病人数占 15.0%，而致死人数占 53.4%。副溶血性弧菌也是包括日本和印度在内的许多亚洲国家的主要细菌性病原[⑦][⑧]。

[①] Dalton, C. B., Gregory, J., Kirk, M. D., Stafford, R. J., Givney, R., Kraa, E., Gould, D., "Foodborne Disease Outbreaks in Australia, 1995 to 2000," *Communicable Diseases Intelligence Quarterly Report* (28), 2004, pp. 211-224.

[②] Komatsu, H., Inui, A., Sogo, T., Fujisawa, T., "Clostridium Perfringens," *Nihon Rinsho*, 70, 2012, pp. 1357-1361.

[③] Gormley, F. J., Little, C. L., Rawal, N., Gillespie, I. A., Lebaigue, S., Adak, G. K., "A 17-year Review of Foodborne Outbreaks: Describing the Continuing Decline in England and Wales (1992-2008)," *Epidemiology & Infection* (139), 2011, pp. 688-699.

[④] Xue, J., Zhang, W., "Understanding China's Food Safety Problem: An Analysis of 2387 Incidents of Acute Foodborne Illness," *Food Control*, 30 (1), 2012, pp. 311-317.

[⑤] Xue, J., Zhang, W., "Understanding China's Food Safety Problem: An Analysis of 2387 Incidents of Acute Foodborne Illness," *Food Control*, 30 (1), 2012, pp. 311-317.

[⑥] Wu, Y., Wen, J., Ma, Y., Ma, X., Chen, Y., "Epidemiology of Foodborne Disease Outbreaks Caused by Vibrio Parahaemolyticus, China, 2003-2008," *Food Control*, 46, 2014, pp. 197-202.

[⑦] Alam, M. J., Tomochika, K. I., Miyoshi, S. I., Shinoda, S., "Environmental Investigation of Potentially Pathogenic Vibrio Parahaemolyticus in the SetoInland Sea, Japan," *FEMS Microbiology Letters*, 208 (1), 2002, pp. 83-87.

[⑧] Raghunath, P., Acharya, S., Bhanumathi, A., Karunasagar, I., "Detection and Molecular Characterization of Vibrio Parahaemolyticus Isolated from Seafood Harvested Along the Southwest Coast of India," *Food Microbiology*, 25 (6), 2008, pp. 824-830.

1995~1999 年中国台湾由副溶血性弧菌所引发的食源性疾病占 71%[1]。Chan & Chan[2] 对中国香港暴发的食源性疾病的数据进行研究后表明，1996~2005 年 72% 的食源性疾病由副溶血性弧菌和沙门氏菌所引发，其中副溶血性弧菌占所有已识别病原的 47.04%，沙门氏菌占 24.97%。

此外，金黄色葡萄球菌与梭状芽孢杆菌在许多国家成为仅次于沙门氏菌的第二大病原[3][4]。Lee et al.[5] 分析了 2002~2006 年韩国首尔暴发的食源性疾病，在包括沙门氏菌、大肠杆菌、金黄色葡萄球菌、副溶血性弧菌、李斯特菌、弯曲杆菌、梭状芽孢杆菌、耶尔森氏鼠疫杆菌、乳杆菌、诺如病毒、轮状病毒、星状病毒、腺病毒、隐孢子虫和溶组织内阿米巴虫在内的监测病原中，诺如病毒和金黄色葡萄球菌的风险最高，其中由诺如病毒所引发的食源性疾病，其发病人数占所有发病人数的 61.7%，由金黄色葡萄球菌所引发的食源性疾病，其发病人数占所有发病人数的 81.5%。土耳其的食源性疾病暴发风险病原还包括阿米巴虫和甲肝病毒[6]。

---

[1] Chiou, C. S., Hsu, S. Y., Chiu, S. I., Wang, T. K., Chao, C. S., "Vibrio Parahaemolyticus Serovar O3:K6 as Cause of Unusually High Incidence of Food-borne Disease Outbreaks in Taiwan from 1996 to 1999," *Journal Clinical Microbiology* (38), 2000, pp. 4621 – 4625.

[2] Chan, S. F., Chan, Z. C. Y., "A Review of Foodborne Disease Outbreaks from 1996 to 2005 in Hong Kong and its Implications on Food Safety Promotion," *Journal of Food Safety* (28), 2008, pp. 276 – 299.

[3] Rosec, J. P., Guiraud, J. P., Dalet, C., Richard, N., "Enterotoxin Production by Staphylococci Isolated from Foods in France," *International Journal of Food Microbiology* (35), 1997, pp. 213 – 221.

[4] Atanassova, V., Meindl, A., Ring, C., "Prevalence of Staphylococcus Aureus and Staphylococcal Enterotoxins in Raw Pork and Uncooked Smoked Ham—A Comparison of Classical Culturing Detection and RFLP-PCR," *International Journal of Food Microbiology* (68), 2001, pp. 105 – 113.

[5] Lee, J. H., Kim, M. S., Park, S. G., "Analysis of Foodborne Disease Outbreaks for Improvement of Food Safety Programs in Seoul, Republic of Korea, from 2002 to 2006," *Journal of Environmental Health* (3), 2009, pp. 51 – 55.

[6] WHO, *Surveillance Program for Control of Food-borne Infections and Toxications in Europe 8th Report 1999 – 2000* (Turkey: Country Reports, 2004).

（三）食源性风险病原与风险食品、风险场所及风险原因显著正相关

结合风险食品进行分析，食源性风险病原主要暴发于肉及肉制品以及生鲜食品中。沙门氏菌、大肠杆菌 O157、弯曲杆菌、李斯特菌是全球发病率较高的食源性致病菌，沙门氏菌的暴发主要源于鸡蛋、禽类和奶及奶制品中[1][2][3][4]，大肠杆菌 O157 的风险食品为牛肉[5]，弯曲杆菌主要暴发于受污染的鸡肉[6][7][8]和生鲜牛奶[9]，生鲜牛奶和芝士是李斯特菌和沙门氏菌的风险食品之一。在美国，产气荚膜梭菌则主要暴发于受污染的肉禽。许多国家28%的副溶血性弧菌暴发与海产品相关[10][11]，主要

---

[1] Gast, R. K., Holt, P. S., "Influence of the Level and Location of Contamination in the Multi-plication of Salmonella Enteritidis at Differentstorage Temperatures in Experimentally Inoculated Eggs," *Poultry Science*, 2000, (79), pp. 559 – 563.

[2] Anonymous, "Eggs and Salmonella Infections," *British Medical Journal* (2), 1944, pp. 760 – 761.

[3] Rodrigue, D. C., Tauxe, R. V., Rowe, B., "International Increase in Salmonella Enteritidis: A New Pandemic?" *Epidemiology and Infection* (105), 1990, pp. 21 – 27.

[4] St. Louis, M. E., et al., "The Emergence of Grade A Eggs as a Major Source of Salmonella Enteritidis Infections. New Implications for the Control of Salmonellosis," *Journal of the American Medical Association* (259), 1988, pp. 2103 – 2107.

[5] Riley, L. W., et al., "Hemorrhagic Colitis Associated with a Rare *Escherichia Coli* Serotype," *New England Journal of Medicine* (308), 1983, pp. 681 – 685.

[6] Bergsma, N. J., Fischer, A. R. H., Van Asselt, E. D., Zwietering, M. H., De Jong, A. E. I., "Consumer Food Preparation and its Implication for Survival of Campylobacter Jejuni on Chicken," *British Food Journal*, 109 (7), 2007, pp. 548 – 561.

[7] Kittl, S., Kuhnert, P., Hachler, H., Korczak, B. M., "Comparison of Genotypes and Antibiotic Resistance of Campylobacter Jejuni Isolated from Humans and Slaughtered Chickens in Switzerland," *Journal of Applied Microbiology*, 110 (2), 2011, pp. 513 – 520.

[8] Strachan, N. J., Rotariu, O., Macrae, M., Sheppard, S. K., Smith-Palmer, A., Cowden, J., et al., "Operationalising Factors that Explain the Emergence of Infectious Diseases: A Case Study of the Human Campylobacteriosis Epidemic," *PloS One*, 8 (11), 2013, p. 79331.

[9] Doorduyn, Y. D., van den Brandhof, W. E., van Duynhoven, Y. T. H. P., Wagenaar, J. A., van Pelt, W., "Risk Factors for Endemic Campylobacter jejuni Infections in the Netherlands: A Case-control Study," *Manuscript*, 2005.

[10] Li, Q., Zhang, Y., Juck, D., Fortin, N., Greer, C. W., "Impact of Intensive Landbased Fish Culture in Qingdao, China, on the Bacterial Communities in Surrounding Marine Waters and Sediments," *Evidence-Based Complementary and Alternative Medicine*, 2011, pp. 487 – 543.

[11] Iwamoto, M., Ayers, T., Mahon, B. E., Swerdlow, D. L., "Epidemiology of Seafood-associated Infections in the United States," *Clinical Microbiology Reviews*, 23 (2), 2010, pp. 399 – 411.

是鱼、贝类、甲壳类和浮游生物类[1][2][3][4][5][6]。在伊朗，副溶血性弧菌的风险食品为受污染的蔬菜[7]。在中国台湾，副溶血性弧菌的风险食品包括米饭、鸡腿、鸡肉卷、咸蛋、海带、蛤汤以及蔬菜，但海产品不是风险食品[8]。

结合风险场所进行分析，食源性风险病原主要暴发于餐厅与家庭等场所中。梭状芽孢杆菌是美国主要的食源性病原，其43%暴发于餐厅，16%暴发于家庭。由大肠杆菌O157所引发的食源性疾病中，有80%暴发于家庭。欧盟由沙门氏菌和弯曲杆菌所引发的食源性疾病，大多发生在家庭，分别占86%和97%。中国由副溶血性弧菌所引发的食源性疾病，39%暴发于餐厅。

结合风险原因来分析，诺如病毒感染主要是由个人不卫生引发，沙

---

[1] Givens, C. E., Bowers, J. C., Depaola, A., Hollibaugh, J. T., Jones, J. L., "Occurrence and Distribution of Vibrio Vulnificus and Vibrio Parahaemolyticus Potential Roles for Fish, Oyster, Sediment and Water," *Letters in Applied Microbiology*, 58 (6), 2014, pp. 503–510.

[2] Johnson, C. N., Bowers, J. C., Griffitt, K. J., Molina, V., Clostio, R. W., Pei, S., et al., "Ecology of Vibrio Parahaemolyticus and Vibrio Vulnificus in the Coastal and Estuarine Waters of Louisiana, Maryland, Mississippi, and Washington (United States)," *Applied and Environmental Microbiology*, 78 (20), 2012, pp. 7249–7257.

[3] Su, Y. C., Liu, C., "Vibrio Parahaemolyticus: A Concern of Seafood Safety," *Food Microbiology*, 24 (6), 2007, pp. 549–558.

[4] Centers for Disease Control and Prevention, "Outbreak of Vibrio Parahaemolyticus Infection Associated with Eating Raw Oysters and Clams Harvested from Long Island Sounde Connecticut, New Jersey, and New York, 1998," *Morbidity and Mortality Weekly Report*, 48 (3), 1999, pp. 48–51.

[5] Centers for Disease Control and Prevention, "Vibrio Parahaemolyticus Infections Associated with Consumption of Raw Shellfishethree States, 2006," *Morbidity and Mortality Weekly Report*, 55 (31), 2006, pp. 854–856.

[6] Martinez-Urtaza, J., Simental, L., Velasco, D., DePaola, A., Ishibashi, M., Nakaguchi, Y., et al., "Pandemic Vibrio Parahaemolyticus O3: K6, Europe," *Emerging Infectious Diseases*, 11 (8), 2005, pp. 1319–1320.

[7] Swaddiwudhipong, W., Hannarong, S., Peanumlom, P., Pittayawonganon, C., Sitthi, W., "Two Consecutive Outbreaks of Food-borne Cholera Associated with Consumption of Chicken Rice in Northwestern Thailand," *Southeast Asian Journal of Tropical Medicine & Public Health*, 43 (4), 2012, pp. 927–932.

[8] Wei, S. W., Chern, L. L., Wu, Y. C., Wang, Y. L., Lin, C. M., "Foodborne Disease Outbreaks Caused by Sucrose-nonfermenting and β-galactosidase-deficient Variants of *Vibrio Cholera*," *International Journal of Food Microbiology* (122), 2008, pp. 148–155.

门氏菌和弯曲杆菌主要源于动物源性食品的交叉污染①②③④。大肠杆菌中毒主要由食品准备不当引发。美国对梭状芽孢杆菌的调查发现,其暴发的主要因素为室温储存数小时、逐渐冷却和热处理时间与温度不足等,分别占暴发起数的39%、38%和32%⑤。对中国由副溶血性弧菌所引发的食源性疾病的调查发现,其主要由不卫生行为引发,尤其是肉及肉制品的交叉污染,占总暴发数的63%⑥。Silk et al.⑦研究了来自美洲与欧洲13个国家的30起医院的李斯特菌暴发报告,发现风险源于即食食品的交叉污染和烹调不当⑧⑨。

六 食源性疾病暴发的风险时间

在全球范围内,食源性疾病多暴发于夏秋温暖季节,主要致病因素

---

① Dominguez, A., Torner, L., Ruiz, A. Martinez, R., et al. "Foodborne Salmonella Caused Outbreaks in Catalonia (Spain), 1990 to 2003," *Journal of Food Protection* (70), 2007, pp. 209–213.

② Molbak, K., J. Neimann. "Risk Factors for Sporadic Infection with Salmonella Enteritidis, Denmark, 1997–1999," *American Journal of Epidemiology* (156), 2002, pp. 654–661.

③ Hall, J. A., Goulding, J. S., Bean, N. H., Tauxe, R. V. and Hedberg, C. W., "Epidemiologic Profiling: Evaluating Foodborne Outbreaks for Which no Pathogen was Isolated by Routine Laboratory Testing: United States, 1982–1989," *Epidemiolog & Infection* (127), 2001, pp. 381–387.

④ Reiter, M. G., Bueno, C. M., Lopez, C. and Jordano, R., "Occurrence of Campylobacter and Listeria Monocytogenes in a Poultry Processing Plant," *Journal of Food Protection* (68), 2005, pp. 1903–1906.

⑤ Scharff R., McDowell J., Medeiros L., "Economic Cost of Foodborne Illness in Ohio," *Journal of Food Protection* (72), 2009, pp. 128–136.

⑥ Wu, Y., Wen, J., Ma, Y., Ma, X., Chen, Y., "Epidemiology of Foodborne Disease Outbreaks Caused by Vibrio Parahaemolyticus, China, 2003–2008," *Food Control* (46), 2014, pp. 197–202.

⑦ Silk, B. J., McCoy, M. H., Iwamoto, M., Griffin, P. M., "Foodborne Listeriosis Acquired in Hospitals," *CID*, 2014, 59, 2014, pp. 532–540.

⑧ Shetty, A., McLauchlin, J., Grant, K., O'Brien, D., Howard, T., Davies, E. M., "Outbreak of Listeria Monocytogenes in an Oncology Unit Associated with Sandwiches Consumed in hospital," *Journal of Hospital Infection* (72), 2009, pp. 332–336.

⑨ Feldman, C., Nothstein, G., Somaiya, C. K., et al., "An Exploratory Investigation of the Risk of Pathogenic Contamination at Selected New Jersey Skilled Nursing and Assisted Living Residences," *Perspect Public Health* (131), 2011, pp. 85–88.

为微生物性病原，夏秋季节的气温高、湿度大，适宜微生物性病原的生长繁殖。同时，人们在夏秋高温季节的饮食以生鲜食品为主，较易发生食源性疾病。伊朗 2011 年食源性疾病暴发流行病学调查表明，在温暖季节食源性疾病暴发数最高，仅 8 月暴发的食源性疾病就占 17.8%[1]。Murphree et al. [2] 对 2003~2008 年美国食源性疾病的暴发进行分析后发现，细菌性食源性疾病主要发生在晚春和夏季，病毒性食源性疾病主要发生在晚秋与冬季。Lee et al. [3] 对 2002~2006 年韩国首尔暴发的食源性疾病进行分析后发现，5~9 月等月份是主要的暴发月份，占发病总数的 64.6%，其中，6 月份食源性疾病的暴发数和暴发率均较高。但一些特异性的病原也有特殊的发病时间，如在美国梭状芽孢杆菌主要暴发于 11 月（37 起，13%）、12 月（33 起，12%）[4]、4 月（31 起，11%）和 5 月（28 起，10%），这主要与节庆假日中消费者多选择聚餐并食用肉类相关。从 2005 年按季度通报的食物中毒情况来看，我国的食物中毒呈现明显的季节性，以第三季度为主。2006 年之后通报的食物中毒事件更是细化到月份，月份统计表明：食物中毒报告起数、中毒人数和死亡人数均表现出 1~9 月缓慢上升和 10~12 月快速下降趋势；食物中毒报告和中毒人数高发的月份依次为 9 月和 8 月；食物中毒死亡高发的月份依次为 7 月和 8 月[5]。

---

[1] Asl, H. M., Gouya, M. M., Soltan-dallal, M. M., Aghili, N., "Surveillance for Foodborne Disease Outbreaks in Iran, 2006 - 2011," *Medical Journal of the Islamic Republic of Iran（MJI-RI）*, 29, 2015, p. 285.

[2] Murphree, R., Garman, K., Phan, Q., Everstine, K., Gould, L. H., Jones, T. F., "Characteristics of Foodborne Disease Outbreak Investigations Conducted by Foodborne Diseases Active Surveillance Network (FoodNet) Sites, 2003 - 2008," *Glendale Adventist Medical Center Library* 54 (Suppl 5), 2013, pp. S498 - S503.

[3] Lee, J. H., Kim, M. S., Park, S. G., "Analysis of Foodborne Disease Outbreaks for Improvement of Food Safety Programs in Seoul, Republic of Korea, from 2002 to 2006," *Journal of Environmental Health* (3), 2009, pp. 51 - 55.

[4] Kennedy, J., Blair, I. S., McDowell, D. A. and Bolton, D. J., "The Microbiological Status of Non/Food Contact surfaces in Domestic Kitchens and the Growth of Staphylococcus Aureus in Domestic Refrigerators," *Food Protection Trends* (25), 2005, pp. 974 - 980.

[5] 聂艳、尹春、唐晓纯、王志刚：《1985—2011 年我国食物中毒特点分析及应急对策研究》，《食品科学》2013 年第 5 期。

七 食源性疾病暴发的风险人群特征

虽然任何年龄层次和种族的人群均有发生食源性疾病的风险，但是食源性病原更倾向于感染婴儿、青少年、孕妇、老人等免疫力低下及免疫功能不全者，且他们极易因感染食源性疾病而死亡。营养不良的婴幼儿极易受到食源性病原的侵害并导致严重的食源性腹泻，反之腹泻又强化了营养不良，阻碍婴幼儿的生长发育，形成恶性循环。因此，5岁以下的婴幼儿成为全球食源性疾病暴发的风险人群，但各个国家与地区呈现显著的不同。美国食源性疾病的主要风险人群为5岁以下的婴幼儿和65岁及以上的老人，其中5岁以下婴幼儿的食源性疾病的发病率达到50%[1]，将近1/3的经济负担由10岁以下的青少年引发。欧盟的风险人群主要为60岁以上的老人、孕妇、5岁以下的儿童以及其他免疫功能不全者[2]。爱尔兰的风险人群为0~4岁的婴幼儿，接下来为25~34岁的人群[3]。在伊朗，16~50岁的人群为主要易感染人群，以梭状芽孢杆菌为例，其中20~49岁群体的发病率最高，达55%[4]。我国对食源性疾病暴发的风险人群的研究甚少，仅有的研究也与国际结论存在很大差异，有待进一步研究。宋超等[5]对北京家庭内食源性疾病暴发的流行病学的调查研究表明，20~40岁年龄组人群的食源性疾病的患病率较高。

---

[1] Pew Hispanic Center. Statistical profile: Hispanics of Mexican Origin in the United States, 2009.
[2] ACMSF. Final Report on the Increased Incidence of Listeriosis in the UK. Presented to the ACMSF and FSA on 14th September 2009. Available from http://www.food.gov.uk/multimedia/pdfs/committee/acmsflisteria.pdf.
[3] Whyte, D., Igoe, D., *Interim Report on Campylobacter Enteritis in Ireland in 1999* (Dublin, Ireland: National Sir Patrick Dun's Hospital Disease Surveillance Centre, 2000).
[4] Asl, H. M., Gouya, M. M., Soltan-dallal, M. M., Aghili, N., "Surveillance for Foodborne Disease Outbreaks in Iran, 2006 – 2011," *Medical Journal of the Islamic Republic of Iran* (*MJI-RI*), 29, 2015, p. 285.
[5] 宋超、杨青俊、杨宏、简友平、高平：《北京市家庭内食源性疾病发生状况分析》，《首都公共卫生》2007年第5期。

八 食源性疾病暴发的风险区域特征

长期以来,对食源性疾病暴发风险区域的研究多关注单一地区,而对于造成极大健康影响与经济损失的跨区域食源性疾病,却因其难以追踪而没有得到有效研究。美国约有 1.1% 的食源性疾病为跨区域暴发,1998~2007 年共暴发跨区域食源性疾病 4600 例,造成了 143260 人次发病、6385 例住院和 158 例死亡,年平均暴发率为 38 人次/10^5 人口[1][2]。在所有的跨区域病原中,大肠杆菌 O157 和沙门氏菌是主要的病原,由其所引发的发病数占 81%。除此以外,各地区呈现显著的差异,如中国由副溶血性弧菌所引发的食源性疾病主要与海产品有关,所以主要发生在沿海省份[3]。

综合 2013 年和 2014 年《中国卫生和计划生育统计年鉴》,以及卫生部关于 2007~2010 年全国食品中毒情况的通报,再与国家人口与健康科学数据共享平台的相关数据相结合可以发现,2011~2013 年,我国食源性疾病暴发的空间格局总体变化并不大,主要集中于上海、云南、广东、贵州和广西等地,而在我国东部沿海省份,食源性疾病暴发数也相对较高。这进一步证实了我国食源性疾病暴发具有较为典型的地域特色。当然,这可能与食源性疾病暴发本身的季节性特征,且一般通过受污染的食品和水传播的特点有关。可以看出,我国食源性疾病暴发的主要省份如云南、广东、贵州、广西等地,其气候条件、自然灾害,尤其是水灾发生状况,是非常利于食源性疾病暴发的。当然,这些区域的公众消费习惯、饮食文化也强烈地影响到食源性疾病的暴发。

---

[1] Jones, T. F., Rosenberg, L., Kubota, K., Ingram, L. A., "Variability Among States in Investigating Foodborne Disease Outbreaks," *Foodborne Pathogens and Disease*, 10 (1), 2013, pp. 69–73.

[2] Purayidathil, F. W., Ibrahim, J., "A Summary of Health Outcomes: Multistate Foodborne Disease Outbreaks in the U.S., 1998–2007," *Journal of Environmental Health*, 75 (4), 2012, pp. 8–13.

[3] Li, Q., Zhang, Y., Juck, D., Fortin, N., Greer, C. W., "Impact of Intensive Land-based Fish Culture in Qingdao, China, on the Bacterial Communities in Surrounding Marine Waters and Sediments," *Evidence-based Complementary and Alternative Medicine*, 2011, p. 487543.

第二章
食源性疾病负担研究

关于食源性疾病,许多发达国家已经意识到这一问题并积极采取措施防范食源性疾病风险,但面对不断增加的食品安全风险,发展中国家的人们在应对食源性疾病中遇到了极大的困难,对于许多生活在贫困线以下的人而言,食源性疾病与贫穷的恶性循环加剧了其生活负担。世界卫生组织在2002年制定的全球食品安全战略中曾强调,创建食品安全基础结构应优先考虑对食源性疾病的监测。通过对食源性疾病的报告与监测,获得充足且准确的有关食源性疾病发病状况、致病病原和人群等信息,这是评估食源性疾病经济负担、评价公共卫生干预措施效果、及时发现食源性疾病新问题、进行风险评估和风险预警的重要手段[1],更是政府制定食源性疾病防控政策、法规和标准的技术基础及监督执法中的技术支撑[2]。

对食源性疾病负担进行评估,有助于政策制定者确定公共卫生工作的重点并合理有效地配置资源,具体包括以下三个方面:一是通过食源性疾病负担确定风险病原;二是提升各国进行食源性疾病负担研究的能力;三是运用食源性疾病负担结果,对食品安全标准实施中的预防、干预和控制措施进行成本-效果评价。但是食源性疾病的症状

---

[1] 黄兆勇、唐振柱:《食源性疾病的流行和监测现状》,《应用预防医学》2012年第2期。
[2] 赵同刚:《论食品污染物和食源性疾病监测网在食品安全体系中的作用》,《中国食品卫生杂志》2005年第6期。

轻微，仅有少数人会在发病后寻求医疗救助，因此仅有小部分食源性疾病病例在卫生计生部门的报告与官方统计机构中得到有效记录，这是全球各地区的普遍现象。更为重要的是，在全球范围内，由受污染食物引发的癌症、肝肾损伤等慢性疾病及其与食品间的归因关系都没有得到有效记录。此外，全球范围内食源性疾病所导致的经济损失数据存在明显缺失。食源性疾病所导致的经济损失不仅包括直接的医疗费用，还包括间接的误工费、交通费等经济损失，对此全世界尚无统一的衡量标准。上述种种缺失都给食源性疾病的疾病负担研究带来了巨大挑战。

一 概念界定

为了填补全球食源性疾病负担研究的数据真空，世界卫生组织发起食源性疾病全球负担估计计划，以便确定全球食源性病原负担并为政策制定者在食品安全风险防范中提供合理且充分的证据。首先，需要对食源性疾病负担评估中的计算指标、评估要点和病原种类等进行界定。

（一）计算指标

世界卫生组织将伤残调整生命年（Disability Adjusted Life Years, DALYs）作为评价食源性疾病负担的指标，这也是国际上通用的度量工具。多年来，对食源性疾病负担度量工具的研究一直是学术界研究的热点之一，之前的疾病负担估计方法以风险分析为基础，可以完整估计某一特异性风险所引起的现有疾病负担。而DALYs以流行性和发病率为基础，以健康损失为导向。不仅考虑到现在的发病病例，也考虑到发生在过去的病例，不仅研究现有的健康损失，更考虑到未来的健康结果，可以反映出过去发生疾病的流行性，以及当下发生的疾病在未来一段时期内产生的包括后遗症和死亡在内的疾病负担。

因此，与以风险为基础的疾病负担估计方法相比，以发病率为基础的疾病负担估计方法能估算出潜伏期长的疾病负担，对完善食源性疾病负担研究具有重要价值。首先，这种方法更适合于目前的食源性疾病流行趋势①；其次，其以感染为计算起点，更能反映病原的疾病风险；最后，其以年龄结构而非年龄为基准对疾病风险进行评判，年龄层结构数值相对固定，简化了计算方法并排除了年龄对整体疾病负担结果的影响②。这是因为以流行性和发病率为基础的研究方法会将某年龄段人群经历的所有疾病负担均计算在内，而非仅仅计算当下的疾病负担③。具体计算公式如下：

$$DALY = YLL + YLD \quad (1)$$

其中，YLL（years of life lost，损失寿命年）是指某一特定疾病在特定人群健康结果（l）中的致死总数（n）乘以其死亡时的预期寿命（e）。

$$YLL = \sum_l n_l \times e_l \quad (2)$$

YLD（years lived with disability，伤残的健康损失生命年），是指所有健康结果（l）的总和，等于病例数量（n）、疾病持续时间（t）和某一特异性疾病严重性权重（w）的乘积。

$$YLD = \sum_l n_l \times t_l \times w_l \quad (3)$$

需要指出的是，YLL 包含严重性权重因子（severity weight factor），而 YLD 包含伤残权重因子（disability weight，DW）。严重性权重因子与

---

① Murray, C. J., "Quantifying the Burden of Disease: The Technical Basis for Disability Adjusted Life Years," *Bulletin of the World Health Organization*, 72 (3), 1994, pp. 429 – 445.
② Schroeder, S. A., "Incidence, Prevalence, and Hybrid Approaches to Calculating Disability Adjusted Life Years," *Population Health Metrics*, 10 (1), 2012, p. 19.
③ WHO［World Health Organization］. 2013. WHO Methods and Data Sources for Global Burden of Disease Estimates 2000 – 2011. Global Health Estimates Technical Paper. WHO/HIS/HSI/GHE/2013. 4. Available at http: //www. who. int/healthinfo/global_burden_disease/GlobalCOD_method_2000 – 2011. pdf? ua = 1 Accessed 2015 – 10 – 16.

伤残权重因子从 0 到 1，死亡等同于权重为 1[①][②]。

（二）归因研究

归因研究（source attribution）是防控食源性疾病的重要工具[③]，尤其是对感染病原的归因研究[④][⑤][⑥]。对食源性疾病传播路径的评估是归因研究的前提，在实际中，大部分引发食源性疾病的病原并不仅仅由食物传播，还包括受污染的水、土壤、空气和受感染的动物与人群的接触等，十分复杂。因此，需要对主要的传播路径进行权衡，每种传播路径的相对重要性不仅取决于引发疾病的病原种类，还取决于地理区域、发生季节和食品消费模式[⑦]。在现有的疾病负担估计研究中，主要采用随机对照干预试验（randomized controlled intervention trials）对特异性食品或动物中的病原进行传播路径研究，虽然其也已经被用来评估水源在腹

---

① Devleesschauwer, B., Havelaar, A. H., Maertens de Noordhout, C., Haagsma, J. A., Praet, N., Dorny, P., Duchateau, L., Torgerson, P. R., Van Oyen, H., Speybroeck, N., "Calculating Disability-adjusted Life Years to Quantify Burden of Disease," *International Journal of Public Health*, 59 (3), 2014, pp. 565 – 569.

② Murray, C. J. L., Ezzati, M., "GBD2010: Design, Definitions, and Metrics," *Lancet*, 380 (9859), 2012, pp. 2063 – 2066.

③ Havelaar, A. H., Braunig, J., Christiansen, K., Cornu, M., Hald, T., Mangen, M. J. J., Molbak, K., Pielaat, A., Snary, E., Van Pelt, W., Velthuis, A., Wahlstrom, H., "Towards an Integrated Approach in Supporting Microbiological Food Safety Decisions," *Zoonoses and Public Health*, 54 (3 – 4), 2007, pp. 103 – 117.

④ Pires, S. M., "Assessing the Applicability of Currently Available Methods for Attributing Foodborne Disease to Sources, Including Food and Food Commodities," *Foodborne Pathogens and Disease*, 10 (3), 2013, pp. 206 – 213.

⑤ EFSA Panel on Biological Hazards, "Scientific Opinion on the Evaluation of Molecular Typing Methods for Major Food-borne Microbiological Hazards and Their Use for Attribution Modelling, 224 Outbreak Investigation and Scanning Surveillance: Part 1 (Evaluation of Methods and Applications)," *EFSA Journal*, 11 (12), 2013, pp. 3502 – 3586.

⑥ Pires, S. M., Vieira, A. R., Hald, T. Cole, D., "Source Attribution of Human Salmonellosis: An Overview of Methods and Estimates," *Foodborne Pathogens and Disease*, 11 (9), 2014, pp. 667 – 676.

⑦ Mangen, M. J. J., Batz, M. B., Kasbohrer, A., Hald, T., Morris, J. G., Taylor, M. Havelaar, A. H., "Integrated Approaches for the Public Health Prioritization of Foodborne and Zoonotic Pathogens," *Risk Analysis*, 30 (5), 2010, pp. 782 – 797.

泻性疾病传播中的重要性[1][2]，但许多其他传播路径如土壤、空气等因为数据匮乏或归因模型太过于复杂而没有得到相应的研究。

（三）病原种类

鉴于数据的匮乏以及认知的缺失，世界卫生组织共评估了引发32种疾病的41种食源性病原，包括14种腹泻病原、8种非肠道传染性病原、11种寄生虫和8种化学性风险。具体如表2-1所示。

表2-1 食源性疾病负担估计的病原分类

PDTF（寄生虫病）	CTTF（化学物质与毒素）	EDTF（引发非肠道型疾病的细菌、病毒、真菌等危害）	EDTF（引发肠道型疾病的细菌、病毒、真菌等危害）
蛔虫	黄曲霉毒素	布鲁氏菌	蜡状芽孢杆菌
多房棘形绦虫	砷	肉毒梭状芽孢杆菌	弯曲杆菌
细粒棘球绦虫	镉	甲肝病毒	隐孢子虫
华支睾吸虫	木薯氰化物	单核李斯特菌	产气荚膜梭菌
片形虫	二噁英	牛结核分枝杆菌	痢疾阿米巴
肠吸虫	铅	侵入型沙门氏菌	致病性大肠杆菌
后睾吸虫	甲基汞	甲型副伤寒沙门氏菌	产毒素大肠杆菌
并殖吸虫	花生过敏原	伤寒沙门氏菌	贾第虫
有钩绦虫			诺如病毒
刚地弓形虫			非侵袭性沙门氏菌
旋毛虫			志贺氏杆菌
			产志贺毒素大肠杆菌
			金黄色葡萄球菌
			霍乱弧菌

注：沙门氏菌与侵袭性沙门氏菌作为两种病原进行了分类。

---

[1] Cairncross, S., Hunt, C., Boisson, S., Bostoen, K., Curtis, V., Fung, I. C. H., Schmidt, W. P., "Water, Sanitation and Hygiene for the Prevention of Diarrhea," *International Journal of Epidemiology*, 39 (Suppl. 1), 2010, pp. 193-205.

[2] Hunter, P. R., "Household Water Treatment in Developing Countries: Comparing Different Intervention Types Using Meta-regression," *Environmental Science and Technology*, 43 (23), 2009, pp. 8991-8997.

（四）调查地区

所选地区中共包含非洲、美洲、欧洲、西太平洋、地中海东部以及东南亚地区共193个国家（地区）在内的14个亚区，具体的地区与国家分区如表2-2所示。

表2-2　全球食源性疾病负担调查地区

亚区		所包含国家和地区
非洲	AFR D	阿尔及利亚、安哥拉、贝宁、布基纳法索、喀麦隆、乍得、科摩罗、赤道几内亚、加蓬、冈比亚、加纳、几内亚比绍、利比里亚、马达加斯加、马里、毛里塔尼亚、毛里求斯、尼日尔、尼日利亚、圣多美和普林西比、塞内加尔、塞舌尔、塞拉利昂、多哥、佛得角
	AFR E	博茨瓦纳、布隆迪、中非、刚果（布）、科特迪瓦、刚果（金）、厄立特里亚、埃塞俄比亚、肯尼亚、莱索托、马拉维、莫桑比克、纳米比亚、卢旺达、南非、斯威士兰、乌干达、坦桑尼亚、赞比亚、津巴布韦
东南亚	SEAR B	印度尼西亚、斯里兰卡、泰国
	SEAR D	孟加拉国、不丹、朝鲜、印度、马尔代夫、缅甸、尼泊尔、东帝汶
地中海东部	EMR B	巴林、伊朗、约旦、科威特、黎巴嫩、利比亚、阿曼、卡塔尔、沙特阿拉伯、叙利亚、突尼斯、阿拉伯联合酋长国
	EMR D	阿富汗、吉布提、埃及、伊拉克、摩洛哥、巴基斯坦、索马里、苏丹、南苏丹、也门
美洲	AMR A	加拿大、古巴、美国
	AMR B	安提瓜和巴布达岛、阿根廷、巴哈马群岛、巴巴多斯、伯利兹城、巴西、智利、哥伦比亚、哥斯达黎加、多米尼克、多米尼加、萨尔瓦多、格林纳达、圭亚那、洪都拉斯、牙买加、墨西哥、巴拿马、巴拉圭、圣基茨和尼维斯、圣卢西亚岛、圣文森特和格林纳丁斯岛、苏里南、特立尼达和多巴哥、乌拉圭、委内瑞拉
	AMR D	玻利维亚、厄瓜多尔、危地马拉、海地、尼加拉瓜、秘鲁
欧洲	EUR A	安道尔共和国、奥地利、比利时、克罗地亚、塞浦路斯、捷克、丹麦、芬兰、法国、德国、希腊、冰岛、爱尔兰、以色列、意大利、卢森堡、马耳他、摩纳哥、荷兰、挪威、葡萄牙、圣马力诺、斯洛文尼亚、西班牙、瑞典、瑞士、英国
	EUR B	阿尔巴尼亚、亚美尼亚、阿塞拜疆、波斯尼亚和黑赛哥维那、保加利亚、格鲁吉亚、吉尔吉斯斯坦、黑山、波兰、罗马尼亚、塞尔维亚、斯洛伐克、塔吉克斯坦、前南斯拉夫马其顿共和国、土耳其、土库曼斯坦、乌兹别克斯坦
	EUR C	白俄罗斯、爱沙尼亚、匈牙利、哈萨克斯坦、拉脱维亚、立陶宛、摩尔多瓦、俄罗斯、乌克兰

续表

	亚区	所包含国家和地区
西太平洋	WPR A	澳大利亚、文莱达鲁萨兰国、日本、新西兰、新加坡
	WPR B	柬埔寨、中国、库克群岛、斐济、基里巴斯、老挝、马来西亚、马绍尔群岛、密克罗尼西亚、蒙古国、瑙鲁、纽埃岛、帕劳群岛、巴布亚新几内亚、菲律宾、韩国、摩萨亚、所罗门群岛、汤加、图瓦卢、瓦努阿图、越南

二 食源性疾病流行病学负担评估

总体上，2010年31种病原引发了60亿起食源性疾病暴发和42万人死亡，伤残调整生命年达3300万年，40%的食源性疾病负担发生在5岁以下儿童身上。其中，引发食源性疾病最多的为腹泻型病原，共导致23万人死亡，伤残调整生命年达1800万年，以非伤寒沙门氏菌和致病性大肠杆菌为主，其次为伤寒沙门氏杆菌、猪带绦虫、甲肝病毒和黄曲霉毒素。因此，14种以腹泻为主要特征的食源性病原负担得到了有效估计，包括10种细菌病原、3种原生动物病原和1种病毒病原；其他引发症状如菌血症、肝炎和脑膜炎的7种细菌病原和1种病毒病原也得到了评估。其中，肠集聚性黏附大肠杆菌、副溶血性弧菌、创伤弧菌和耶尔森氏菌由于其并非食源性疾病的主要致病原而被忽略。

（一）传播途径的评估结果

食源性病原的传播途径评估是食源性疾病负担评估中的基础部分，食品并不是病原传播的唯一途径，同一病原在不同地区的传播路径也显著不同，所以对病原传播路径研究得越充分，对该病原的食源性疾病负担的研究就更完善。例如，弯曲杆菌、刚地弓形虫、多房棘球绦虫、细粒棘球蚴和布鲁氏菌等的传播途径以动物源食品污染为主。这些病原的动物源属性也使得人与动物间的直接接触成为上述病原传播的又一主要途径。而且，相较于高收入地区而言，食源性路径并不是中低收入地区十分重要的传播路径,与动物的直接接触、水源与土壤反倒被认为对食源性疾病的传播更为重要,这是因为发达程度较低地区的水源与卫生状况也较差。

在微生物性病原中,食源性传播是主要的传播途径,其次为直接的动物接触传播、人与人之间的接触传播以及水源或土壤传播。这种传播路径模式在沙门氏菌与布鲁氏菌中十分明确,且在发达国家与地区的传播风险远高于发展中国家与地区。而这种模式在弯曲杆菌与产志贺毒素大肠埃希氏杆菌中却并不十分明确,但发现有明显趋势。具体而言,直接的动物接触是沙门氏菌和布鲁氏菌传播的又一主要途径,人与人之间的接触是大部分地区产志贺毒素大肠埃希氏杆菌的传播途径,而土壤或其他传播途径在弯曲杆菌、非伤寒沙门氏菌、产志贺毒素大肠埃希氏杆菌、布鲁氏菌和志贺氏菌中可以被忽略。对致病性大肠杆菌、产毒性大肠杆菌、隐孢子虫和贾地鞭毛虫而言,发达地区的病原传播以食源性传播为主,而非洲、美洲和地中海东部等发展中地区的病原传播以水源性传播为主。产毒性大肠杆菌的食源性传播路径占33%~43%,隐孢子虫和贾第鞭毛虫的食源性传播路径占比为20%左右。大部分地区中,食源性感染并不是伤寒沙门氏菌、霍乱弧菌、溶组织内阿米巴、诺如病毒和甲肝病毒的重要传播路径。但食源性传播是霍乱弧菌的主要传播途径,而人与人的接触是诺如病毒与溶组织内阿米巴的主要传播途径。

在原生动物病原中,食源性传播是大部分地区刚地弓形虫的主要传播路径,土壤传播的重要性也日益凸显。对于蛔虫而言,食源性传播与动物接触传播是发达地区的主要传播路径,且不存在明显的地区差异。其中,食源性传播是泡状棘球蚴的主要传播路径,占比达50%,动物接触是细粒棘球绦虫的主要传播途径,占比为43%~58%。

在化学性病原中,重点对重金属暴露进行了分析,其中水、食物和空气暴露是铅的主要传播途径,土壤、油漆、厨具、陶瓷、玻璃器皿和玩具在化学性病原的传播中十分罕见。但是存在明显的地区差异,在所评估的14个亚区中,空气传播是7个亚区的主要途径,水传播是4个亚区的主要途径，食源性传播在欧洲的2个亚区非常明显。

（二）腹泻性病原是风险最高的食源性病原

2010年31种食源性病原引发了大约6亿人次发病，其中5.5亿人次为腹泻性疾病。诺如病毒是主要的腹泻病原，引发1.2亿人次腹泻；其次为弯曲杆菌，引发9600万人次腹泻；在其他食源性病原中，甲肝病毒、蛔虫和伤寒沙门氏菌等分别引发1400万、1200万和760万人次发病。

食源性病原致死病例数为42万人次，食源性腹泻致死23万人次。在所有腹泻型致死病例中，非伤寒沙门氏菌致死59000人，致病性大肠杆菌致死37000人，诺如病毒致死35000人，产毒性大肠杆菌致死26000人。在所有非腹泻型食源性致死病例中，伤寒沙门氏菌致死52000人，猪肉绦虫蠕虫致死28000人，甲肝病毒致死28000人，黄曲霉毒素致死20000人。

2010年由31种病原引发的食源性疾病负担达3300万DALYs，其中1800万（54%）DALYs归因于腹泻型病原，尤其是非伤寒沙门氏菌，达400万DALYs。6种腹泻型食源性病原（诺如病毒、弯曲杆菌、致病性大肠杆菌、产毒性大肠杆菌、副溶血性弧菌和志贺氏菌）引发的食源性负担为100万~300万DALYs。其他主要的食源性病原的食源性疾病负担分别为：伤寒沙门氏菌，370万DALYs；猪带绦虫，280万DALYs；甲肝病毒，140万DALYs；肺吸虫，100万DALYs。而一直以来被认为风险较高的线虫类寄生虫旋毛虫所引发的全球疾病负担仅为550DALYs。

（三）食源性疾病负担存在明显的地区差异

如图2-1所示，人群食源性疾病负担最高的地区为非洲，其次为东南亚地区和地中海东部。以每10^5人口为指标计算整体的疾病负担，按区域严重性依次排序为：非洲地区，其两个亚区的疾病负担分别为

AFR D 的 1276DALYs/10⁵ 人口和 AFR E 的 1179DALYs/10⁵ 人口；东南亚地区，SEAR B 和 SEAR D 的疾病负担分别为 685 DALYs/10⁵ 人口和 711 DALYs/10⁵ 人口；地中海东部地区，EMR D 的疾病负担为 571 DALYs/10⁵ 人口；美洲地区，AMR A 的疾病负担为 35 DALYs/10⁵ 人口；欧洲亚区的 EUR A、EUR B，西太平洋地区的 WPR A 的平均疾病负担为 40～60 DALYs/10⁵ 人口。而其他亚区的疾病负担相对居中。

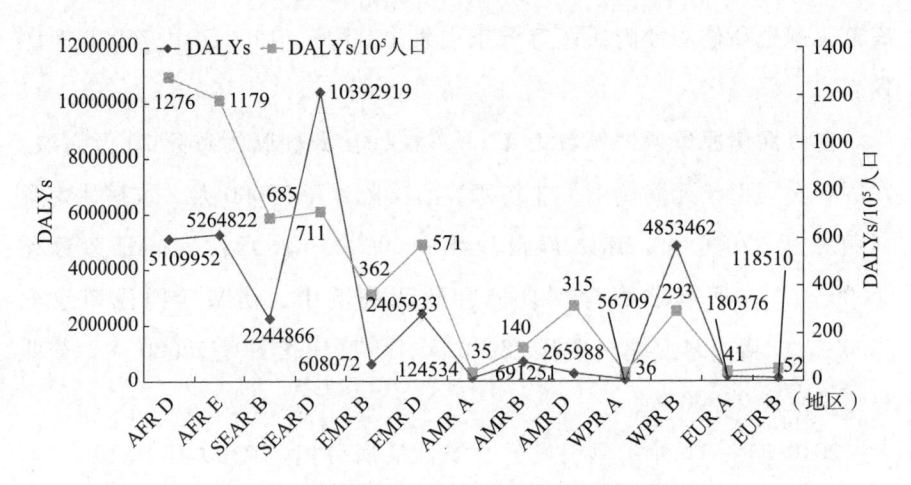

图 2-1 各地区 DALYs 与 DALYs/10⁵ 人口分布

如表 2-3 所示，侵袭性微生物病原疾病负担最高的为 SEAR D 亚区，每 10⁵ 人口疾病负担最高的为 SEAR B 亚区；腹泻型病原疾病负担最高的为 SEAR D 亚区，每 10⁵ 人口疾病负担最高的为 AFR D 亚区；寄生虫病原疾病负担最高的为 WPR B 亚区，每 10⁵ 人口疾病负担最高的为 AMR D 亚区；化学病原疾病负担和每 10⁵ 人口疾病负担最高的均为 SEAR D 亚区。

表 2-3 各地区各类食源性病原 DALYs 与 DALYs/10⁵ 人口分布

地区	侵袭性 DALYs	侵袭性 DALYs/10⁵人口	腹泻型 DALYs	腹泻型 DALYs/10⁵人口	寄生虫 DALYs	寄生虫 DALYs/10⁵人口	化学病原 DALYs	化学病原 DALYs/10⁵人口
SEAR B	223197	724	508520	1649	37261	121	64	0
SEAR D	920790	630	2449714	1676	257605	176	160628	110

续表

地区	侵袭性 DALYs	侵袭性 DALYs/10^5人口	腹泻型 DALYs	腹泻型 DALYs/10^5人口	寄生虫 DALYs	寄生虫 DALYs/10^5人口	化学病原 DALYs	化学病原 DALYs/10^5人口
EMR D	156425	282	1242127	2243	63721	115	8496	15
WPR B	284356	252	363220	322	648158	574	104	0
AFR D	151330	226	1765292	2633	246887	368	598	0
AFR E	161710	222	1824425	2502	250498	344	1869	3
AMR D	17684	179	30035	304	62892	637	18	0
EMR B	27215	168	352542	2180	4631	29	19	0
AMR B	66861	153	130808	298	56525	129	116	0
EUR C	9914	73	12955	96	2723	20	2266	17
EUR B	11766	68	13513	78	2645	15	199	1
AMR A	11914	52	20589	90	2305	10	265	1
WPR A	3834	51	8873	119	2.027	27	27	0
EUR A	10684	45	31570	133	433	2	4169	18

从单个病原疾病负担来看，不同亚区单个病原的食源性疾病负担也存在显著差异。整体上，腹泻病原是引发食源性疾病负担的最主要病原，非伤寒沙门氏菌是非洲地区的主要病原，致病性大肠杆菌、产毒性大肠杆菌和霍乱弧菌是低收入地区的主要食源性腹泻病原，弯曲杆菌是高收入地区的主要食源性腹泻病原。两个非洲亚区中，70%的食源性疾病负担由腹泻型病原引发，尤其是非伤寒沙门氏菌、致病性大肠杆菌、产毒性大肠杆菌等，AFR E 亚区中霍乱弧菌是主要的腹泻型病原，猪带绦虫是两个非洲亚区中引发最高疾病负担的原生动物性病原。两个西太平洋亚区（WPR D 和 WPR B）中，50%的疾病负担由腹泻型病原引发，包括致病性大肠杆菌、诺如病毒、非伤寒沙门氏菌、产毒性大肠杆菌和弯曲杆菌。以每 10^5 人口为指标计算，非伤寒沙门氏菌的疾病负担最高，WPR B 地区达 180 DALYs/10^5人口，WPR D 地区达 110 DALYs/10^5人口。在地中海东部地区（EMR D），70%的疾病负担由腹泻型病原引发，主要为弯曲杆菌、致病性大肠杆菌、非伤寒沙门氏菌、志贺氏菌

和产毒性大肠杆菌。在西太平洋地区 WPR B 亚区中，14% 的疾病负担由腹泻型病原引发，弯曲杆菌、海洋源性吸虫并殖吸虫和华支睾吸虫是主要的食源性疾病负担病原；WPR A 亚区中，65% 的疾病负担由腹泻型病原引发，主要的病原为刚地弓形虫和甲肝病毒。在 3 个欧洲亚区中，49%~68% 的食源性疾病负担由腹泻型病原引发，主要为非伤寒沙门氏菌、弯曲杆菌、刚地弓形虫、布鲁氏菌和牛型分枝杆菌。在美洲地区，AMR A 亚区中 67% 的疾病负担由腹泻型病原引发，最主要的腹泻型食源性病原为弯曲杆菌、诺如病毒和非伤寒沙门氏菌，但 AMR B 和 AMR D 亚区中腹泻型病原负担在食源性疾病负担中的占比较低，引发 AMR B 亚区食源性疾病负担最高的病原为猪肉绦虫（达 25 DALYs/10^5 人口）和刚地弓形虫（达 20 DALYs/10^5 人口），引发 AMR D 亚区食源性疾病负担最高的病原为猪肉绦虫（达 69 DALYs/10^5 人口）、并殖吸虫（达 53 DALYs/10^5 人口）和肝片吸虫（达 46 DALYs/10^5 人口）。东南亚地区 SEAR D 亚区以沙门伤寒杆菌为主，而 SEAR B 亚区以华支睾吸虫（主要包括海洋源性吸虫肺吸虫和中华支睾吸虫）为主，达 40 DALYs/10^5 人口。

在由化学性风险导致的疾病负担中，非洲地区的高负担病原普遍为氰化物。AFR D、WPR B 和 SEAR B 疾病负担最高的为黄曲霉毒素，SEAR D、EMR B、EMR D 和 EUR A 疾病负担最高的为二噁英。

（四）各类型病原的流行病学负担估计

1. 侵袭性与腹泻型病原的流行病学负担估计

据估计，2010 年 22 种肠道疾病共导致了 20 亿人次的食源性疾病发病，其中 39% 发生在 5 岁以下儿童身上。发病率最高的为诺如病毒，达到 68400 万人次，其次为产毒性大肠杆菌、志贺氏菌、刚地弓形虫、非伤寒沙门氏菌和弯曲杆菌。致死率最高的病原为单核李斯特菌，引发了 14200 人次的食源性疾病，其中 7830 人次患有败血症，3920 人次患有脑膜炎，666 人次患有神经性后遗症。在所有其他肠道病原中，感染性最高的病原是甲肝病毒、伤寒沙门氏菌、甲型副伤寒氏菌和布鲁氏菌，共引起83万人次发病，其中33.3万人次患有慢性感染，83300人次患有睾丸炎症，且上述致死病例主要发生于非洲和东南亚地区。

在所有发病病例中，29%由食品传播，相当于58200万人次的食源性疾病暴发，最主要的食源性病原是诺如病毒、弯曲杆菌、产毒性大肠杆菌、非伤寒肠道沙门氏菌和志贺氏菌。其中38%的病例发生在5岁以下儿童身上，最主要的食源性疾病病原为致病性大肠杆菌、隐孢子虫和弯曲杆菌，其引发的疾病负担是5岁以上儿童的6.44倍（95% UI 3.15~12.46）。

侵袭性与腹泻型病原共引发死亡病例109万例，由食品传播的达35.1万例（95% UI 24万~52.4万）。诺如病毒是主要的致死病原，其他致死性病原为致病性大肠杆菌、霍乱弧菌和志贺氏菌、伤寒沙门氏菌、甲肝病毒、非伤寒沙门氏菌和甲型副伤寒氏菌。在所有死亡病例中，34%为5岁以下儿童，且最主要的致死病原为伤寒沙门氏菌、致病性大肠杆菌、诺如病毒、非伤寒沙门氏菌和甲肝病毒。5岁以下儿童的死亡率是5岁以上儿童的4.85倍。

在疾病负担估计中，22种肠道疾病的疾病负担达7870万DALYs，43%发生在5岁以下儿童身上，且引发DALYs最高的病原为诺如病毒、伤寒沙门氏菌、致病性大肠杆菌、霍乱弧菌、产毒性大肠杆菌和甲肝病毒。由食品引发的疾病负担达2520万DALYs，其中43%的疾病负担发生在5岁以下儿童身上。腹泻型病原与侵袭性病原的DALYs和DALYs/10^5人口分布见表2-4和表2-5。

表2-4 侵袭性病原DALYs与DALYs/10^5人口分布

地区	细菌 DALYs	DALYs/10^5人口	原虫 DALYs	DALYs/10^5人口	病毒 DALYs	DALYs/10^5人口
AFR D	371475	93	83284	21	110050	27
AFR E	465553	104	90722	20	78398	18
SEAR B	823546	251	44002	13	16129	5
SEAR D	2409618	165	131167	9	849918	58

续表

地区	细菌 DALYs	细菌 DALYs/10⁵人口	原虫 DALYs	原虫 DALYs/10⁵人口	病毒 DALYs	病毒 DALYs/10⁵人口
EMR B	84069	50	33385	20	2987	2
EMR D	344346	82	77227	18	134246	32
WPR A	4982	3	8576	5	1533	1
WPR B	827467	50	142129	9	89967	5
AMR A	13414	4	17999	5	1930	0
AMR B	78652	16	96786	20	6843	1
AMR D	15908	19	22406	27	1817	2
EUR A	15059	3	26519	6	3380	0
EUR B	17165	8	23109	10	2448	1
EUR C	11103	5	22357	10	3465	1

表 2-5 腹泻型病原 DALYs 与 DALYs/10⁵人口分布

地区	细菌 DALYs	细菌 DALYs/10⁵人口	原虫 DALYs	原虫 DALYs/10⁵人口	病毒 DALYs	病毒 DALYs/10⁵人口
AFR D	3153918	787	78625	20	302043	75
AFR E	3179148	712	91860	21	337422	76
SEAR B	808881	247	31351	10	181258	55
SEAR D	4172861	285	151454	10	1005534	69
EMR B	397759	237	10099	6	46867	28
EMR D	1459539	347	30881	7	137757	33
WPR A	30674	19	285	0	4466	3
WPR B	556159	34	8873	1	72408	4
AMR A	69160	19	884	0	12107	3
AMR B	221048	45	9042	2	59505	12
AMR D	45202	54	2122	3	11383	13
EUR A	102780	24	753	0	15671	4
EUR B	48528	21	410	0	7533	3
EUR C	46267	20	378	0	7732	3

2. 寄生虫的流行病学负担估计

11 种蠕虫病原引发的食源性疾病负担为 878 万 DALYs，其中 664

万DALYs为食源性传播，引起2180人死亡，主要的寄生虫病原为弓形虫和蛔虫，而由旋毛虫引发的食源性疾病案例极少，全球发病4400例，死亡4例。其中，由囊尾幼虫引发的食源性疾病负担为279万DALYs，食源性双口吸虫达202万DALYs，弓形虫达168万DALYs，蛔虫达132万DALYs，包虫病87.1万DALYs。蠕虫病原DALYs与DALYs/10^5人口分布见表2-6。

表2-6 蠕虫病原DALYs与DALYs/10^5人口分布

地区	绦虫 DALYs	绦虫 DALYs/10^5人口	线虫 DALYs	线虫 DALYs/10^5人口	吸虫 DALYs	吸虫 DALYs/10^5人口
AFR D	690862	172	52825	13	252	0
AFR E	795656	178	24213	5	100	0
SEAR B	10694	3	26034	8	131622	40
SEAR D	672427	46	188817	13	9691	0
EMR B	1596	1	5557	3	486	0
EMR D	2756	0	53376	13	28696	7
WPR A	47	0	6	0	2517	2
WPR B	744793	45	180226	11	1754076	106
AMR A	1591	0	2274	0	769	0
AMR B	125332	25	52246	11	694	0
AMR D	60045	71	10360	12	84971	101
EUR A	751	0	179	0	719	0
EUR B	9493	4	2713	1	369	0
EUR C	8482	4	2699	1	2510	1

3. 化学性病原的流行病学负担估计

由于砷、铅、镉和甲基汞等化学物质食源性暴露数据的缺乏以及评估方法的不确定，只估计了3种化学物质在全球各地区尤其是低收入和中等收入国家的食源性疾病负担，而这只是食源性化学物质造成的全球疾病负担的冰山一角。

这3种化学物质共引发33.9万人次发病，2万人死亡，DALYs达

101.2万。其中，食源性疾病发生率最高的化学性病原是二噁英，DALYs最高的为黄曲霉毒素。在全球范围内，每10^5人口的DALYs最高的地区是东南亚地区、西太平洋地区和非洲地区；每10^5人口的DALYs最低的地区是美洲地区、地中海东部地区和欧洲地区。其中，黄曲霉毒素是非洲和西太平洋地区最主要的化学性疾病负担病原，二噁英是东南亚地区最主要的化学性疾病负担病原。

表2-7 化学病原DALYs与DALYs/10^5人口分布

地区	黄曲霉毒素 DALYs	DALYs/10^5人口	木薯氰化物 DALYs	DALYs/10^5人口	二噁英 DALYs	DALYs/10^5人口
AFR D	112628	28	4163	1	651	0
AFR E	14334	3	14041	3	965	0
SEAR B	59319	18	0	0	567	0
SEAR D	55987	4	0	0	206724	14
EMR B	1219	0	0	0	143	0
EMR D	23019	5	0	0	11981	3
WPR A	277	0	0	0	189	0
WPR B	286368	17	0	0	1018	0
AMR A	144	0	0	0	1123	0
AMR B	14382	3	0	0	624	0
AMR D	1875	2	0	0	135	0
EUR A	1258	0	0	0	7621	2
EUR B	1356	0	0	0	661	0
EUR C	1187	0	0	0	4376	2

（五）5岁以下儿童是主要的风险人群

从整体疾病负担来看，不同地区成人与儿童的食源性疾病负担存在显著差异。5岁以下儿童引发的食源性疾病负担占所有疾病负担（包括具有后遗症的慢性病负担）的40%。其中，超过75%的疾病负担由4种病原引发，分别为片吸虫、贾第虫、二噁英和肠吸虫；75%的疾病负担表现为早产死亡，主要的致死病原为非伤寒沙门氏菌、致病性大肠杆菌、产毒性大肠杆菌、志贺氏菌、副溶血性弧菌、李斯特杆菌和伤寒沙门氏菌，且21%由单核李斯特菌感染引发。如图2-2所示，在所有地区中，5岁以下儿童食源性疾病负担最高的地区为东南亚地区，SEAR D区达4853462 DALYs，每 10^5 人口5岁以下儿童食源性疾病负担最高的为非洲地区，其中AFR D亚区达3266 DALYs/10^5人口，AFR E亚区达3107 DALYs/10^5人口。

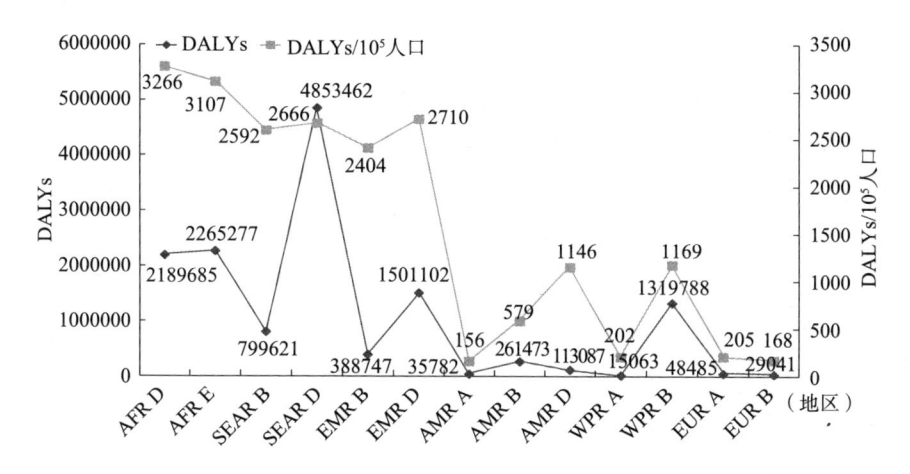

图2-2 各地区5岁以下儿童的DALYs与DALYs/10^5人口

三 全球食源性疾病经济负担估计

食源性疾病是世界各国面临的共同难题，无论是发达国家还是发展中国家，都面临巨大的健康和经济挑战，除了流行病学的评估外，还应包括其对社会效应与经济损失（疾病花费和农业食品贸易中的损失）的评估，但是学术界关于这方面的研究并不多。仅有的研究表明，美国年均健康花费在510亿美元，而如果将生命质量与遭受的痛苦损失计算在内的话，这种花费将达到777亿美元[1]。更有学者测算美国每年由食

---

[1] Scharff, R. L., "Economic Burden from Health Losses due to Foodborne Illness in the United States," *Journal of Food Protection*, 75（1）, 2012, pp. 123-131. http：//dx.doi.org/10.4315/0362-028x.jfp-11-058.

源性疾病引发的包括疫苗、医疗护理、住院以及管理费在内的直接和间接经济损失达1520亿美元[1]，其中仅沙门氏菌一项所引发的直接和间接经济负担就达10亿美元[2]。产气荚膜梭菌引发的疾病暴发中，每个病例至少花费539美元[3]。欧盟每年的经济损失估计为18亿欧元[4]，西班牙胃肠道疾病的花费超过700欧元/人[5]，荷兰胃肠道疾病的花费为34500万欧元（82%为间接花费）[6]，加拿大的食源性疾病花费为834加元/人[7]，巴西1999~2004年食源性疾病的经济负担达2.8亿雷亚尔[8]，意大利仅沙门氏菌一项的花费就达1896美元[9]。但是，鉴于疾病暴发数据具有不准确性，现有的食源性疾病的经济负担也存在被错误估计的可能[10]。

---

[1] Scharff, R. L., "Health-related Costs from Foodborne Illness in the United States," 2010 - 10 - 19 [2016 - 03 - 23], http://www.producesafetyproject.org/admin/assets/files/Health-Related-Foodborne-IllnessCosts-Report.pdf-1.pdf.

[2] http://portal.saude.gov.br/portal/saude/profissional/visualizar_texto.cfm?idtxt?3425.

[3] Scharff, R., McDowell, J., Medeiros, L., "Economic Cost of Foodborne Illness in Ohio," *Journal of Food Protection* (72), 2009, pp. 128 - 136.

[4] Food Standards Agency. *Annual Report of the Chief Scientist 2012/13*. London：Food Standards Agency, 2013.

[5] Parada, E., Inoriza, J. M., Plaja, P., "Acute Gastroenteritis: The Cost of an Ambulatory Care Sensitive Condition," *Anales de Pediatria (Barc)* (67), 2007, pp. 368 - 373.

[6] Van den Brandhof, W. E., de Wit, G. A., de Wit, M. A. S., van Duynhoven, Y. T. H. P., "Costs of Gastroenteritis in The Netherlands," *Epidemiology & Infection* (132), 2004, pp. 211 - 221.

[7] Majowicz, S. E., McNab, W. B., Sockett, P., Henson, S., Dore, K., Edge, V. L., et al., "Burden and Cost of Gastroenteritis in a Canadian Community," *Journal of Food Protection* (69), 2006, pp. 651 - 659.

[8] Brasil. (2011). Ministerio da Saude. Dados epidemiologicos eDTAperıodo de 2000 a 2011. 2012 - 12 - 27 [2016 - 05 - 20], http://portal.saude.gov.br/portal/arquivos/pdf/10_passos_para_investigacao_surtos.pdf.

[9] Lopalco, P. L., Germinario, C., Di Martino, V., Frisoli, L., Pagano, A., Quarto, M., et al., "Epidemiologic Study and Cost Analysis of an Salmonella Enteritidis Epidemic," *Annali Igiene* (12), 2000, pp. 279 - 285.

[10] FCC Consortium, *Analysis of the Costs and Benefits of Setting a Target for the Analysis of Reduction of Salmonellain Slaughter Pigs for European Commission Health and Consumers Directorate-General*, SANCO/2008/E2/036 Final Report. June 2010.

四 食源性疾病负担估计研究思考

虽然学术界对食源性疾病负担进行了多层面的研究，但是仍然任重道远，具体包括以下几个方面的原因。其一，食品并非发展中国家食源性疾病病原传播的主要路径，必须将传播路径剥离清楚才能对食源性病负担进行准确估计。研究发现，疾病负担的病原传播路径包括食品（25400万DALYs）、未改善和不卫生的水源（21100万DALYs）、HIV/AIDS（8200万DALYs）、疟疾（8200万DALYs）、空气污染（7600万DALYs）和肺结核（4900万DALYs）。其二，发展中国家的食源性疾病数据存在严重缺失。理论上，低收入国家的食源性疾病负担应该更高，但是在这些地区所获得的数据存在很大问题，很难精确评估由食品、水和环境传播的疾病。因此在疾病负担研究与归因研究中，置信区间从均值的1/4到均值的4倍，存在很大的不确定性，所呈现的估计数据不可靠。其三，慢性病大量存在使得在食源性疾病负担研究中很难对健康后果进行全盘考虑。因为很多疾病属于慢性病的范围，所以食源性疾病负担研究中，并不能完全包括所有的疾病后果，如果将慢性病考虑在内，则食源性疾病负担必将有所增加。

同时，在食源性疾病风险评估中，应该建立基于风险评估的常规食品控制体系。一方面，应综合考虑地方差异，包括病原的地域性差异及当地的卫生状况、消费模式等，积累相关数据以克服数据匮乏的缺陷。充足的数据是保证风险评估准确性的基础，但是风险的复杂性与长期性使得风险数据的积累具有相当大的难度。以化学性风险为例，食品生产或自然环境中含有众多的化学性风险，但进入食品供应链的化学性风险基本未知，且如砷、镉、铅、汞及其他化学物质或毒素等产生的健康负效应常需数年才会显现（如黄曲霉毒素引发的肝癌、铅中毒引发的心血管疾病）。同时，鉴于化学性风险暴发数据有限，要获取较为完整的数据必定需要长期的积累。另一方面，在风险评估中，应充分考虑区域、年龄、症状与传播路径的差异,注重风险评估的科学性。如在对弧菌或肠内病毒等水生病原进行的风险评估中,需要正确区分传播路径以将食源性与水源性污染清楚划分,进而进行下一步的病原归因研究。又如蛔虫作为最主要的寄生虫,主要发生于中低收入国家,尤其是中国的西藏地区[1],高原地区所具有的特异生态环境极有利于病原的传播[2],这样特异性的流行条件并非所有地方都具备。再如由猪肉绦虫引发的绦虫病是许多地区的常见食源性寄生虫病,但其只通过食用猪肉进行传播,尤其是散养及卫生条件较差的地区,因此在高收入地区以及中东等不食用猪肉的地区,很少或完全不会发生猪肉绦虫病[3]。

---

[1] Torgerson, P. R., Keller, K., Magnotta, M., Ragland, N., "The Global Burden of Alveolar Echinococcosis," *PLOS Neglected Tropical Diseases* (4), 2010, p. 722.

[2] Craig, P. S., Echinococcosis, C., "Epidemiology of Human Alveolar Echinococcosis in China," *Parasitology International* (Suppl55), 2006, pp. S221 - S225.

[3] Al Shahrani, D., Frayha, H. H., Dabbagh, O., Al Shail, E., "First Case of Neurocysticercosis in Saudi Arabia," *Journal of Tropical Pediatrics*, 49 (1), 2003, pp. 58 - 60.

第三章

基于主流网络新闻数据挖掘的中国大陆食物中毒暴发特征研究

食源性疾病为全球带来了巨大的健康负担，是世界各国共同关注的公共卫生问题。随着现代食品生产加工、物流运输和消费方式等发生深刻变革，食源性疾病风险呈现复杂性、潜在性和持久性的特征。食源性疾病风险可在从农田到餐桌的任何环节进入食物链，进而引发食源性疾病。世界卫生组织发布的关于全球食源性疾病负担估计（global burden of foodborne diseases）报告表明，在所调查的涵盖31种病原的32种食源性疾病中，2010年全球涉及人口约6亿人次，死亡42万人，伤残调整生命年（disability adjusted life years, DALYs）达3300万年。对于中国而言，食源性疾病带来的健康负担与社会影响更不容小觑，是现阶段的头号食品安全问题[1]。数据显示，中国仅细菌性食源性疾病（bacterial foodborne illness）每年就有9411.7万人次发病，死亡病例8530例[2]，而急性胃肠炎每年的发病人次更达到2亿[3]。更为严峻的是，中国人口众多、经济与社会发展迅速且诚信体系建设滞后，与发达国家相比，更容易产生诸如"三鹿奶粉"、"瘦肉精"和"地沟油"等由人为因素引

---

[1] 陈君石：《中国的食源性疾病有多严重？》，《北京科技报》2015年4月20日。
[2] 毛雪丹、胡俊峰、刘秀梅：《我国细菌性食源性疾病负担的初步研究》，《中国食品卫生杂志》2011年第2期。
[3] 陈艳、严卫星：《国内外急性胃肠炎和食源性疾病负担研究进展》，《中国食品卫生杂志》2013年第2期。

发的食源性疾病事件，食源性疾病的暴发呈现难以预测、数量多、危害大且防不胜防的特征，不仅表明认知不足、诚信道德缺失等是我国食源性疾病暴发的主要因素，更进一步凸显了中国食源性疾病风险防范的艰巨性与复杂性。因此，在此背景下厘清中国食源性疾病暴发的风险特征，对进行科学的风险交流、有效配置监管资源、共同防范食源性疾病风险具有重要的实践价值。

一 文献回顾及问题提出

风险监测是厘清食源性疾病风险特征、有效防范食源性疾病风险的前提。为此，世界各国纷纷建立诸如全球沙门氏菌监测系统、食源性疾病主动监测网、PulseNet 实验室网络、国家食源性疾病病原菌耐药性监测网以及 EnterNet 网络等食源性疾病风险监测网络，以期对食源性疾病风险进行有效监测与防范。但是，对中国而言，不仅食源性疾病监测网络发展滞后，而且监测数据的完备性与科学性也存在问题。这是因为，直至 2010 年，中国才初步形成了覆盖全国的以食物中毒为主的四级食源性疾病网络直报系统，每年收到食物中毒报告 600~800 份，发病 2 万~3 万人次，死亡 100 余例。而 2011 年和 2012 年卫生部组织的入户调查却发现，中国每年有 2 亿~3 亿人次发生食源性疾病。更有研究发现，2011 年美国的食源性疾病致死病例为 3037 例，其中 88% 由 5 种微生物性病原引发，而中国公布的食源性疾病致死病例仅为 137 例，由 14 种微生物病原引发[①]。这表明，与发达国家相比，中国食源性疾病监测网络并没有在食源性疾病监测中发挥应有的作用，食源性疾病风险现状并没有得到准确真实的反映，呈现一种隐形负担的状态，难以在食源性疾病风险防范中有效发挥作用。主要原因是，食源性疾病监测网络所

---

① Ouyang, Y., Alcorn, T., "China's Invisible Burden of Foodborne Illness," *Lancet*, 379 (9818), 2012, pp. 789 – 790.

获取的数据多以公众的就医行为为前提，难以获取已发生病症但未就医公众的有效数据[①]。

鉴于监测网络所获取数据信息的局限性，随着新媒体的快速普及，网络媒体逐渐成为人们进行信息传播与风险交流的重要途径[②][③]。一方面，在现代信息技术背景下，主流网络新闻、个人博客等网络媒体逐步成为公众表达真实意见的有效途径[④]，进而成为公众疾病与健康监测的有效工具[⑤][⑥]。典型的案例是，Freifeld et al.[⑦] 和 Chunara et al.[⑧] 分别通过收集手机用户和推特用户的健康信息来预测公众的疾病与健康状况。Ginsberg et al.[⑨] 利用公众的谷歌搜索记录信息预测流感的暴发，比美国疾病控制与预防中心提前了 1~2 周。另一方面，相对于官方监测与学术报告而言，中国的食品安全相关问题在现阶段大多由新闻媒体报道，能够更容易、更快捷地监测到症状轻微以及未采取就医行为的患者的食源性疾病，对其报道的食源性疾病特征进行分析，无疑成为了解中国食源性疾病现状的有力补充。实际上，已经有许多研究利用网络媒体报道

[①] Chen, Y., Yan, W. X., Zhou, Y. J., et al., "Burden of Self-reported Acute Gastrointestinal Illness in China: A Population-based Survey," *BMC Public Health* (13), 2013, p. 456.

[②] Fung, I. C. H., Hao, Y., Cai, J., et al., "Chinese Social Media Reaction to Information About 42 Notifiable Infectious Diseases," *PLoS ONE*, 10 (5), 2015, p. e0126092.

[③] 郭渐强、曾望峰：《大数据时代网络舆情管理变革探讨》，《广西社会科学》2015 年第 8 期。

[④] Cásalo, L. V., Flavian, C., Guinaliu, M., "Understanding the Intention to Follow the Advice Obtained in an Online Travel Community," *Computers in Human Behavior* (27), 2011, pp. 622–633.

[⑤] Cui, X., Yang, N., Wang, Z., et al., "Chinese Social Media Analysis for Disease Surveillance," *Personal and Ubiquitous Computing* (19), 2015, pp. 1125–1132.

[⑥] Thackeray, R., Neiger, B. L., Smith, A. K., et al., "Adoption and Use of Social Media Among Public Health Departments," *BMC Public Health* (12), 2012, p. 242.

[⑦] Freifeld, C. C., Chunara, R., Mekaru, S. R., et al., "Participatory Epidemiology: Use of Mobile Phones for Community-based Health Reporting," *PLoS Medicine*, 7 (12), 2010, p. e1000376.

[⑧] Chunara, R., Andrews, J. R., Brownstein, J. S., "Social and News Media Enable Estimation of Epidemiological Patterns Early in the 2010 Haitian Cholera Outbreak," *American Journal of Tropical Medicine and Hygiene* (86), 2012, pp. 39–45.

[⑨] Ginsberg, J., Mohebbi, M. H., Patel, R. S., et al., "Detecting Influenza Epidemics Using Search Engine Query Data," *Nature*, 457 (7232), 2008, pp. 1012–1014.

数据研究中国食品安全事件发生的基本特征。比如，Li et al.[①]利用"网络爬虫"技术分析了2009年4~6月中国与食品相关的43个网站报道的5000起食品安全事件。Liu et al.[②]分析了2004~2013年北京媒体报道的295起食品安全事件。Zhang & Xue[③]对2004~2014年主流网络新闻报道的1553份食品欺诈和造假报告进行了回顾性分析。但非常遗憾的是，鲜有文献报道食源性疾病的相关情况。

未来是历史与现实的延伸。因此，基于历史数据，在一个较长的时间跨度内研究中国大陆业已发生的食源性疾病，分析食源性疾病暴发的时间、空间、食品、主要供应链环节与风险因素等方面的规律性特征，对防范食品安全风险与遏制可能发生的食源性疾病暴发具有重要的作用。实际上，近年来，已有学者对食源性疾病暴发进行了研究，主要分为两个方面：一是针对食源性疾病风险监测数据进行各省市食源性疾病暴发风险特征分析；二是针对文献数据库中有关食源性疾病暴发的案例调查进行荟萃分析。但是，除了学术界以及官方对食源性疾病暴发的报道以外，新闻媒体也是食源性疾病暴发信息交流的一个主要途径，而且媒体对食源性疾病暴发的报道对公众造成的冲击更大。2008年发生在我国的"三聚氰胺"事件就是最好的佐证，由于媒体的报道，其传播的范围广、速度快、影响大，对中国奶业造成的危机后果至今仍然存在。为此，2010年一项针对中国公众的调查发现，92%的受访者认为他们迟早会成为食物中毒的受害者[④]。因此，关注网络媒体报道的食源性疾病，不仅有助于全面了解中国的食源性疾病现状，更是了解公众关

---

① Li, Q., Liu, W., Wang, J., et al., "Application of Content Analysis in Food Safety Reports on the Internet in China," *Food Control*, 22 (2), 2011, pp. 252–256.

② Liu, Y., Liu, F., Zhang, J., et al., "Insights into the Nature of Food Safety Issues in Beijing Through Content Analysis of an Internet Database of Food Safety Incidents in China," *Food Control* (51), 2015, pp. 206–211.

③ Zhang, W., Xue, J., "Economically Motivated Food Fraud and Adulteration in China: Analysis Based on 1553 Media Reports," *Food Control* (67), 2016, pp. 192–198.

④ Alcorn, T., Ouyang, Y., "China's Invisible Burden of Foodborne Illness," *The Lancet*, 379, 2012, pp. 789–790.

注焦点、及时推进健康知识普及、改变公众食品安全消费行为、防范未来风险的前提[①]。鉴于食物中毒在中国食源性疾病概念中所占的主导地位，以及食物中毒在主流网络新闻报道中的长期积累，本章采用回顾性研究方法，对中国主流网络新闻报道中的食物中毒事件进行挖掘分析，这不仅有利于完善中国食源性疾病的监测数据与风险特征，更有利于深入探究中国食源性疾病的风险防控措施。

二 数据和方法

（一）资料来源

江南大学江苏省食品安全研究基地与江苏厚生信息科技有限公司联合开发了食品安全事件大数据监测平台 Data Base V1.0 版本。这是目前在国内食品安全治理研究中较为先进的分析食品安全事件的大数据挖掘平台。如图 3-1 所示，该系统采用了最新的开发框架，整体的系统采用模型—视图—控制器三层结构进行设计。目前使用的食品安全事件大数据监测平台 Data Base V1.0 版本包括原始数据、清理数据、规则制定、标签管理和地区管理、数据导出等功能模块。针对大数据数据量大、结构复杂的特点，在系统运行中，采用异步的模式，提高系统运行效率。同时，采用任务模式，把后台拆解成短小的任务集，进行多线程处理，进一步提升系统性能。系统自动更新数据，并将网络上获取的非结构化数据进行结构化处理，按照设定的标准进行清洗、分类识别，将分类识别后的有效数据根据系统设定的使用权限提供给研究者，可根据研究者的需求，实现实时统计、数据导出、数据分析、可视化展现等功能。

[①] Park, D. H., Kim, S., "The Effects of Consumer Knowledge on Message Processing of Electronic Word-of-Mouth via Online Consumer Reviews," *Electronic Commerce Research Applications* (7), 2008, pp. 399–410.

本书对所抓取数据的网站进行了仔细的甄选，由于食品安全问题与民生密切相关，容易成为各种民意表达的出口，甚至成为个别网站攫取名利的工具。关于中国食品安全的网络谣言很多[1]，中国社会科学院2015年8月发布的《中国新媒体报告》显示，食品安全谣言占各类网络谣言的45%，处于第一位，且主要来源于非主流网站。考虑到中国大陆主流网络新闻媒体曝光的食品安全事件较为真实，本书在选择网络新闻媒体的过程中，首先筛选得到251个主流网络新闻媒体的网站[2]，然后依据新闻媒体报道的及时性、权威性、准确性与国内公众的公认度，最终确定在中国大陆具有较强公信力的74个网络新闻媒体的网站，作为收集食品安全事件的网站来源。

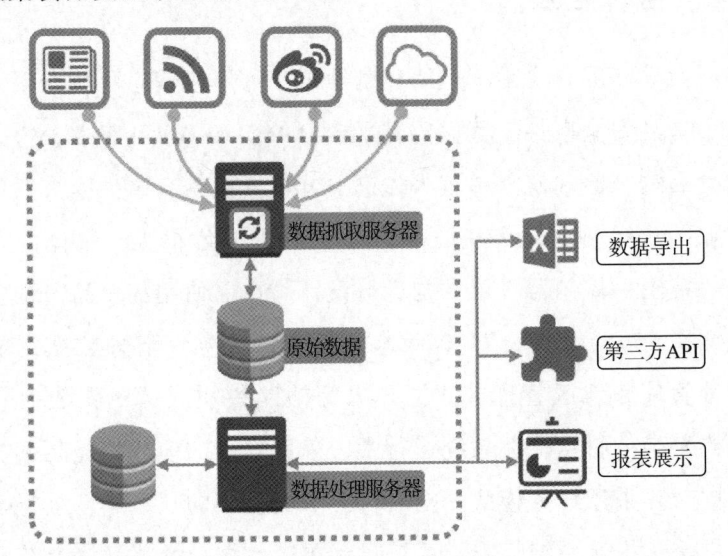

图3-1 食品安全事件大数据监测平台 Data Base V1.0 版本系统框架

（二）数据说明

食物中毒是指健康人经口摄入正常数量、可食状态的有毒食物

---

[1] 王铁汉：《食品安全居谣言之首，构建社会共治格局》，新华网，http://news.xinhua-net.com/food/2015-08/28/c_1116409637.htm。

[2] 主流网络新闻是中国大陆各级政府、行业协会的官方网站或权威的民间组织的官方网站所发布的网络新闻，其特点是具有广泛的影响力和较强的公信力，是社会广泛关注的信息渠道。

（指被致病菌及其毒素、化学毒物污染或含有毒素的动植物食物）后所引起的以急性、亚急性感染或中毒为主要临床特征的疾病，是食源性疾病的主要组成部分。长久以来，食物中毒一直是世界各国初期监测与食品相关疾病的主要方面，随着学术界对疾病认知程度与监测水平的提高，WHO等国际组织和欧美等发达国家（地区）均不同程度地扩大了食物中毒的概念，将食源性疾病确立为公共卫生中食品相关疾病的主要监测面。但我国自2010年开始才逐步重视食源性疾病这一概念表述，与食物中毒数据相比较，我国食源性疾病数据尚存在极大的缺失，食物中毒报告的数据更能全面描述食源性疾病的总体状况。因此，本章以食物中毒数据来描述食源性疾病暴发的风险特征。

（三）统计时间与研究范围

本书的时间段是2005年1月1日至2014年12月31日，研究在此时段内媒体所报道的食物中毒事件。需要指出的是，本书所指的食物中毒事件数量、区域分布等，均指发生在中国大陆境内的31个省、自治区、直辖市，不包括我国的台湾、香港与澳门。

（四）方法

为了研究10年来食品安全事件的特点，本书使用了数据挖掘工具对中国大陆74个主流网络新闻媒体中专门发布食品安全事件的专题栏目进行事件抓取，并生成可分析的结构化数据，进而采用内容分析法分析了所报道食物中毒的风险特征。内容分析法是风险交流回顾性研究中最主要的技术性方法[1]，是分析图片与文字类信息最可靠的方法，首要前提是构建编码系统[2]。主要的步骤是：①构建食物中毒编码系统；②利

---

[1] Killgore, W. D. S., Yurgelun-Todd, D. A., "Affect Modulates Appetite-related Brain Activity to Images of Food," *International Journal of Eating Disorders*, 39 (5), 2006, pp. 357–363.

[2] Holmberg, C., Chaplin, J. E., Hillman, T., et al. "Adolescents' Presentation of Food in Social Media: An Explorative Study," *Appetite* (99), 2016, pp. 121–129.

用网络爬虫技术抓取专题栏目中所有报道的事件，因为选择了专门发布食品安全事件的专题栏目，虽然是全部抓取，但得到的数据基本上是食物中毒数据；③根据内容相似度去重，在标题和文本中设置不同的权重进行文字比对，对于重复率较高的报道进行去重处理；④提取食物中毒编码所对应的特征词，按照特征词所属的编码类别进行分类，产生结构化数据；⑤对分类后的食物中毒事件进行分析。

1. 构建类目编码系统

内容分析的核心在于建立分析内容的类目系统，在有效的类目系统中，所有的类目都应具有互斥性、完备性和信度。本书选择食物中毒涉及的关键特征，分别设定每个特征的具体分类和分类依据的描述，形成食品安全事件编码规则，具体如表3-1所示。

表3-1 食品安全事件关键特征

关键特征	分类	定义
发生时间		食物中毒事件第一次被报道的时间，精确到月份
发生地点		以各省、自治区、直辖市为最小分类单元，研究范围为中国大陆31个省级行政区，不包含港、澳、台地区
主要食品类别		以GB2760-2011食品分类标准、中国食品质量安全市场准入制度食品分类表、国际食品添加剂通用法典标准附录B中的食品分类系统以及国家卫健委对全国食物中毒通报的分类目录为核心制定
食物中毒发生环节	家庭	发生在家庭消费环节的食物中毒
	集体食堂	发生在学校或职工食堂内的食物中毒
	餐饮服务单位	发生在餐厅、路边小摊等的食物中毒
中毒原因	添加违禁物	添加产品标准中禁止添加的化学物质
	过期	使用过期原料进行生产加工或出售过期产品
	未按照标准使用添加剂	未按照标准使用添加剂，如过量使用添加剂
	造假或欺诈	生产或经营假冒、劣质产品
	未授权	无生产经营许可证、无营业执照等
致病因素	微生物类	主要包括细菌与病毒两个方面
	化学类	包括农药、兽药、亚硝酸盐、瘦肉精等
	有毒动植物类	有毒蘑菇、河豚、有毒螺肉、菜豆、发芽土豆等
	混合型	上述三种致病因素均含有

将风险食品类目按照动物性食品、植物性食品以及其他食品分为三大类，以提高食物中毒事件中食品类别的效度。另外，在致病因素方面，在已有研究的基础上，梳理出我国食物中毒的主要致病因素为微生物类、化学类、有毒动植物类以及混合型4种。中毒原因与食品供应链中人的主观认知或行为高度相关，包括操作不规范、食品烹调不彻底、食物过敏、添加违禁物、使用过期原料或出售过期食品、未按照标准使用添加剂、人为投毒等[1]。

2. 数据清洗和结构化

首先，利用网络爬虫抓取74个主流网络新闻媒体网站的食品安全模块中的食物中毒事件，在事件文本中进行特征词的提取、加权和相关度计算，对重复率较高的报道进行去重处理后，共得到2005年1月1日至2014年12月31日中国大陆发生的食物中毒初始数据1254条[2]。其次，经过人工复核比对，进一步去除整合政策分析、检测方法讨论以及食物中毒事件追踪报道的数据，最终获得食物中毒报道数据904条（见表3-2）。最后，采用内容分析法对食物中毒基本情况、时间分布、地区分布、风险食品、致病因素、场所类型进行回顾性分析。

表3-2 食物中毒报道最终数据及其来源

网络媒体名称	报道条数	网络媒体名称	报道条数
新华网	94	京华时报	14
中新网	86	中国食品报	14
人民网	33	华商网	14
广州日报	32	南方日报	13
中国食品科技网	26	新快报	13

---

[1] Wang, Y., Wang, Y., Huo, X., et al., "Why Some Restricted Pesticides are Still Chosen by Some Farmers in China? Empirical Evidence from a Survey of Vegetable and Apple Growers," *Food Control* (51), 2015, pp. 417-424.

[2] Erra, U., Senatore, S., Minnella, F., et al., "Approximate TF-IDF Based on Topic Extraction from Massive Message Stream Using the GPU," *Information Sciences* (292), 2015, pp. 143-161.

续表

网络媒体名称	报道条数	网络媒体名称	报道条数
南方都市报	22	新京报	11
齐鲁网	20	云南网	11
华西都市报	20	红网	11
东方网	20	四川新闻网	11
39健康	19	西部网	10
中国食品监督网	19	荆楚网	10
广西新闻网	17	大河网	10
东北网	16	中国食品产业网	10
CCTV	15	其他地方网络媒体	313

三　结果与讨论

（一）食物中毒数量的整体分布

如图3-2与图3-3所示，2005~2014年主流网络新闻报道食物中毒904起，发病数为28555人次，死亡病例98例，病死率为0.34%。而国家卫计委同期报道食物中毒事件2955起，发病98274人次，死亡1710人，病死率为1.74%[1]。主流网络新闻报道的数据显著低于国家卫计委报道的数据。整体上，2005~2014年主流网络新闻报道的食物中毒数量呈逐年上升趋势，食物中毒起数在2014年达到峰值，当年报道食物中毒数量212起，约为2012与2013年的2倍，与2005年相比增长了360.87%。10年来发病例数呈现明显的差异，且在2010年达到最高，发病4224人次，占比达14.79%。死亡病例在2011与2012年显著提升，死亡例数分别为23例和45例，占比达

---

[1] 李慧、杨海霞:《甘肃省2004—2010年食物中毒事件分析》,《中国公共卫生》2013年第7期。

23.47%和45.92%。这与国家卫计委及有关文献资料统计的结果呈现显著不同[1]。自1985年开展食物中毒监测工作以来，学者对中国食物中毒监测数据进行了大量的研究，国家卫计委报道的食物中毒报告起数、中毒人数及死亡人数均呈逐渐下降趋势。其间，卫生部于2003年5月9日颁布的《突发公共卫生事件应急条例》加强了对食物中毒报告制度的管理和建设，使食物中毒瞒报、漏报的现象减少[2]，使得2003~2004年食物中毒报告起数与中毒人数呈现小幅上升态势，而2006~2011年，食物中毒报告起数和中毒人数分别以年均20.52%、14.35%的速率逐年递减。自2010年食源性疾病监测网络体系初步完善以来，食物中毒的总体情况呈现低位波动的可控状态。虽然主流网络新闻报道量显著低于国家卫计委以及文献资料中报道的数据，但更倾向于发病率高但致死率低的病症，能有效获取没有就医行为的公众的食物中毒数据，且随着网络媒体对食物中毒关注度的逐渐上升，其数据无疑是有力的补充。

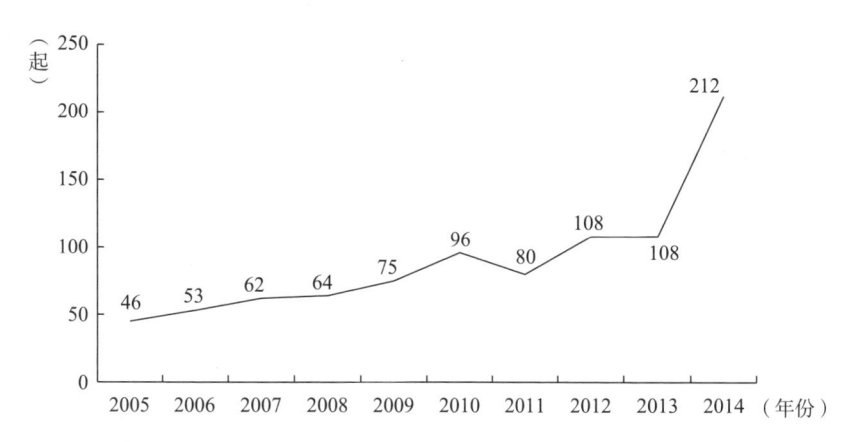

图3-2 2005~2014年中国大陆报道的食物中毒数量

---

[1] 聂艳、尹春、唐晓纯等：《1985—2011年我国食物中毒特点分析及应急对策研究》，《食品科学》2013年第5期。
[2] 李玉军、杜志辉、王民等：《1999—2006年全国重大食物中毒通报资料分析》，《解放军预防医学杂志》2008年第5期。

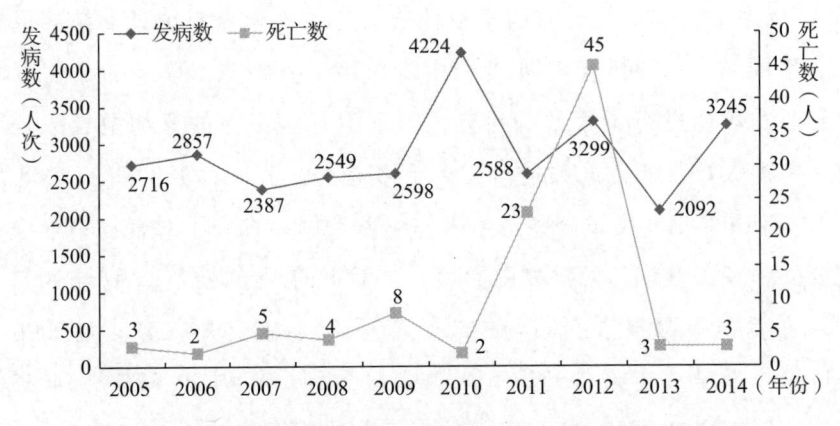

图 3-3 2005~2014 年中国大陆报道的食物中毒发病数与死亡数

（二）食物中毒的时间分布

如图 3-4 和图 3-5 所示，2005~2014 年中国主流网络新闻中食物中毒事件报道数、发病数最多的为 9 月，报道数占 12.50%（113/904），发病数占 18.29%（5223/28555），死亡数占 20.41%（20/98），其次为 8 月、7 月与 10 月。但依病死率来分析，2 月的病死率最高，达 0.68%。在季度分布上，第三季度的报告起数、发病数和死亡数最多，食物中毒事件报道数占 31.41%（284/904），发病数占 41.43%（11830/28555），死亡数占 50.00%（49/98），病死率为 0.41%；第一季度食物中毒事件报道数占 13.83%（125/904），发病数占 13.29%（3796/28555），死亡数占 15.31%（15/98），病死率为 0.40%。

国家卫计委与文献资料的统计数据也表明，2005~2014 年中国食物中毒呈现明显的季节特征且以第三季度为主，其报道数、发病数和死亡数均占 40% 左右。中国第三季度气温高、湿度大，食物容易变质[①]。而且第三季度是有毒蘑菇等有毒植物的采摘期，消费者饮食以凉拌菜、生鲜海鲜等食品为主，有毒蘑菇成为主流网络新闻报道数与病死率最高的致病因素。

---

① 张旭：《2004—2008 年细菌性食物中毒分析》，《中国民康医学》2010 年第 4 期。

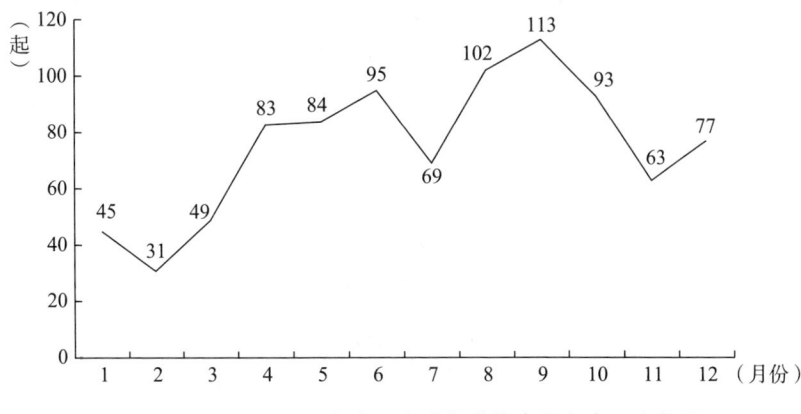

图 3-4 2005~2014 年中国大陆报道的食物中毒月度数量

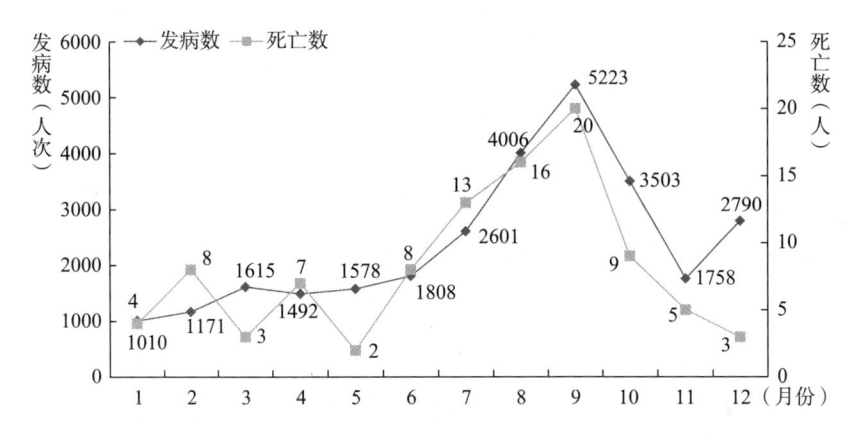

图 3-5 2005~2014 年中国大陆报道的食物中毒月度发病数与死亡数

（三）食物中毒的空间分布

如图 3-6 所示，2005~2014 年中国主流网络新闻报道中可以确定发生地区的食物中毒事件共 882 起，占总数的 97.57%，且呈现明显的区域差异与地区聚集特点，集中于广东、浙江、江苏、福建等东南沿海地区和四川、陕西等西部地区。其中，广东的食物中毒报道数、发病数远远高于其他省、自治区和直辖市，分别占 17.23%（152/882）和 19.74%（5405/27376）；云南的死亡数最高，占 13.98%（13/93）；重庆的病死率最高，达 0.83%。

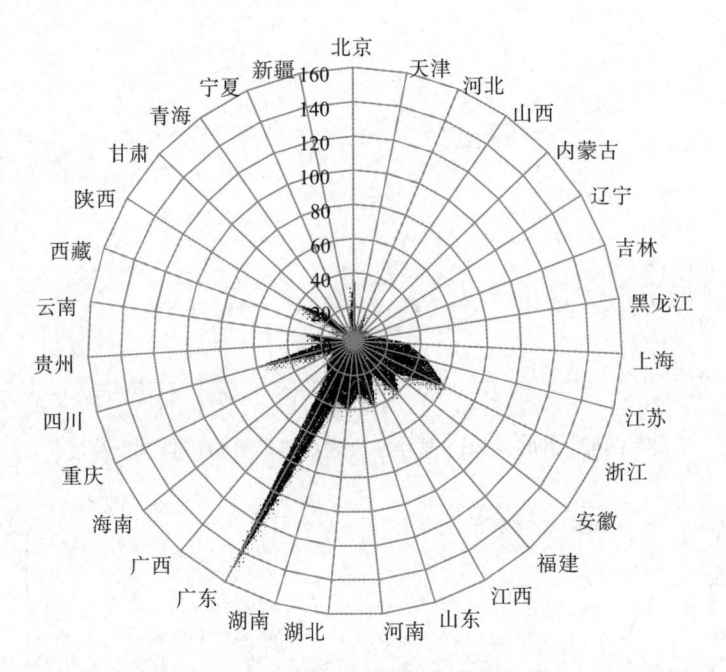

图 3-6 2005~2014 年中国大陆各省份发生的食品安全事件数

在地区分布中,东部沿海地区是主流网络新闻报道中食物中毒事件发生最多的地区,其次为西部地区。东部地区报道的食物中毒事件占52.27%（461/882）,发病数占50.46%（13814/27376）,死亡数占30.11%（28/93）,病死率为0.20%;西部地区报道的食物中毒事件占26.76%（236/882）,发病数占29.63%（8112/27376）,死亡数占52.69%（49/93）,病死率为0.60%;中部地区报道的食物中毒事件占20.98%（185/882）,发病数占19.91%（5450/27376）,死亡数占17.20%（16/93）,病死率为0.29%。吴林海等[①]通过分析2011~2013年我国食源性疾病的监测数据也发现,中国的食源性疾病主要发生于西部地区与东部沿海地区。Xue & Zhang[②]对中国文献资料中报道的食物中毒事件进行研究后发现,69%的食物中毒发生在包括北京、上海和天

---

① 吴林海、徐玲玲、尹世久等:《中国食品安全发展报告（2015）》,北京大学出版社,2015。
② Xue, J., Zhang, W., "Understanding China's Food Safety Problem: An Analysis of 2387 Incidents of Acute Foodborne Illness," *Food Control* (30), 2013, pp. 311-317.

津在内的10个东部沿海和南方发达地区的省份（占据中国大陆50%的人口）。中国食源性疾病报道呈现明显的区域聚集性，更倾向于发达地区。一方面，这与发达地区更重视公共卫生与健康，以及风险沟通与交流工作息息相关，经济发达省份的监管力量相对较强，食品安全信息公开透明度相对较高；另一方面，经济发达的省份人口密度高，流动人口多。基此分析，不能简单地判定食物中毒数量多的区域，其现实与未来的食物中毒风险高。

（四）主要食品类别

如表3-3所示，因为食用食物的成分非常复杂，加之媒体报道的局限性，可确定风险食品的食物中毒报道数较低。2005~2014年中国可以确定风险食品的主流网络新闻报道的食物中毒事件共483起，占总数的53.43%。将风险食品按动物性食品、植物性食品以及其他食品进行分类，其中，动物性食品是引发食物中毒的最主要风险食品，且以肉及肉制品和水产品为主，这与中国食物中毒的风险区域分布以西部与东部沿海地区为主的结论相一致。此外，食物中毒风险食品以不能确定特定成分的混合型食品为主。由混合型肉及肉制品所引发的食物中毒事件占由动物性食品所引发的食物中毒事件的27.05%（76/281），发病数占33.08%（1723/5208），致死数占38.89%（7/18）；由混合型水产品所引发的食物中毒事件占由动物性食品所引发的食物中毒事件的20.64%（58/281）。

表3-3 2005~2014年中国主流网络新闻报道中食物中毒的食品种类分布

类别	报道 数量（起）	报道 占比（%）	发病 数量（人次）	发病 占比（%）	死亡 数量（人）	死亡 占比（%）	病死率（%）
动物性食品	281	31.08	5208	18.24	18	18.37	0.35
肉及肉制品（混合型）	76	8.41	1723	6.03	7	7.14	0.41
禽类	25	2.77	880	3.08	4	4.08	0.45

续表

类别	报道 数量(起)	报道 占比(%)	发病 数量(人次)	发病 占比(%)	死亡 数量(人)	死亡 占比(%)	病死率(%)
猪肉	16	1.77	751	2.63	0	0.00	0.00
内脏器官	8	0.89	581	2.03	0	0.00	0.00
牛肉	5	0.55	99	0.35	0	0.00	0.00
其他单一成分肉制品	14	1.55	43	0.15	0	0.00	0.00
水产品（混合型）	58	6.42	393	1.38	0	0.00	0.00
河豚	35	3.87	594	2.08	1	1.02	0.17
螺类	21	2.32	28	0.10	5	5.10	17.86
贝类	4	0.44	77	0.27	0	0.00	0.00
其他鱼类	19	2.10	39	0.14	1	1.02	2.56
植物性食品	148	16.37	4496	15.75	9	9.18	0.20
蔬菜	85	9.40	2230	7.81	7	7.14	0.31
米	26	2.88	1022	3.58	1	1.02	0.10
面	18	1.99	577	2.02	1	1.02	0.17
豆腐及其制品	7	0.77	217	0.76	0	0.00	0.00
其他	12	1.33	450	1.58	0	0.00	0.00
其他食品	53	5.86	420	1.47	41	41.84	9.76
有毒蘑菇	20	2.21	155	0.54	34	34.69	21.94
饮料	12	1.33	38	0.13	0	0.00	0.00
蛋糕	8	0.89	37	0.13	0	0.00	0.00
调料	4	0.44	113	0.40	1	1.02	0.88
野蜂蜜	3	0.33	34	0.12	5	5.10	14.71
其他	6	0.66	43	0.15	1	1.02	2.33
未报道	422	46.68	18431	64.55	30	30.61	0.16
合计	904	100	28555	100	98	100	0.34

在植物性食品中，蔬菜是最主要的风险食品，占由植物类食品所引发的食物中毒事件的57.43%（85/148），发病数占49.60%（2230/4496），致死数占77.78%（7/9），主要以豆角烹调不当为主。其他食

品中风险最高的食品为有毒蘑菇，报道数占37.74%（20/53），发病数占36.90%（155/420），致死数占82.93%（34/41）。同时，有毒蘑菇也是所有可确定风险食品中病死率最高的食品。值得关注的是，在主流网络新闻报道的食物中毒事件中，仍有46.68%的食物中毒事件、64.55%的发病以及30.61%的死亡不能确定风险食品，同样的问题在致病因素以及中毒原因分析中也存在。

（五）主要风险致病因素

如表3-4所示，2005~2014年主流网络新闻报道中可以确定致病因素的食物中毒事件共248起，占总数的27.43%。在所有的风险致病因素中，主流网络新闻报道数量最多的致病因素为有毒动植物类，占比12.50%（113/904），其次为化学类致病因素与微生物类致病因素。发病数量最多的致病因素为微生物类致病因素，占比10.58%（3020/28555），死亡数量最多的致病因素为有毒动植物类致病因素，占比45.92%（45/98），病死率最高的致病因素为有毒动植物类致病因素，占比2.20%（45/2048），尤其是有毒蘑菇的致死率达到21.94%（34/155）。因此，主流网络新闻报道中微生物是发病率最高的致病因素，而有毒动植物是致死率最高的致病因素，与国家卫计委以及文献资料报道的数据一致。相关数据显示，2005~2014年微生物性食物中毒人数最多，占全年食物中毒总人数的50%左右，有毒动植物引起的死亡人数最多，占全年食物中毒总死亡人数的60%左右，2011年以前的食物中毒以微生物性食物中毒为主，而2011年以后主要是有毒动植物尤其是毒蘑菇类食物中毒。而Xue & Zhang[①]对文献报道的食物中毒事件进行分析后发现，中国的食物中毒报告以微生物性食物中毒为主，占57.8%，但造成死亡人数最多的致病因素为化学性因素，占比达53.34%。

---

① Xue, J., Zhang, W., "Understanding China's Food Safety Problem: An Analysis of 2387 Incidents of Acute Foodborne Illness," *Food Control* (30), 2013, pp. 311-317.

表 3 - 4 2005~2014 年中国主流网络新闻报道食物中毒的致病因素分布

类别	报道数量（起）	报道占比（%）	发病数量（人次）	发病占比（%）	死亡数量（人）	死亡占比（%）	病死率（%）
微生物类	31	3.43	3020	10.58	2	2.04	0.07
细菌	24	2.65	2882	10.09	0	0.00	0.00
病毒	7	0.77	138	0.48	2	2.04	1.45
化学类	91	10.07	2520	8.83	20	20.41	0.79
农药	4	0.44	12	0.04	1	1.02	8.33
鼠药	5	0.55	224	0.78	1	1.02	0.45
亚硝酸盐	59	6.53	972	3.40	8	8.16	0.82
瘦肉精	16	1.77	987	3.46	0	0.00	0.00
其他	7	0.77	325	1.14	0	0.00	0.00
有毒动植物类	113	12.50	2048	7.17	45	45.92	2.2
有毒蘑菇	20	2.21	155	0.54	34	34.69	21.94
河豚	19	2.10	39	0.14	1	1.02	2.56
有毒螺肉	21	2.32	28	0.10	5	5.10	17.86
菜豆	41	4.54	1646	5.76	0	0.00	0.00
发芽土豆	3	0.33	124	0.43	0	0.00	0.00
其他	9	1.00	56	0.20	5	5.10	8.93
混合性原因	13	1.44	42	0.15	1	1.02	2.38
未报道	656	72.57	20925	73.28	30	30.61	0.14
合计	904	100.00	28555	100.00	98	100.00	0.34

进一步分析发现，微生物性致病因素中引发食物中毒的主要为诸如病毒、肉毒梭菌、沙门氏菌，分别占微生物类食物中毒报道数量的 22.58%（7/31）、16.13%（5/31）和 12.90（4/31），发病数量最高的为沙门氏菌，占微生物类致病因素的 41.82%（1263/3020）。化学类致病因素中最主要的致病因素为亚硝酸盐与瘦肉精，其中由亚硝酸盐引起的食物中毒报道数量、发病数量与死亡数量分别占化学类致病因素的 64.84%（59/91）、38.57%（972/2520）和 40.00%（8/20），由瘦肉精引起的食物中毒报道数量、发病数量与死亡数量分别占化学类致病因

素的17.58%（16/91）、39.17%（987/2520）和0.00%（0/20）。有毒动植物中最主要的致病因素为菜豆，其引起的食物中毒报道数量与发病数量分别占有毒动植物类致病因素的36.28%（41/113）和80.37%（1646/2048）。

（六）主要环节分布

如表3-5所示，依据国家卫计委对食物中毒场所统计的划分，食物中毒的发生场所主要为家庭、集体食堂、餐饮服务单位和其他场所四类，可明确确定风险场所的食物中毒事件共696起，占食物中毒总数的76.99%。餐饮服务单位与集体食堂是主流网络新闻报道食物中毒的主要场所，餐饮服务单位中报道数量与发病数量最高的为餐厅，分别占餐饮服务单位食物中毒的74.84%（235/314）和74.58%（8603/11536）。集体食堂中则以学校食堂为主，中毒事件数量、发病数量以及死亡数量分别占集体食堂中毒的65.78%（148/225）、66.29%（5798/8747）、84.62%（11/13）。9月是各类学校开学的时间，9月也是中国主流网络新闻中食物中毒报道数量、发病数量与死亡数量最多的月份。

家庭是食物中毒死亡人数最高的场所，主要源于家庭聚餐或误食野菜、野蘑菇以及变质食物等。其中，农村家宴的死亡人数最多，城市家庭的病死率最高。而国家卫计委与文献资料报道的数据显示，家庭是中国食物中毒报告数量和死亡数量占比最高的场所，分别占50%和85%左右。Xue & Zhang[①]的研究也发现，发生在家庭的食物中毒数量、发病数量以及死亡数量均最多，分别占24.4%、11.3%、69.7%。一方面，农村聚餐及"红白喜事"常常会有几十甚至上百人参加，其食品安全意识薄弱、对有毒动植物的鉴别能力不强，加之当地医疗救助水平有限，

---

① Xue, J., Zhang, W., "Understanding China's Food Safety Problem: An Analysis of 2387 Incidents of Acute Foodborne Illness," *Food Control* (30), 2013, pp. 311-317.

易发生大规模食品安全事故[①]。另一方面，鉴于舆论的原因，发生在家庭的食物中毒并不十分受到关注，除非发生了死亡病例才会有所报道，所以其病死率最高，但食物中毒报告数量、发病数量和死亡数量并不多。

表 3-5 2005~2014 年中国主流网络新闻报道食物中毒事件场所分布

类别	报道 数量（起）	报道 占比（%）	发病 数量（人次）	发病 占比（%）	死亡 数量（人）	死亡 占比（%）	病死率（%）
餐饮服务单位	314	34.73	11536	40.40	16	16.32	0.14
餐厅	235	26.00	8603	30.13	9	9.18	0.10
食品摊贩	42	4.65	1112	3.89	7	7.14	0.63
快餐店	37	4.09	1821	6.38	0	0.00	0.00
集体食堂	225	24.89	8747	30.63	13	13.27	0.15
学校食堂	148	16.37	5798	20.30	11	11.22	0.19
公司食堂	57	6.31	2175	7.62	2	2.04	0.09
工地食堂	20	2.21	774	2.71	0	0.00	0.00
家庭	121	13.38	3002	10.51	32	32.65	1.07
农村家宴	78	8.63	2915	10.21	27	27.55	0.93
城市家庭	43	4.76	87	0.30	5	5.10	5.75
其他场所	36	3.98	227	0.79	3	3.06	1.32
未报道	208	23.01	5043	17.66	34	34.69	0.67
合计	904	100	28555	100	98	100	0.34

（七）风险原因

如表 3-6 所示，主流网络新闻报道食物中毒事件中可查明风险原因的有 332 起，占所有食物中毒事件的 36.73%。在所有原因中，人为因素是导致食物中毒的主要原因，这些原因包括不卫生的操作、人为疏忽、故意犯罪等行为。其中引起食物中毒的最主要原因为误用有毒物质，其死亡数量占比为 40.82%（40/98）。

---

① 李玉军、杜志辉、王民等：《1999—2006 年全国重大食物中毒通报资料分析》，《解放军预防医学杂志》2008 年第 5 期。

表 3-6 2005~2014 年中国主流网络新闻报道食物中毒原因分布

类别	报道 数量（起）	占比（%）	发病 数量（人次）	占比（%）	死亡 数量（人）	占比（%）	病死率（%）
不卫生的操作	159	17.59	7859	27.52	3	3.06	0.04
食品污染	87	9.62	4373	15.31	3	3.06	0.07
食品储存不当	72	7.96	3486	12.21	0	0.00	0.00
误用有毒物质	69	7.63	364	1.27	40	40.82	10.99
食品烹调不彻底	55	6.08	1260	4.41	14	0.00	0.00
添加违禁物	19	2.10	56	0.20	0	0.00	0.00
滥用食品添加剂	6	0.66	36	0.13	2	2.04	5.56
人为售卖过期食品	5	0.55	390	1.37	0	0.00	0.00
食物过敏	5	0.55	37	0.13	0	0.00	0.00
人为投毒	2	0.22	270	0.95	0	0.00	0.00
未报道	572	63.27	18059	63.24	39	39.80	0.22
总计	904	100	28555	100	98	100	0.34

四 结论与政策含义

作为食源性疾病风险监测的重要补充，本书对主流网络新闻报道的食物中毒事件进行了分析。总体上，2005~2014 年中国主流网络新闻报道的食物中毒事件共 904 起，在所有食物中毒事件中，97.57% 可以确定分布地区，76.88% 可以确定风险场所，仅有 56.64% 可以确定风险原因，53.32% 可以确定风险食品，27.43% 可以确定风险致病因素。主流网络新闻监测的食物中毒事件呈逐年上升趋势，而国家卫计委与文献资料报道的食物中毒事件呈逐年递减并逐渐趋于低位可控的态势[1][2]，

---

[1] 聂艳、尹春、唐晓纯等：《1985—2011 年我国食物中毒特点分析及应急对策研究》，《食品科学》2013 年第 51 期。
[2] 庞璐、张哲、徐进：《2006—2010 年我国食源性疾病暴发简介》，《中国食品卫生杂志》2011 年第 6 期。

这种差异可能与网络新闻对食物中毒关注度的逐渐上升息息相关。进一步分析发现，主流网络新闻报道的食物中毒更倾向于发病率高但致死率低的病症，更表明了主流网络新闻在报道具有轻微病症的食物中毒事件中的作用，其对没有就医行为的中毒公众的关注，对仅以医院食物中毒就医患者为数据获取主要途径的国家卫计委来说无疑是有力的补充。

对食物中毒的风险特征进行进一步分析发现以下三点。第一，关于发生场所，国家卫计委与文献资料报道的数据显示，家庭是中国食物中毒报告数量和死亡数量占比最高的场所，而主流网络新闻报道中家庭食物中毒事件的病死率最高，但中毒报告数量并不多。这是因为，舆论的原因导致发生在家庭的食物中毒事件并不十分受到关注，除非发生了死亡病例才会有所报道。同时，餐饮服务单位是主流网络新闻报道中食物中毒报道数量、发病数量以及死亡数量最多的场所，由于第三季度自然环境以及9月开学季的影响，集体食堂尤其是学校食堂成为风险第二高的场所。第二，在食物中毒致病因素分析中，主流网络新闻报道中发病数量最多的为微生物类致病因素，而有毒动植物类致病因素的食物中毒死亡数量与病死率最高，与国家卫计委以及文献资料报道的数据基本一致。主流网络新闻报道中对各类致病因素的具体类别进行了分析，完善了中国食物中毒的致病因素信息。第三，关于食物中毒风险地区、风险食品和风险中毒原因，国家卫计委与文献资料从未对其进行过相关分析，主流网络新闻报道的信息对其做出了补充。具体而言，中国的食物中毒多发生在东部沿海与南方发达省份，具有明显的区域聚集性，受到饮食习惯的影响，肉及肉制品以及蔬菜成为风险较高的食物中毒食品。由于公众的认知匮乏，食品污染与食品储存不当等不卫生的操作，误食、误用有毒物质，食品烹调不彻底，滥用添加剂等人为因素是食物中毒的主要原因。

需要关注的是，中国的食物中毒有其特殊性，为中国发展阶段所特有，其本质原因是公众的认知不足以及食品生产经营主体的诚信和道德缺失，而这种状况难以在短时期内发生根本性改变。同时，鉴于主流网络新闻报道在食品安全风险交流中的重要作用,在食源性疾病风险防范中,网络媒体更要加大对食物中毒的关注,进一步了解公众需求及认知缺陷,在风险沟通中正确引导公众的风险认知,有针对性地开展健康安全教育,加强对食品从业人员的系统性培训,提高其道德意识,并实施严格的法律措施惩戒人为故意的食品犯罪行为。

第四章
供应链视角的食源性疾病风险特征研究

未被认识的新型病原体不断增加,目前已被认知的食源性病原仅为冰山一角。食源性疾病的常见致病因素通常包括各种细菌、真菌、天然毒素、寄生虫和有毒化学物等[①],由细菌、真菌、寄生虫等引起的微生物性食源性疾病,是国际公认的最主要的食品安全和公共卫生问题。该类食源性疾病一般潜伏期短、来势凶猛,会在短时间内大规模暴发,引发食品安全事件。而由农药、兽药、添加剂、重金属等化学污染物经食物引起的疾病统称为化学性食源性疾病,往往由于其较低的发生频率而受到忽视。近年来,由化学性致病因素诱发的食源性疾病有所增加,公众也开始关注污染食品中化学物质可能对人体健康造成的食品安全风险。

一 食源性疾病的主要致病因素:基于风险病原的视角

(一)引发食物中毒的主要致病因素

我国的食源性疾病监测工作尚处于起步阶段,数据匮乏,难以全面

---

① 沈莹:《食源性疾病的现状与控制策略》,《中国卫生检验杂志》2008 年第 10 期。

刻画食源性疾病致病因素的整体面貌，因此以最具代表性的食物中毒数据进行描述更为科学。我国食物中毒的主要原因分为微生物性、化学性、有毒动植物、不明原因4种。如图4-1所示，在所有致病因素中，微生物性病原一直是食物中毒的首要致病因素。自2000年以来，因微生物性原因发生的食物中毒报告数量、中毒数量分别占各自总数的37.91%、54.03%，多发生在夏秋季节，且致病菌以沙门氏菌、大肠杆菌、葡萄球菌、肉毒杆菌为主。化学性病原在2005年以前是食物中毒死亡的主要原因，以农药、兽药、假酒、甲醇、硝酸盐及亚硝酸盐为主。有毒动植物在2006~2010年连续成为中毒死亡的主要原因，2007年致死人数达到167人，占当年中毒死亡人数的64.73%，成为自统计以来致死比例最高的年份，以河豚、扁豆、毒蕈、发芽的马铃薯为主。

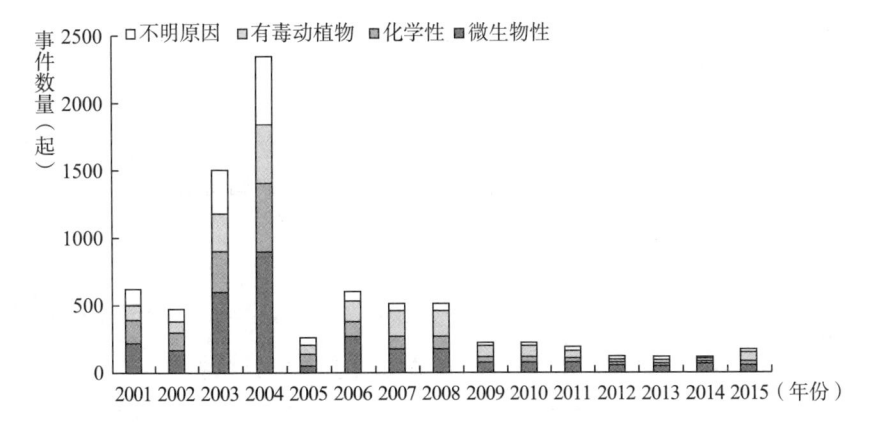

图4-1　2001~2015年全国食物中毒致病因素分布状况
资料来源：国家卫计委办公厅关于全国食物中毒事件情况的通报。

与2014年相比，2015年我国食物中毒事件中的微生物性中毒事件的报告数量和中毒数量分别减少16.2%和17.0%，死亡数量减少3人；化学性食物中毒事件的报告数量、中毒数量和死亡数量分别增加64.3%、151.9%和37.5%；有毒动植物食物中毒事件的报告数量、中毒数量和死亡数量分别增加11.5%、34.0%和15.6%；不明原因的食物中毒事件的报告数量和中毒数量分别增加23.5%和36.3%，死亡数量减少4人①。其中，微生物性食物中毒数量最多，占当年食物中毒总数量的53.7%，主要致病因素为沙门氏菌、副溶血性弧菌、蜡样芽孢杆菌、金黄色葡萄球菌及其肠毒素、大肠埃希氏菌、肉毒毒素等。有毒动植物引起的食物中毒事件报告数量和死亡数量最多，分别占全年食物中毒事件报告数量和总死亡数量的40.2%和73.6%，是食物中毒的主要死亡原因，主要致病因素为毒蘑菇、未煮熟的四季豆、乌头、钩吻、野生蜂蜜等。其中，毒蘑菇食物中毒事件占该类食物中毒事件报告数量的60.3%。化学性食物中毒事件的主要致病因素为亚硝酸盐、毒鼠强、克百威、甲醇、氟乙酰胺等，其中，亚硝酸盐食物中毒报告数量占该类事件总报告数量的39.1%。

（二）食源性疾病主要致病因素分析

实际上，国际上主要通过食源性疾病负担来评估食源性疾病的致病因素，定位高负担病原风险并确定最有效的干预措施。WHO对全球食源性疾病负担估计的结果表明，2010年以我国为主的西太平洋B区的食源性疾病负担达4853462 DALYs，在所有种类的食源性病原中，按DALYs排序，依次为寄生虫、侵袭性微生物病原、腹泻型病原和化学与生物毒素，分别达2685609DALYs、1082347DALYs、675523DALYs和295166DALYs。上述研究结果与我国食物中毒的统计状况基本一致，但分类更为细致。综合食源性疾病负担与食物中毒报告统计分析的结果，食源性疾病主要致病因素如下。

1. 微生物性致病因素

微生物性致病因素是引发食源性疾病暴发数量最多的致病因素，其生命力与感染力极强，可广泛分布于自然界各种环境中。其中流行性较高的微生物病原主要为：沙门氏菌、单核李斯特菌、副溶血性弧菌、金黄色葡萄球菌、弯曲杆菌及大肠埃希氏菌等细菌性病原和诺如病毒等。

---

① 《国家卫生计生委办公厅关于2015年全国食物中毒事件情况的通报》，2016年4月1日，http://www.nhfpc.gov.cn/yjb/s7859/201604/8d34e4c442c54d33909319954c43311c.shtm。

我国主要的细菌性病原为副溶血性弧菌和沙门氏菌，其引发的食物中毒数量占整体的 1/3 以上[1]，其中沙门氏菌占 70% ~80%[2][3]。在其他微生物性致病因素中，单核李斯特菌和诺如病毒也应受到关注，单核李斯特菌的发病率虽然不高，但致死率很高，是其他细菌性病原（如沙门氏菌）的 1.2 ~1.3 倍[4]，而诺如病毒是首个被认知的引发人类食源性疾病的最常见病毒。

（1）微生物性致病因素的构成与来源。

细菌性微生物是我国食源性疾病暴发的主要微生物性致病因素，我国食源性疾病监测网也主要针对食品供应链污染中的沙门氏菌、单核李斯特菌、副溶血性弧菌、金黄色葡萄球菌、弯曲杆菌及大肠埃希氏菌等展开动态监测。相关监测数据显示，我国动物性食品中常见的食源性疾病致病因素主要包括沙门氏菌、金黄色葡萄球菌、产气荚膜梭菌、肉毒梭菌；与鱼贝类食品中毒有关的主要致病因素多为副溶血性弧菌；奶及奶制品、蛋和蛋制品则是沙门氏菌病暴发的重要媒介[5]。值得一提的是，在我国食源性沙门氏菌发病的总人数中，因食用畜禽肉而引起的发病人数已经占到了 54%，其次是烘烤类食品，占 28%，其他食品均处于低水平状态[6]。

监测数据还表明，我国非动物源性食品的食源性疾病暴发事件，主要涉及谷类、豆类和含淀粉较高的植物性食品，它们是导致食物中毒不可忽视的因素。另外，霉变甘蔗、自制酵米面和臭豆腐都是导致我国微

---

[1] 王世杰、杨杰、谌志强、张伟、李君文：《1994—2003 年我国 766 起细菌性食物中毒分析》，《中国预防医学杂志》2006 年第 3 期。
[2] 毛雪丹：《2003—2008 年我国细菌性食源性疾病流行病学特征及疾病负担研究》，中国疾病预防控制中心博士论文，2010。
[3] 曾晓芳：《畜产品中沙门氏菌污染的检测与控制》，《四川畜牧兽医》2003 年第 4 期。
[4] Centers for Disease Control and Prevention- CDC, "The Food Production Chain-How Food Gets Contaminated," 2015 - 3 - 24, http://www.cdc.gov/foodsafety/outbreaks/investigating-outbreaks/production-chain.html.
[5] 李泰然：《中国食源性疾病现状及管理建议》，《中华流行病学杂志》2003 年第 8 期。
[6] 毛雪丹：《2003—2008 年我国细菌性食源性疾病流行病学特征及疾病负担研究》，中国疾病预防控制中心博士论文，2010。

生物性食源性疾病的常见食品。

(2) 微生物性致病因素的温度范围。

显然,微生物性致病因素的危害是影响我国食品安全的一个重要方面,在食品卫生控制方面有着重要的意义。我国食源性疾病的高发季节一般都在气温较高的6~9月,根据表4-1,该时间段比较适合各类微生物的生长繁殖,一旦食品加工、贮存、食用不当,极易引起微生物性食源性疾病。

表4-1 主要食源性致病菌生长温度范围

致病菌	生长的温度范围(℃)
沙门氏菌	5~46
大肠杆菌	7~49
金黄色葡萄球菌	7~50
单核李斯特菌	0.3~45
副溶血性弧菌	5~44

资料来源:徐方旭、刘诗扬、兰桃芳等《食源性致病菌污染状况及其应对策略》,《食品研究与开发》2014年第1期。

(3) 对微生物性致病因素的监测力度。

需要强调的是,虽然我国目前已经展开针对微生物性致病因素的食源性疾病监测,但是现实情况表明,我国对于化学性致病因素的重视程度仍远超微生物性致病因素。从我国2010~2013年食品安全国家标准制定公布情况来看,在此4年间颁布的411个国家标准中,与化学性致病因素有关的食品添加剂标准就达到271个,占65.9%,而与微生物致病因素有关的食品生产经营规范标准仅有4个。更重要的是,我国对化学性致病因素的监测力度要远大于对微生物性致病因素的监测力度,2013年化学性致病因素采样涉及1318个区县,而微生物性致病因素仅涉及936个区县[1]。与此相对应的是,2014年我国针对化学性致病因素

---

[1] 《中国卫生和计划生育统计年鉴》(2014),中国协和医科大学出版社,2014。

的监测数据量有近167万个,而微生物性致病因素的监测数据量仅有4万个左右。另外,我国针对食品的监测力度也超过对可能罹患食源性疾病人群的监测力度。以上这些因素共同导致我国微生物性食源性疾病的数据被严重低估。

2. 寄生虫类致病因素

食源性人畜共患寄生虫病是全球食源性疾病的主要疾病种类,主要由人们食用了受污染的鱼、肉、植物或水而引发[1][2],给公众健康与社会经济发展都造成了十分严重的危害,在中国大陆尤其严重[3],波及将近1.5亿人次[4]。我国最主要的食源性人畜共患病包括旋毛虫病、猪囊虫病和绦虫病以及弓形体病,不仅给人们健康造成了巨大危害,也给猪肉类工业造成了沉重打击。其中由旋毛虫引发的旋毛虫病主要发生在云南、内蒙古和青海等地区[5],由猪肉绦虫引起的猪囊虫病和绦虫病在我国29个省份广泛流行[6],尤其是云南、贵州、四川的白族与苗族等少数民族地区,由弓形虫引起的弓形体病则流行于贵州、广西、江西等地区。我国主要食源性人畜共患寄生虫病见表4-2。

表4-2 我国主要的食源性人畜共患寄生虫病

食源性疾病	寄生虫病原	最终宿主	流行状况
旋毛虫病	旋毛虫、纤毛虫	人类、温血动物	感染率为3.3%；将近2000万人次感染

---

[1] Chai, J. Y., et al., "Fish-borne Parasitic Zoonoses: Status and Issues," *International Journal of Parasitology* (35), 2005, pp. 1233-1254.

[2] Dawson, D., "Foodborne Protozoan Parasites," *International Journal of Food Microbiology* (103), 2005, pp. 207-227.

[3] Xue, Y. J., Hui, Q. F., "Research progress in Food-borne Parasitic Diseases," *Journal of Yanan University* (4), 2006, pp. 3-4.

[4] Zhou, P. N., Chen, R. L., "Food-borne Parasitic Zoonoses in China: Perspective for Control," *Trends in Parasitology*, 24 (4), 2008, pp. 190-196.

[5] Xu, L. Q., et al., "A National Survey on Current Status of the Important Parasitic Diseases in Humanpopulation," *Chinese Journal of Parasitology*, 23 (5), 2005, pp. 332-340.

[6] Xu, L. Q., et al., "The Current Prevalence Status of Food-borne Parasitic Diseases and Control Strategies," *Chinese Journal of Parasitology*, 12, 1999, pp. 84-87.

续表

食源性疾病	寄生虫病原	最终宿主	流行状况
猪囊虫病	猪肉绦虫	人类	感染率为0.55%；将近700万人次感染
弓形体病	刚地弓形虫	陆地动物	感染率为7.9%；将近1亿人次感染
棘球蚴病	细粒棘球绦虫、多房棘球绦虫	家养或野生犬类	将近38万人次感染
支睾吸虫病	中华枝睾吸虫	人类、温血动物	感染率为2.4%；将近1250万人次感染
肺吸虫病	肺吸虫	人类、猫科动物、犬科动物和食肉动物	感染率为1.7%；农村儿童中感染率为29.7%
血管圆线虫病	血管圆线虫	老鼠	400例报告病例
血吸虫病	血吸虫	人类、哺乳动物	将近73万人次感染
隐孢子虫病	隐孢子虫	人畜共患	儿童腹泻的感染率为2.1%；其中浙江省儿童腹泻的感染率为10.4%
贾第虫并	贾第鞭毛虫	人类、哺乳动物	感染率为2.5%；将近3000万人次感染

资料来源：Zhou, P. N., Chen, R. L., "Food-borne Parasitic Zoonoses in China: Perspective for Control," *Trends in Parasitology*, 2008, 24 (4), pp.190 – 196.

3. 化学性致病因素

化学性致病因素包括化学物质和生物毒素两种。虽然我国极其重视对化学性致病因素的监测，并不断完善相关标准，但是，一方面，现有化学性致病因素的疾病负担评估方法存在很大缺陷，另一方面，现代食品工业导致许多新的食源性化学性风险尚没有被认知，过敏性致病原等的疾病风险尚没有得到应有的监测与分析，故仍需要进一步研究。

二 食源性疾病的致病因素分析：
基于供应链污染的视角

传统观点认为，病原与土壤、水、空气等息息相关[1]。一方面，温度、湿度以及降雨量等自然环境因素是病原生长繁殖的必要条件；另一方面，生态的不断演化会导致病原体基因变异和寄生虫宿主种群的改变扩增[2]。现代农业生产、食品加工以及消费习惯增加了食源性病原污染食品的风险，而复杂的全程供应链网络的发展及天然地理屏障作用的不断衰减均加速了食源性病原的暴露传播，食源性病原能够随时污染食品并从地域性疾病迅速演变为世界性流行病[3]。因此，基于供应链分析食源性疾病的致病因素，确定食品供应链中可能受到的污染及其与食源性疾病之间的内在联系，不仅是确保食品安全的关键，更是"健康中国建设"的要求。

食品供应链各环节可受到的污染风险包括生物性、化学性和物理性三类。生物性病原主要涵盖细菌、真菌、病毒和寄生虫，可发生于食品供应链的各个环节；化学性病原主要包括农药残留、兽药（抗生素）残留、环境污染物和重金属等，主要发生于农业生产环节；物理性病原源于放射性物质的开采、冶炼，以及国防、生产活动和科学实验中放射性核素的使用、废物的不合理排放及意外性的泄漏等[4]，在食源性疾病风险中并不常见。从农田到餐桌全程食物链各个环节中存在的生物性和

---

[1] Utaaker, K. S., Robertson, J. L., "Climate Change and Foodborne Transmission of Parasites: A Consideration of Possible Interactions and Impacts for Selected Parasites," *Food Research International* (68), 2015, pp. 16 – 23.

[2] Brogliaa, A., Kapel, C., "Changing Dietary Habits in a Changing World: Emerging Drivers for the Transmission of Foodborne Parasitic Zoonoses," *Veterinary Parasitology* (182), 2011, pp. 2 – 13.

[3] WHO, "Control of neurocysticercosis. Report by the Secretariat. World Health Organization," *Fifty-sixth World Health Assembly* (6), 2003.

[4] 李泰然：《中国食源性疾病现状及管理建议》，《中华流行病学杂志》2003年第8期。

化学性风险如图4-2所示。

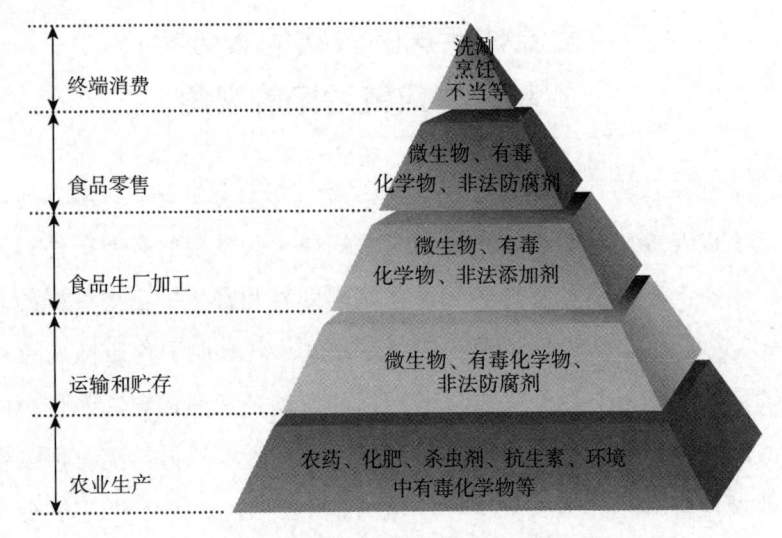

图4-2 食品供应链可能受到的食品污染

资料来源：Lam, H. M., Remais, J., Fung, M. C., et al., "Food Supply and Food Safety Issues in China," *Lancet*, Vol. 381, No. 9882, 2013, pp. 2044-2053.

（一）农业生产环节的食源性致病因素

农业生产环节主要包括农产品种植与牲畜饲养两个部分，所涵盖的风险因素包括农药残留、化肥污染、寄生虫感染、兽药残留和重金属污染等。我国是世界上农药、化肥生产和消费数量较高的国家之一，除了长期施用农药、化肥产生的间接环境污染外，还有农药、化肥施用不当产生的直接食品农药残留。在中国，很多农业生产者对农药施用缺乏正确认知，滥用多灭灵、克百威等剧毒农药，对农村地区的生态环境、农作物质量与食品安全造成了严重的负面影响[1]。据我国高毒农药"替代工程"的调查，截至2016年，我国年均约有5万人因农业生产者不合理用药或违规使用高毒农药造成中毒和死亡[2]。同时，为保障农产品生

---

[1] 乔立娟、王健、李兴：《农户农药使用风险认知与规避意愿影响因素分析》，《贵州农业科学》2014年第3期。

[2] 李红梅、傅新红、吴秀敏：《农户安全施用农药的意愿及其影响因素研究——四川省广汉市214户农户的调查与分析》，《农业技术经济》2007年第5期。

产,我国化肥投入数量不断增加,施用强度不断提升,但化肥过量投入和施肥技术落后等使得化肥利用率普遍偏低,大量养分通过降雨冲刷和淋溶等方式流向水体或残留于土壤中,形成较为严重的面源污染[1]。有证据表明,化肥的过量和不合理施用是农业面源污染物中总磷和总氮增加,以及一些地区湖泊和河流如滇池、淮河、巢湖和太湖等遭受污染和水体富营养化的主要原因之一。

牲畜饲养中产生的食源性致病风险主要包括两方面,一是牲畜饲养中的人畜共患病。在现有食源性疾病中,75%都表现出人畜共患及动物间传染的特征。卫生控制不当是病原传播的主要原因[2],而为控制动物疫病的产生滥用兽药增强了细菌的耐药性,两者共同导致急性食源性人畜共患细菌病的暴发。二是激素类和抗生素类兽药的化学性污染。我国牲畜饲养中抗生素类药物的超量使用、非法违禁药品的滥用以及不遵守休药期规定等造成的兽药残留,导致了皮肤、肠道、呼吸系统和中枢神经系统慢性损伤以及癌症等食源性慢性病的暴发[3]。此外,重金属污染对食品安全的影响也非常严重,大多数重金属半衰期较长,在动物体内蓄积,人们食用后能产生急性和慢性中毒反应,甚至产生致畸、致癌和致突变的潜在危害。据分析,重金属污染以粮食作物中的镉最为严重,其次是汞、铅等。

(二)食品生产加工环节的食源性致病因素

食品加工过程中可形成多种化学性风险,如罐头食品在热加工过程中形成的呋喃物质以及富含碳水化合物食品在高温烹调过程中形成的丙

---

[1] 张锋:《中国化肥投入的面源污染问题研究——基于农户施用行为的视角》,南京农业大学博士学位论文,2011。

[2] Gramig, B. M., Wolf, C. A., Lupi, F., "Understanding Adoption of Livestock Health Management Practices: The Case of Bovine Leukosis Virus," *Canadian Journal of Agricultural Economics* (58), 2010, pp. 343 – 360.

[3] Lagerkvist, C. J., Hess, S., Okello, J., et al., "Food Health Risk Perceptions Among Consumers, Farmers, and Traders of Leafy Vegetables in Nairobi," *Food Policy* (38), 2013, pp. 92 – 104.

烯酰胺等①②。自"三聚氰胺"奶粉事件以来，超过80%的消费者认为食品安全问题由食品添加剂造成③，加之近年来接连被曝光的"苏丹红"辣椒酱和塑化剂饮料等食品安全事件，更深化了消费者的这种认知。食品添加剂已成为食品生产加工环节的主要风险之一。实际上，食品添加剂是指为改善食品品质和色、香、味以及为防腐、保鲜和加工工艺的需要而加入的人工合成或者天然物质，对食品保鲜、食品储存、改善食品感官与提升营养价值起到了不可替代的作用④，包括酸度调节剂、抗结剂、消泡剂、抗氧化剂、漂白剂、膨松剂、着色剂、护色剂、酶制剂、增味剂、营养强化剂、防腐剂、甜味剂、增稠剂、食品香料等⑤。目前，我国允许使用的食品添加剂有2300多种。近年来发生的如"三聚氰胺""瘦肉精""苏丹红""吊白块"等多起表面上涉及食品添加剂的食品安全事件，并非由食品添加剂本身引发，而是由食品生产加工过程中超限量、超范围使用食品添加剂，或由人为恶意非法添加非食用性化学物质造成⑥。不仅产生了多起影响恶劣的食品安全事件，更对公众健康造成了严重威胁。

（三）食品储存运输环节的食源性疾病致病因素

食品储存运输中所产生的致病因素包括微生物性因素和化学性因素两种。随着现代食品供应链的缩短，在长时间的食品运输过程中，水果、蔬菜、肉类、牛奶、鸡蛋和奶酪等营养丰富的食品，受高温、高湿等因素的影响，成为细菌、霉菌和真菌生长繁殖的温床，导致了食品的

---

① Roberts, D., Crews, C., Grundy, H., et al., "Effect of Consumer Cooking on Furan in Convenience Foods," *Food Additives and Contaminants* (25), 2008, pp. 25 – 31.
② Medeiros Vinci, R., Mestdagh, F., De Meulenaer, B., "Acrylamide Formation in Fried Potato Products-Present and Future, a Critical Review on Mitigation Strategies," *Food Chemical* (133), 2012, pp. 1138 – 1154.
③ 孙宝国：《食品添加剂与食品安全》，《科学中国人》2011年第22期。
④ 孙金沅、孙宝国：《我国食品添加剂与食品安全问题的思考》，《中国农业科技导报》2013年第4期。
⑤ 王静、孙宝国：《食品添加剂与食品安全》，《科学通报》2013年第26期。
⑥ 孙宝国、王静、孙金沅：《中国食品安全问题与思考》，《中国食品学报》2013年第5期。

腐烂变质[1],其中尤以米面食品储存不当产生的强致癌物黄曲霉素最广为人知。虽然现代冷链物流为食品运输中的食品安全提供了一定的保障,但有些病原微生物如产气荚膜梭菌与肉毒杆菌所产生的芽孢具有极强的存活力,可以在低温环境中存活并生长繁殖,在食用后通过胃肠黏膜进入人体,损害人体肠膜,仅数小时或数天就会引起腹痛、腹泻、恶心、呕吐等中毒症状。除微生物风险外,食品包装容器、工具、管道等食品贮存和运输材料如选择不当,其中存在的有害物质如金属铅、锌及橡胶、塑料制品中的防老剂和增塑剂等,也可能在食品储存与运输过程中迁移到食品中,产生化学性风险损害人体健康[2]。但这种作用微乎其微,并非主要的致病因素。

(四)食品消费环节的食源性致病因素

食品消费作为食物链的终端环节,是食源性疾病暴发的最主要环节。不仅包含从农田到餐桌全程供应链所累积叠加的食品安全风险因素,还包含自身环节所引入的食品安全风险因素。所引入的风险主要表现为食品清洁、隔离、烹调和冷藏等处理行为不当所产生的微生物性与化学性致病因素[3][4][5]。例如,有的餐饮店用工业级洗洁精洗涮餐具,有的餐饮店使用的餐具不能做到每人次消毒,有的餐饮器具不消毒或消毒不彻底,食品安全失去了必要的保证。而家庭作为食源性风险最高的环节,常因消费者不当的食品处理行为而产生致病因素,包括生、熟制品之间的交叉污染,储存不当,解冻不正确、剩菜处理不当和烹调不彻底

---

[1] 张语宁:《食品的储存及冷藏食品的安全》,《吉林农业》2016年第3期。
[2] Castle, L., "Chemical Migration into Food: An Overview," *Chemical Migration and Food Contact Materials*, ed. Barnes, K. A., Sinclair, C. R., Watson, D. H. (Cambridge, England: Woodhead Publishing Limited, 2007), pp. 1–13.
[3] Redmond, E. C., Griffith, C. J., "Consumer Food Handling in the House: A Review of Food Safety Studies," *Journal of Food Protection* (66), 2003, pp. 130–161.
[4] 巩顺龙、白丽、陈磊、程瑞雪:《我国城市居民家庭食品安全消费行为实证研究——基于15个省市居民家庭的肉类处理行为调查》,《消费经济》2011年第3期。
[5] Taché, J., Carpentier, B., "Hygiene in the Home Kitchen: Changes in Behaviour and Impact of Key Microbiological Hazard Control Measures," *Food Control* (35), 2014, pp. 392–400.

等[①]。除此以外,受到饮食文化的影响,我国家庭环节的食源性疾病风险还包括以下几方面:腌制食品中亚硝酸盐与胺类结合形成致癌物亚硝胺类化合物;食物经过熏烤、煎炸后,形成苯并芘和环芳烃等强致癌物;合金、釉彩、颜料和电镀层等食品包装材料中的重金属,在不当的食品煎炸、蒸煮、烧烤中迁移进入食品中,产生致病风险。

---

① 白丽、汤晋、王林森、巩顺龙:《家庭食品安全行为高风险群体辨识研究》,《消费经济》2014年第1期。

第五章
家庭消费环节的食源性疾病风险研究：
猪肉的案例

随着社会生产的不断进步以及食品国际贸易的迅速发展，现代食用农产品的种植养殖、食品生产加工、食品物流运输和饮食消费发生了全面改变。较之以往，食品安全风险的因子类别、传播路径和发生特征都呈现新常态[1][2]。家庭消费作为从农田到餐桌食品安全风险防范的最后把关环节[3]，是一个主要依靠消费者自身保障食品安全的环节[4][5]。其风险的产生不仅与自然环境、饮食文化[6][7]、食品生产加工[8]和技术缺陷等

---

[1] Robertson, L. J., Sprong, H., Ortega, Y. R., van der Giessen, J. W., Fayer, R., "Impacts of Globalisation on Foodborne Parasites," *Trends in Parasitology*, 30 (1), 2014, pp. 37–52.

[2] 吴林海、尹世久、王建华等：《中国食品安全发展报告》，北京大学出版社，2014。

[3] Centers for Disease Control and Prevention- CDC. The Food Production Chain-How Food Gets Contaminated, http://www.cdc.gov/foodsafety/outbreaks/investigating-outbreaks/production-chain.html.

[4] World Health Organazation (WHO), *Sixty-Third World Health Assembly* (Geneva, 2010).

[5] Losasso, C., Cibin, V., Cappa, V., Roccato, A., Vanzo, A., Andrighetto, I., Ricci, A., "Food Safety and Nutrition: Improving Consumer Behavior," *Food Control* (26), 2012, pp. 252–258.

[6] Knox, B., "Consumer Perception and Understanding of Risk from Food," *British Medical Bulletin* (56), 2000, pp. 97–109.

[7] Strachan, D., Warner, J., Pickup, J., Schweiger, M., Pennington, H., Stanwell-Smith, R., et al., "Consensus Statement on the Hygiene Hypothesis," International Scientific Forum on Home Hygiene, RIPH Consensus Inclletter.doc accessed through http://www.ifh-homehygiene.org/best-practice-review/consensus-statement-hygiene-hypothesis, 2003.

[8] Etiévant, P., Bellisle, F., Padilla, M., Romon-Rousseau, M., "Food Consumption Behaviors (in French)," *Choix Desconsommateurs et Politiques Nutritionnelles*, ed. Chemineau, I. P. & Donnars, C. (Versailles, France, 2012).

息息相关，更受到个人风险认知、卫生行为与营养习惯的影响[1][2]，呈现复杂性、持久性和隐蔽性的显著特征。第一，食品供应链的风险传导，使得从农田到餐桌各个环节中由于农业环境污染、农产品质量评价手段缺乏、储藏条件控制不当、食品运输和加工技术落后、家庭食品处理不当等所产生的各种物理性、化学性和生物性风险，都可能在家庭环境中累积，最终成为家庭食品消费环节的食品安全风险。因此，作为全程食物链最后一环的家庭消费，面临各个环节的风险因素，呈现复杂性的显著特征；第二，消费者在家庭消费中面临的上述风险，主要源于自然环境的污染、技术的落后、认知的匮乏和饮食习惯的改变，在某种意义上这些因素是长期积累的结果，难以在短时间内完全杜绝，因此家庭食品安全风险具有持久性的特征；第三，现代监测手段与检测技术的落后使得大量食品安全风险并没有被完全认知，同时，食源性疾病是家庭中食品安全风险的主要危害表现，典型的食源性疾病以胃肠道症状为主，症状轻微且呈散发式，不易被察觉[3][4]，使得家庭食品安全风险呈现隐蔽性的特征。加之认知匮乏与乐观偏见的影响，消费者往往低估了食品安全风险在家庭中发生的频率和严重性[5]，在家庭环境中表现出许多不当行为，进一步放大了食品安全风险[6]，严重危害了人体健康[7]。

---

[1] Probart, C., "Risk Communication in Food-safety Decision Making," *Food, Nutrition and Agriculture* (31), 2002, pp. 14 – 19.

[2] Sanlier, N., "The Knowledge and Practice of Food Safety by Young and Adult Consumers," *Food Control* (20), 2009, pp. 538 – 542.

[3] Forsythe, S. J., *Microbiologia da Seguranc, a Alimentar* (PortoAlegre, Artmed, French, 2002).

[4] FCC Consortium, "Analysis of the Costs and Benefits of Setting a Target for the Analysis of Reduction of Salmonellains Laughter Pigs for European Commission Health and Consumers," *Directorate-General SANCO/2008/E2/036 Final Report*, 2010.

[5] Byrd-Bredbenner, C., Maurer, J., Wheatley, V., Schaffner, D., Bruhn, C., Blalock, L., "Food Safety Self-reported Behaviors and Cognitions of Young Adults: Results of a National Study," *Journal of Food Protection* (70), 2007, pp. 1917 – 1926.

[6] McCarthy, M., Brennan, M., Kelly, A. L., Ritson, C., Boer, M., Thompson, N., "Who is at Risk and What do They Know Segmenting a Population on Their Food Safety Knowledge," *Food Quality and Preference* (18), 2007, pp. 205 – 217.

[7] World Health Organazation (WHO), *Sixty-Third World Health Assembly* (Geneva, 2010).

因此，如何在明确家庭环境中的食品安全风险类别，定位家庭食品安全风险因素的主要作用方式，厘清食品安全风险因素危害后果的基础上，按照"风险因素—作用方式—危害后果"的逻辑关系，回答家庭食品安全风险防控中"控制什么"以及"如何促进公众卫生健康"的相关问题，对于防范家庭食品安全风险具有基础性意义。

现实生活中食品种类繁多，不同食品的组分与特征显著不同，在家庭环节中的食品风险也不尽相同，难以一一研究。因此，本书选择猪肉作为典型食品来展开研究，之所以选择猪肉作为主要的研究对象，主要源于以下两方面的原因。其一，肉与肉制品是中国最具食品安全风险的食品[1]。最新研究表明，2005～2014年中国大陆主流网络共曝光13278起猪肉与猪肉制品质量安全事件，且自2005以来猪肉与猪肉制品质量安全事件逐年增加，在2011年达到历史峰值2630起。以2011年为拐点，从2012年起事件发生量开始下降，2013年下降至1005起，但2014年反弹至1831起。其二，猪肉消费在我国肉类消费中占据主导地位。我国是世界上最大的猪肉生产国和消费国，美国农业部的统计数据显示，2014年中国大陆猪肉消费量为5716.9万吨，占全球的52%，人均猪肉消费量为41.9千克，消费量约为世界其他国家平均水平的4.6倍[2]。到目前为止，其产量和消费量均占到肉类总量的60%以上[3]。因此，以猪肉为典型食品阐释家庭消费环节中的食品安全风险极具研究价值。WHO认为，当前及今后相当长的一段时间内人类所面临的主要食品风险是生物性风险和化学性风险，主要包括工业化发展过程中对新技术、新材料、新原料的使用所产生的化学性风险，农业现代化发展过程中所产生的农兽药残留的化学性风险，以及现代饮食文化中的生鲜饮食与快餐文化所产生的生物性风险。同样，生物性风险与化学性风险也是家庭猪肉消费的主要风

---

[1] 吴林海、尹世久、王建华等：《中国食品安全发展报告》，北京大学出版社，2014。
[2] 美国农业部的统计数据，http://apps.fas.usda.gov/psdonline/。
[3] 王祖力：《城乡居民猪肉消费特征及其变动趋势》，《猪业观察》2014年第7期。

险因素,其中生物性风险是家庭消费中猪肉安全风险最重要的部分[1],包括微生物性风险与寄生虫风险。

一 主要风险因素

(一)主要的微生物性风险

对肉类食品而言,微生物性风险一直是家庭中涉及面最广、影响最大的一类食品安全风险,大部分肉类安全问题是由致病性细菌引起的[2],主要包括沙门氏菌、李斯特菌、弯曲杆菌以及大肠杆菌[3][4][5][6][7][8][9]。

1. 猪肉中的微生物性风险因素

(1)沙门氏菌。沙门氏菌为肠杆科沙门氏菌属,是一类条件性细胞内寄生的革兰氏阴性肠杆菌,具有较强的内毒素和侵袭力,是家庭中

---

[1] World Health Organazation (WHO), *Prevention of Foodborne Disease: Five Keys to Safer Food* (Geneva, Switzerland: World Health Organization, 2013). http://www.who.int/foodsafety/consumer/5keys/en/.

[2] 严卫星:《食品安全管理与热点问题》,卫生部食品卫生监督检验所内部资料,2001。

[3] Frank, C., Werber, D., Cramer, J. P., et al., "Epidemic Profile of Shiga-toxin-producing Escherichia Coli O104: H4 Outbreak in Germany," *The New England Journal of Medicine*, 365, 2011, pp. 1771 - 1780.

[4] Hendriksen, R. S., Vieira, A. R., Karlsmose, S., et al., "Global Monitoring of Salmonella Serovar Distribution from the World Health Organization Global Foodborne Infections Network Country Data Bank: Results of Quality Assured Laboratories from 2001 to 2007," *Foodborne Pathogens and Diseases*, 8, 2011, pp. 887 - 900.

[5] Kirkpatrick, B. D., Tribble, D. R., "Update on Human Campylobacter Jejuni Infections," *Current Opinion in Gastroenterology*, 27, 2011, p. 1.

[6] Milillo, S. R., Friedly, E. C., Saldivar, J. C., et al., "A Review of the Ecology, Genomics, and Stress Response of Listeria Innocua and Listeria Monocytogenes," *Critical Reviews in Food Science and Nutrition*, 52, 2012, pp. 712 - 725.

[7] Scallan, E., Hoekstra, R. M., Angulo, F. J., et al., "Foodborne Illness Acquired in the United States—Major Pathogens," *Emerging Infectious Diseases*, 17, 2011, pp. 16 - 22.

[8] Söderström, A., Österberg, P., Lindqvist, A., et al., "A large Escherichia Coli O157 Outbreak in Sweden Associated with Locally Produced Lettuce," *Foodborne Pathogens and Diseases*, 5, 339 - 349.

[9] Taylor, E., Herman, K., Ailes, E., et al., "Common Source Outbreaks of Campylobacter Infection in the USA, 1997 - 2008," *Epidemiology & Infection*, 1, 2012, pp. 1 - 10.

产生食品安全风险数量最多的微生物性风险[1]，我国70%~80%的细菌性食源性感染源于沙门氏菌[2]。其分布广泛，血清型多在2500种以上，且生命力极强，可以在干燥环境中存活数周，在潮湿环境中存活数月[3]，沙门氏菌进入机体后发病与否取决于细菌的型别、数量、毒力及机体的免疫状态。全球每年大约有9380万胃肠炎病例为沙门氏菌感染，更有超过10万人因此死亡。沙门氏菌主要通过受污染的动物性食品，如肉、禽、蛋和奶类等进行传播，全球85.6%的沙门氏菌感染病例为食源性感染[4]。人们一旦摄入含有大量沙门氏菌（105~106CFU/g）的肉类食品，就会引起细菌性感染，发生食物中毒[5]。

在所有肉类食品中，最主要的风险食品就是猪肉[6][7][8]，而在所有的微生物病原中，沙门氏菌也被认为是猪肉尤其是即食熟猪肉[9]中的主要致病性病原[10][11][12]。猪肉中常见的危害性沙门氏菌菌株有肠炎沙门氏菌、

---

[1] Centers for Disease Control and Prevention, "Multistate Outbreak of Salmonella Typhimurium Infections Associated with Eating Ground Beef—United States, 2004," *The Morbidity and Mortality Weekly Report*, 55, 2006, pp. 180 – 182.

[2] 曾晓芳：《畜产品中沙门氏菌污染的检测与控制》，《四川畜牧兽医》2003年第4期。

[3] 陆承平：《兽医微生物学》，中国农业出版社，2001，第223~231页。

[4] Majowica, S. E., Musto, J., Scallan, E., et al. "The Global Burden of Nontyphoidal Salmonella Gastroenteritis," *Food Safety*, 50 (6), 2010, pp. 882 – 889.

[5] 雷质文：《肉及肉制品微生物监测应用手册》，中国标准出版社，2008，第571~574页。

[6] Mullner, P., Jones, G., Noble, A., ety al. "Source Attribution of Food-borne Zoonoses in New Zealand: A Modified Hald Model," *Risk Annual*, 29 (7), 2009, pp. 970 – 984.

[7] Hald, T., Vose, D., Wegener, H. C., Koupeev, T., "A Bayesian Approach to Quantify the Contribution of Animal-food Sources to Human Salmonellosis," *Risk Annual*, 24 (1), 2004, pp. 255 – 269.

[8] Mughini-Gras, L., Barrucci, F., Smid, J. H., et al., "Attribution of Human Salmonella Infections to Animal and Food Sources in Italy (2002 – 2010): Adaptations of the Dutch and Modified Hald Source Attribution Models," *Epidemiology & Infection*, 142 (05), 2014, pp. 1070 – 1082.

[9] Chaitiemwong, N., Hazeleger, W. C., Beumer, R. R., Zwietering, M. H., "Quantification of Transfer of Listeria Monocytogenes Between Cooked Ham and Slicing Machine Surfaces," *Food Control*, 44, 2014, pp. 177 – 184.

[10] EFSA, ECDC, "The European Union Summary Report on Trends and Sources of Zoonoses, Zoonotic Agents and Food-borne Outbreaks in 2012," *EFSA Journal*, 12, 2014, pp. 1 – 312.

[11] OzFoodNet Working Group, "OzFoodNet Quarterly Report," *Communicable Diseases Intelligence Quarterly Report*, 36 (3), 2011, pp. 294 – 300.

[12] Delpech, V., McAnulty, J., Morgan, K., "A Salmonellosis Outbreak Linked to Internally Contaminated Pork Meat," *Public Health*, 22 (2), 1998, pp. 243 – 246.

鼠伤寒沙门氏菌、猪霍乱沙门氏菌3种[1]，其中鼠伤寒沙门氏菌由于其极强的耐热性与广泛流行性而受到学术界的普遍关注[2]。许多研究表明，家庭食用猪肉中的沙门氏菌主要通过交叉污染[3][4]、冷藏不当[5]，以及生食或烹调不彻底[6]进行传播，其中最主要的传播途径为交叉污染[7]与烹调不彻底[8]。

（2）单核细胞增多性李斯特菌。单核细胞增多性李斯特菌是革兰氏阳性无芽孢杆状细菌，属于李斯特菌属[9]，是全球范围内发病率不高，但致死率最高的肉类致病菌，其致死率与其他细菌性病原（如沙门氏菌）相比高出20%～30%。其在自然环境中分布广泛且具有极强的生命力。第一，与所有致病性微生物一样，其广泛存在于土壤、地表水和植物中，并且可寄生于污水、废水和部分人群及动物肠道中。第

---

[1] 冉陆：《食源性疾病及耐药性》，《预防医学文献信息》2001年第5期。

[2] Jay, S., Davos, D., Dundas, M., Frankish, E., Lightfoot, D., "Foodborne Microorganisms of Public Health Significance," Australian Institute of Food Science and Technology, 2003, pp. 207 – 266.

[3] Berends, B. R., Van Knapen, F., Mossel, D. A. A., Burt, S. A., and Snijders, J. M. A. "Salmonella spp. on Pork at Cutting Plants and at the Retail Level and the Influence of Particular Risk Factors," International Journal of Food Microbiology, 44, 1998, pp. 207 – 217.

[4] Hald, T., Vose, D., Wegener, H. and Koupeev, T. "A Bayesian Approach to Quantify the Contribution of Animal-food Sources to Human Salmonellosis," Risk Annual, 24, 2004, pp. 255 – 269.

[5] Gonzales-Barron, U., Redmond, G., Butler, F., "A Consumer-phase Exposure Assessment of Salmonella Typhimurium from Irish Fresh Pork Sausages: I. Transport and Refrigeration Modules," Food Control, 21 (12S), 2010, pp. 1683 – 1692.

[6] Takhar, P. S., Head, K. L., Hendrix, K. M., Smith, D. M., "Predictive modeling of Salmonella Species Inactivation in Ground Pork and Turkey During Cooking," International Journal of Food Engineering, 5, 2009, pp. 1 – 11.

[7] Fischer, A. R. H., De Jong, A. E. I., Van Asselt, E. D., De Jonge, R., Frewer, L. J., Nauta, M. J., "Food Safety in the Domestic Environment: An Interdisciplinary Investigation of Microbial Hazards During Food Preparation," Risk Annual, 27, 2007, pp. 1065 – 1082.

[8] Sampers, I., Berkvens, D., Jacxsens, L., Ciocci, M. C., Dumoulin, A., Uyttendaele, M., "Survey of Belgian Consumption Patterns and Consumer Behaviour of Poultry Meat to Provide Insight in Risk Factors for Campylobacteriosis," Food Control, 26, 2012, pp. 293 – 299.

[9] Bennion, J. R., Sorvillo, F., Wise, M. E., Krishna, S., Mascola, L., "Decreasing Listeriosis Mortality in the United States, 1990 – 2005," Clinical Infectious Diseases, 47, 2008. pp. 867 – 874.

二，其具有表面黏附的特性，并可以在恶劣环境中形成抵抗力极强的生物膜[1]，生存环境可塑性大，不仅可以在酸性、碱性和高盐浓度条件下存活并生长[2]，还可以在 4 ~ 15℃的环境下生存[3]。因此，家庭中肉制品极易在食品处理与冰箱冷藏过程中受到李斯特菌的污染[4][5][6][7]。研究表明，家庭中 30% 以上的肉制品均会被李斯特菌污染[8][9]，尤其是猪肉[10][11]。

（3）产气荚膜梭菌。产气荚膜梭菌是革兰氏阳性产芽孢梭菌，属

---

[1] Habimana, O., Meyrand, M., Meylheuc, T., Kulakauskas, S., Briandet, R., "Genetic Features of Resident Biofilms Determine Attachment of Listeria Monocytogenes," *Applied and Environmental Microbiology*, 75, 2009, pp. 7814 - 7821.

[2] Gandhi, M., Chikindas, M. L., "Listeria: A Foodborne Pathogen that Knows How to Survive," *International Journal of Food Microbiology*, 113, 2007, pp. 1 - 15.

[3] Cho, J. I., Lee, S. H., Lim, J. S., Kwak, H. S., Hwang, I. G., "Development of Apredictive Model Describing the Growth of Listeria Monocytogenes in Fresh Cut Vegetable," *Journal of Food Hygiene and Safety*, 26, 2011, pp. 25 - 30.

[4] World Health Organization, *IPCS Environmental Health Criteria* 202. Selected Non-heterocyclic Polycyclic Aromatic Hydrocarbons (Geneva: WHO, 1998).

[5] Farber, J., Pagotto, F., Scherf, C., "Incidence and Behavior of Listeria Monocytogenes in Meat Products," *Listeria, Listeriosis and Food Safety*, ed. Ryser, E. T., Marth, E. H. (New York, Marcel Dekker, 2007), pp. 503 - 570.

[6] Pérez-Rodríguez, F., Valero, A., Carrasco, E., García, R. M., Zurera, G. "Understanding and Modelling Bacterial Transfer to Foods: A Review," *Trends in Food Science & Technology*, 19 (3), 2008, pp. 131 - 144.

[7] Haneklaus, A. N., Harris, K. B., Cuervo, M. P., Ilhak, O. I., Lucia, L. M., Castillo, A., Hardin, M. D., Osburn, W. N., Savell, J. W., "Evaluation of Additional Cooking Procedures to Achieve Lethality Microbiological Performance Standards for Large, Intact Meat Products," *Journal of Food Protection*, 74, 2011, pp. 1741 - 1745.

[8] 张顺合：《单核细胞增生李斯特氏菌在食品中的污染》，《中国公共卫生杂志》2000 年第 16 期。

[9] Sauders, B. D., Wiedmann, M., "Ecology of Listeria Species and L. Monocytogenes in the Natural Environment," *Listeria, Listeriosis, and Food Safety*, ed. Ryser, E. T., Marth, E. H. (New York, Marcel Dekker, 2007), pp. 21 - 53.

[10] Bohaychuk, V. M., Gensler, G. E., King, R. K., Manninen, K. I., Sorensen, O., Wu, J. T., Stiles, M. E., McMullen, L. M., "Occurrence of Pathogens in Raw and Ready-to-eat Meat and Poultry Products Collected from the Retail Marketplace in Edmonton, Alberta, Canada," *Journal of Food Protection*, 69, 2006, pp. 2176 - 2182.

[11] Duffy, E. A., Belk, K. E., Sofos, J. N., Bellinger, G. R., Pape, A., Smith, G. C., "Extent of Microbial Contamination in United States Pork Retail Products," *Journal of Food Protection*, 64, 2001, pp. 172 - 178.

于梭状芽孢属，广泛分布于污水、土壤、人畜粪便与肠道以及生鲜食品乃至食品调料中，很难彻底清除，因为肉类尤其是猪肉中含有大量的氨基酸与必需维生素[1]，因此极易寄居产气荚膜梭菌。同时产气荚膜梭菌的芽孢具有极强的耐热性，热处理很难让其完全失活。研究显示，产气荚膜梭菌的孢子可以被热激活，然后在逐渐冷却中生长繁殖，其最适宜生长繁殖的温度范围为 30~45℃[2]。因此，其极易生长繁殖并产生致病风险[3][4]。

（4）诺如病毒。诺如病毒是一个单股正链无包膜 RNA 病毒，属于杯状病毒科，是首个被确认可以引起人类胃肠炎的病毒[5]，也是引发人类食源性急性胃肠炎的最常见病毒[6][7]。诺如病毒主要分为 5 个基因组（GI-GV），其中 GI、GⅡ和 GⅣ可以感染人[8]。其所具有的低感染剂量性（大约 18~1000 个病毒颗粒）、发病高时长性、大范围温度适应性（0~60℃）、表面环境黏附性、高度变异性与易突变性使其很容易大范

---

[1] Labbe, R. G., Juneja, V. K., "Clostridium Perfringens," *Foodborne Disease*, ed. Cliver, D. O., Riemann, H. P. (Amsterdam, Academic, 2002).

[2] Willardsen, R. R., Busta, F. F., Allen, C. E., "Growth of Clostridium Perfringens in Three Different Beef Media and Fluid Thioglycollate Medium at Static and Constantly Rising Temperatures," *Journal of Food Protection*, 42, 1979, pp. 144 – 148.

[3] Bryan, F. L., "Risks Associated with Vehicles of Foodborne Pathogens and Toxins," *Journal of Food Protection*, 51, 1988, pp. 498 – 508.

[4] Taormina, P. J., Bartholomew, G. W., Dorsa, W. J., "Incidence of Clostridium Perfringens in Commercially Produced Cured Raw Meat Product Mixtures and Behavior in Cooked Products During Chilling and Refrigerated Storage," *Journal of Food Protection*, 66, 2003, pp. 72 – 81.

[5] Kapikian, A. Z., Wyatt, R. G., Dolin, R., et al., "Visualization by Immune Electron Microscopy of a 27nm Particle Associated with Acute Infections Nonbacterial Gastroenteritis," *Journal of Virology*, 10, 1972, pp. 1075 – 1081.

[6] Svraka, S., Duizer, E., Vennema, H., et al., "Etiological Role of Viruses in Outbreaks of Acute Gastroenteritis in the Netherlands from 1994 Through 2005," *Journal of Clinical Microbiology*, 45 (5), 2007, pp. 1389 – 1394.

[7] Van Duynhoven, Y. T., De Jager, C. M., Kortbeek, L. M., et al., "A One-year Intensified Study of Outbreaks of Gastroenteritis in the Netherlands," *Epidemiology & Infection*, 133 (1), 2005, pp. 9 – 21.

[8] Ramirez, S., Giammanco, G. M., De Grazia, S., et al. "Genotyping of GⅡ.4 and GⅡb Norovirus RT-PCR Amplicons by RFLP Analysis," *Journal of Virological Methods*, 147 (2), 2008, pp. 250 – 256.

围流行。粪口传播是诸如病毒的基本传播途径，大多数诸如病毒感染者、隐性感染者及病毒携带者均可成为传染源，传染源的排泄物污染水源、食品和空气等造成传播感染[1][2]。同时，其也是生猪中最常见的病毒之一，生猪具有与人体一致的病毒菌株，高度耐酸性使其极易在生猪肠道中生存[3]，并在日常的食品加工和储存中存活繁殖[6]，最后主要通过未烹饪彻底的猪肉进入人体危害健康[4][5][6]。

（5）金黄色葡萄球菌。金黄色葡萄球菌是革兰氏阳性球菌，属于葡萄球菌属。广泛分布于空气、水、尘埃及动物排泄物中[7]。食品尤其是熟肉制品[8]受金黄色葡萄球菌污染后，不仅会腐败变质，而且食品中部分菌株会产生溶血毒素、杀白细胞素、血浆凝固酶、脱氧核糖核酸酶和金黄色葡萄球菌肠毒素等毒素与侵袭性酶，从而引发食物中毒。其中，最主要的致病性风险因素为金黄色葡萄球菌肠毒素（SEs），其具有在100℃煮水浴中保持30分钟而不被破坏的特征。

（6）肉毒杆菌。肉毒杆菌，又称肉毒梭状芽孢杆菌，是一种革兰

---

[1] Koopmans, M., Duizer, E., "Foodborne Viruses: An Emerging Problem," *International Journal of Food Microbiology*, 90, 2004, pp. 23 – 41.

[2] Sair, A. I., D'souza, D. H., Jaykus, L. A., "Human Enteric Viruses as Causes of Foodborne Disease," *Comprehensive Reviews in Food Science and Food Safety*, 1, 2002, pp. 73 – 89.

[3] Carter, M. J., "Enterically Infecting Viruses: Pathogenicity, Transmission and Significance for Food and Waterborne Infection," *Journal of Applied Microbiology*, 98, 2005, pp. 1354 – 1380.

[4] Mattison, K., Brassard, J., Gagné, M., Ward, P., Houde, A., Lessard, L., Simard, C., Shukla, A., Pagotto, F., Jones, T. H., Trottier, Y., "The Feline Calicivirus as a Sample Process Control for the Detection of Food and Waterborne RNA Viruses," *International Journal of Food Microbiology*, 132, 2009, pp. 73 – 77.

[5] Van der Poel, W. H. M., Vinjé, J., Van der Heide, R., Herrera, M., Vivo, A., Koopmans, M. P. G., "Norwalk-like Calicivirus Genes in Farm Animals," *Emerging Infectious Diseases*, 6, 2000, pp. 36 – 40.

[6] Brandsma, S. R., Muehlhauser, V., Jones, T. H., "Survival of Murine Norovirus and F-RNA Coliphage MS2 on Pork During Storage and Retail Display," *International Journal of Food Microbiology*, 159, 2012, pp. 193 – 197.

[7] 曹际娟：《食品微生物学与现代检测技术》，辽宁师范大学出版社，2006。

[8] Patricia, E., Aznar, R., "A Multiplex RT-PCR Reaction for Simultaneous Detection of Escherichia Coli O157: H7, Salmonella spp. and Staphylococcus Aureus on Fresh, Minimally Processed Vegetable," *Food Microbiology*, 25, 2008, pp. 705 – 713.

氏阳性厌氧芽孢菌,有鞭毛、无荚膜、产芽孢。其产生的芽孢广泛分布于江河湖海的淤泥沉积物、尘土和动物的粪便中[①],具有极强的耐热性,并可在厌氧环境中存活并分泌肉毒毒素。肉毒毒素是迄今为止人类所发现的毒性最强的高分子蛋白质神经毒素之一,可引起特殊神经中毒,对人类和动物的致死率都很高,1克肉毒素至少能毒死10万人。根据毒素抗原性不同,肉毒杆菌分为7型,即A、B、C、D、E、F和G型,其中引起人类疾病的是A、B、E和F型[②],以A型肉毒杆菌产生的毒素毒性最强[③]。

根据中毒途径和对象的不同,临床上主要将肉毒中毒分为食源性肉毒中毒(food-borne botulism)、婴儿肉毒中毒(infant botulism)和伤口肉毒中毒(wound botulism)三种[④]。其中食源性肉毒中毒是主要的传播途径。肉毒杆菌的厌氧和低温生长产毒的生长优势,使其广泛存在于制作不良的真空包装食品、冷冻食品及罐装腌肉、腊肉中[⑤]。虽然肉毒杆菌具有极强的耐热性,但其产生的肉毒毒素耐热性并不强,只要在85℃以上的高温中加热5分钟以上就完全失活,因此家庭风险主要表现为对家庭自制罐装和瓶装食品的储存与加工不当。

(7)副溶血性弧菌。副溶血性弧菌是革兰氏阴性多形态球杆菌,菌体呈弧状、杆状或丝状,无芽孢且无荚膜[⑥]。具有嗜盐性,在含盐量高的培养基上(2%~5%)生长良好,因此广泛存在于沿岸海水、海底沉积物及鱼贝虾蟹等海产品中,是沿海地区引起食物中毒的重要病原菌[⑦]。虽然由该致病菌引起的食物中毒在世界各地均有报道,但我国副

---

① 赵思俊、李雪莲、曹旭敏、王娟、王玉东、王君玮、曲志娜:《肉毒杆菌及肉毒毒素研究进展》,《中国动物检疫》2013年第8期。
② World Health Organization, Botulism Fact Sheet N°270, Updated August 2013.
③ 刘波、王勇、赵雪梅等:《肉毒杆菌中毒19例临床分析》,《中国现代医学杂志》2001年第10期。
④ 王景林:《一种致命的隐形杀手:肉毒杆菌与肉毒毒素》,《中国奶牛》2013年第14期。
⑤ 张建:《肉毒杆菌及其毒素概述》,《生物学教学》2014年第3期。
⑥ 江伟珣、刘毅:《营养与食品卫生学》,北京医科大学/中国协和医科大学联合出版社,1992,第244~246页。
⑦ 甘莉萍、陈应坚、杨慧等:《副溶血性弧菌引起食物中毒的同源性研究》,《中国卫生检验杂志》2008年第7期。

溶血性弧菌引发急性胃肠炎的比例远高于发达国家。国家卫计委办公厅发布的全国食物中毒事件情况的通报显示，从 2013 年开始，在一些沿海城市，由该菌引起的食物中毒事件数量占细菌性食物中毒事件总量的比例在 60% 以上[1][2]。据推算，我国每年食源性副溶血性弧菌病约发生 495.1 万人次[3]，主要源于食用受污染的海鲜尤其是生海鲜[4]，除此以外，由凉拌菜和熟肉制品等引发的食物中毒也有报道[5]。

2. 猪肉中主要微生物风险的作用方式

（1）交叉污染。鉴于交叉污染在食源性致病微生物尤其是沙门氏菌传播中的关键作用，国际上进行了大量关于沙门氏菌交叉污染的研究[6][7][8][9][10]。长期的实践表明，在肉类食品制备过程中，厨房器具表面以及手部污染是引发食源性病原传播与交叉污染的重要风险

---

[1] 斯国静、吴奇志、韦东芳、王一泓、张蔚：《2001～2003 年杭州市细菌性食物中毒病原菌检测和分析》，《中国卫生检验杂志》2004 年第 3 期。

[2] 李晓春：《浙南部沿海地区细菌性食物中毒病源检测研究分析》，《中国预防医学杂志》2004 年第 3 期。

[3] 毛雪丹、胡俊峰、刘秀梅：《用文献综述法估计我国食源性副溶血性弧菌病发病率》，《中华疾病控制杂志》2013 年第 3 期。

[4] Wong, H. C., Liu, S. H., Ku, L. W., et al., "Characterization of Vibrio Parahaemolyticus Isolates Obtained from Foodborne Illness Outbreaks During 1992 Through 1995 in Taiwan," Journal of Food Protection, 63 (7), 2000, pp. 900–906.

[5] 罗学辉、张一、何水渊、张建群、张怡明：《肉类和海产品中副溶血性弧菌监测结果分析》，《中国热带医学》2008 年第 10 期。

[6] WHO, A Draft Risk Assessment of Campylobacter spp. in Broiler Chickens Interpretive Summary (Geneva, Switzerland: WHO, 2003).

[7] Uyttendaele, M., Baert, K., Ghafir, Y., Daube, G., De Zutter, L., Herman, L., et al., "Quantitative Risk Assessment of Campylobacter spp. in Poultry Based Meat Preparations as one of the Factors to Support the Development of Risk-based Microbiological Criteria in Belgium," International Journal of Food Microbiology, 111, 2006, pp. 149–163.

[8] De Jong, A. E. I., Verhoeff-Bakkenes, L., Nauta, M. J., De Jonge, R., "Cross-contamination in the Kitchen: Effect of Hygiene Measures," Journal of Applied Microbiology, 105, 2008, pp. 615–624.

[9] Luber, P., "Cross-contamination Versus Undercooking of Poultry Meat or Eggs-Which Risks Need to be Managed First?" International Journal of Food Microbiology, 134, 2009, pp. 21–28.

[10] Wills, W. J., Meah, A., Dickinson, A. M., Short, F., "I don't Think I ever Had Food Poisoning. A Practice-based Approach to Understanding Foodborne Disease that Originates in the Home," Appetite, 85, 2015, pp. 118–125.

因素[1][2][3][4][5][6][7]。

Signorini and Frizzo[8]和Kennedy et al.[9]分别对家庭消费者对即食肉类和生鲜肉类的处理情况进行调查,发现引发交叉污染的主要因素为受污染的手部以及未清洗完全的砧板和刀具。Kohl et al.[10]通过115个案例研究发现,手部清洗方式与由沙门氏菌引发的食源性疾病间呈现显著的相关性。与清洁水的温度相比,更重要的是肥皂与清洁剂的使用,且清洗时间至少要20秒[11]。de Jong et al.[12]的研究却发现,手部清洁对减

---

[1] De Wit, J. C., Broekhuizen, G., Kampelmacher, E. H., "Cross-contamination During the Preparation of Frozen Chickens in the Kitchen," *Journal of Hygiene*, 83, 1979, pp. 27 – 32.

[2] Chen, Y. H., Jackson, K. M., Chea, F. P., "Quantification and Variability Analysis of Bacterial Cross-contamination Rates in Common Foodservice Tasks," *Journal of Food Protection*, 64 (1), 2001, pp. 72 – 80.

[3] Fischer, A. R. H., De Jong, A. E. I., Van Asselt, E. D., De Jonge, R., Frewer, L. J., Nauta, M. J., "Food Safety in the Domestic Environment: An Interdisciplinary Investigation of Microbial Hazards During Food Preparation," *Risk Annual*, 27, 2007, pp. 1065 – 1082.

[4] Nauta, M. J., Fischer, A. R. H., Vn Asselt, E. D., De Jong, A. E. I., Frewer, L. J., De Jonge, R., "Food Safety in the Domestic Environment: The Effect of Consumer Risk Information on Human Disease Risks," *Risk Analysis*, 28, 2008, pp. 179 – 192.

[5] Van Asselt, E., Fischer, A., de Jong, A. E. I., Nauta, M. J. & de Jonge, R., "Cooking Practices in the Kitchen-observed Versus Predicted Behavior," *Risk Analysis*, 29, 2009, pp. 533 – 540.

[6] Whitehead, K. A., Smith, L. A., Verran, J., "The Detection and Influence of Food Soils on Microorganisms on Stainless Steel Using Scanning Electron Microscopy and Epifluorescence Microscopy," *International Journal of Food Microbioloby*, 141, 2010, pp. S125 – S133.

[7] Taché, J., Carpentier, B., "Hygiene in the Home Kitchen: Changes in Behaviour and Impact of Key Microbiological Hazard Control Measures," *Food Control*, 35, 2014, pp. 392 – 400.

[8] Signorini, M. L., Frizzo, L. S., "Quantitative Risk Model for Verocytotoxigenic Escherichia Coli Cross-contamination During Hamburger Preparation", *Revista Aegentina de Microbiologia*, 41 (4), 2009, pp. 237 – 244.

[9] Kennedy, J., Nolan, A., Gibney, S., "Deteminants of Cross-contamination During Home Food Preparation," *British Food Journal*, 113 (2 – 3), 2011, pp. 280 – 297.

[10] Kohl, K. S., Rietberg, K., Wilson, S., "Relationship Between Home Food-handling Practices and Sporadic Salmonellosis in Adults in Louisiana, United States," *Epidemiology and Infection*, 129 (2), 2002, pp. 267 – 276.

[11] Todd, E. C. D., Michaels, B. S., Smith, D., Greig, J. D., Bartleson, C. A., "Outbreaks Where Food Workers Have been Implicated in the Spread of Foodborne Disease. Part 9. Washing and Drying of Hands to Reduce Microbial Contamination," *Journal of Food Protection*, 73, 2013, pp. 1937 – 1955.

[12] de Jong, A. E., I., Verhoeff-Bakkenes, L., Nauta, M. J., De Jonge, R., "Cross-contamination in the Kitchen: Effect of Hygiene Measures," *Journal of Applied Microbiology*, 105, 2008, pp. 615 – 624.

少病原交叉污染的作用有限,最有效的措施应该是对刀具、砧板进行清洁,应用68℃的热水将刀具、案板清洗10秒以上。

同时,Sampers et al.[1] 对比利时消费者进行调查后发现,除了上述手部、砧板和刀具的清洁因素以外,生熟不分也是引发交叉污染的主要因素。Whitehead et al.[2] 的研究表明,只要物体表面有些微的污染物残留,病原微生物就会依照食品所含的营养成分与pH酸碱度发生转移,砧板、刀具中的这种转移率甚至可在50%以上[3][4]。因此,肉类与其他食品的砧板分离成为防止交叉污染的有效措施。有学者认为,生、熟食品处理中应该做到"专板专用、专刀专用"(即一套砧板和刀具用于生鲜食品,另一套用于熟食食品)[5][6]。

另外,微生物具有黏附在物体表面的特性[7],湿润的环境、接触时间及压力是影响致病性病原传播的三个最主要因素[8]。因此当物体表面环境潮湿且有营养物质存在时,病原微生物会在适宜的温度下繁殖生成

---

[1] Sampers, I., Berkvens, D., Jacxsens, L., Ciocci, M. C., Dumoulin, A., Uyttendaele, M., "Survey of Belgian Consumption Patterns and Consumer Behaviour of Poultry Meat to Provide Insight in Risk Factors for Campylobacteriosis," *Food Control*, 26, 2012, pp. 293–299.

[2] Whitehead, K. A., Smith, L. A., Verran, J., "The Detection and Influence of Food Soils on Microorganisms on Stainless Steel Using Scanning Electron Microscopy and Epifluorescence Microscopy," *International Journal of Food Microbioloby*, 141, 2010, pp. S125–S133.

[3] Chai, L. C., Lee, H. Y., Ghazali, F. M., Bakar, F. A., Malakar, P. K., Nishibuchi, M., Nakaguchi, Y., Radu, S., "Simulation of Cross-contamination and Decontamination of Campylobacter Jejuni During Handling of Contaminated Raw Vegetables in a Domestic Kitchen," *Journal of Food Protection*, 71, 2008, pp. 2448–2452.

[4] Funda, E., Muhittin, T., Ozgun, B., "Microbilogical Quality of Home Cooked Meat and Vegetable Salads," *Pakistan Journal of Medical Sciences*, 26 (2), 2010, pp. 416–419.

[5] De Wit, J. C., Broekhuizen, G., Kampelmacher, E. H., "Cross-contamination During the Preparation of Frozen Chickens in the Kitchen," *Journal of Hygiene*, 83, 1979, pp. 27–32.

[6] Cogan, T. A., Bloomfield, S. F., Humphrey, T. J., "The Effectiveness of Hygiene Procedures for Prevention of Cross-contamination from Chicken Carcasses in the Domestic Kitchen," *Letters in Applied Microbiology*, 29, 1999, pp. 354–358.

[7] Kusumaningrum, H. D., Riboldi, G., Hazeleger, W. C., Beumer, R. R., "Survival of Foodborne Pathogens on Stainless Steel Surfaces and Cross-contamination to Foods," *International Journal of Food Microbiology*, 85, 2003, pp. 227–236.

[8] Pérez-Rodríguez, F., Valero, A., Carrasco, E., García, R. M., Zurera, G., "Understanding and Modelling Bacterial Transfer to Foods: A Review," *Trends in Food Science & Technology*, 19 (3), 2008, pp. 131–144.

菌膜，家庭中这样的环境包括与食品直接和间接接触的砧板、刀具、水槽、海绵、抹布和餐具等。但是考虑到手部清洁在家庭食品处理中的关键作用①，有学者认为，手部干燥也是防止微生物传播的又一重要因素，与使用毛巾和热风干燥设备的手部干燥方式相比，规范使用纸巾更能减少病原微生物的传播。

（2）冷藏不当。温度、时间是微生物生长繁殖的必要条件，源于现代冷藏、冷冻技术的快速发展②，合理温度与时间下的冷藏是抑制病原微生物生长繁殖、保障家庭肉类质量安全的关键③。WHO建议各种肉类在室温内放置不应超过2小时，0~5℃下不应超过3天，而-18℃以下不应超过3个月④⑤。与冷藏解冻和微波解冻相比，室温解冻被认为是增加微生物生长繁殖的关键风险点⑥⑦⑧。以李斯特菌为代表菌的储存实验表明，猪肉即食食品中的李斯特菌含量很高⑨⑩，食品中李斯特菌的增长与储存温度和时间存在显著相关性，储存时间越久、温度越

---

① Forsythe, S. J., *Microbiologia da seguranc, a Alimentar* (PortoAlegre, Artmed, French: PortoAlegre, 2002).
② Etiévant, P., Bellisle, F., Padilla, M., Romon-Rousseau, M., "Food Consumption Behaviors (in French)," *Choix Desconsommateurs et Politiques Nutritionnelles*, ed Chemineau, I. P. & Donnars, C. (Versailles, France, 2012).
③ Luber, P., "Cross-contamination Versus Undercooking of Poultry Meat or Eggs-which Risks Need to be Managed First?" *International Journal of Food Microbiology*, 134, 2009, pp. 21 – 28.
④ WHO, *Five Keys to Safer Food Manual* (Geneva, Switzerland: World HealthOrganization, 2006).
⑤ Karabudak, E., Bas, M., Kiziltan, G., "Food Safety in Households Consumption of Meat in Turkey," *Food Control*, 19, 2008, pp. 320 – 327.
⑥ Mitakakis, T. Z., Sinclair, M. I., Fairley, C. K., Lightbody, P. K., Leder, K., Hellard, M., "Food Safety in Family Homes in Melbourne, Australia," *Journal of Food Protection*, 67 (4), 2004, pp. 818 – 822.
⑦ 巩顺龙、白丽、陈磊、程瑞雪：《我国城市居民家庭食品安全消费行为实证研究——基于15个省市居民家庭的肉类处理行为调查》，《消费经济》2001年第3期。
⑧ 白丽、汤晋、王林森、巩顺龙：《家庭食品安全行为高风险群体辨识研究》，《消费经济》2014年第1期。
⑨ EFSA, "The Community Summary Report on Trends and Sources of Zoonoses and Zoonotic Agents in the European Union in 2007," *EFSA Journal*, 7 (1), 2009.
⑩ Warriner, K., Namvar, A., "What is the Hysteria with Listeria?" *Trends Food Scientific Technology*, 20 (6-7), 2009, pp. 245 – 254.

高，由致病性微生物导致的猪肉腐败变质的风险越高。

学者对一种泰式发酵类猪肉食品进行调查后发现，由于人会直接接触生鲜猪肉，对该类腌制猪肉的不当冷藏极易产生葡萄球菌，葡萄球菌能产生热稳定的葡萄球菌肠毒素，即使是在烹饪彻底后，也不会降低其致病风险①。研究表明，冰箱冷藏的前几天菌落总数均有所增加，而过几天以后菌落总数会急剧下降，因此冰箱冷藏时间较长有助于降低菌落总数②。

此外，烹调后的肉类中一旦含有产气荚膜梭菌，就极易形成芽孢并在肉类食品的逐渐冷却过程中生长繁殖，所以烹调后的肉类必须立刻冷却以抑制其生长，研究表明只要冷却的时间小于15小时并将其含量控制在一定范围内就不会增加其繁殖风险。因此FDA③在食品标准中规定肉类等风险性较高的食品应该在2小时内从60℃冷却到21℃，且在6小时内从60℃下降到5℃。欧盟建议，未经过熏制的熟肉类食品应该在6小时内从50℃下降到12℃，且从1小时内从12℃下降到5℃④，熏制熟肉的冷却时间可以延长1/4。USDA⑤则建议从54.4℃冷却为26.7℃应不超过1.5小时，从26.7℃冷却为4.4℃应不超过5小时，对于熏制熟肉类，从54.4℃冷却为26.7℃应不超过5小时，从26.7℃冷却为7.2℃应不超过10小时。

---

① Bergdoll, M. S., Lee Wong, A. C., "Staphylococcal Intoxications," *Foodborne Infections and Intoxications*, ed. Rieman, H. P., Cliver, D. O. (San Diego, California: Academic Press, Elsevier Inc., 2006), pp. 523 – 562.
② Chokesajjawatee, N., Pornaem, S., Younggun, Z., Kamdee, S., Luxananil, P., Wanasen, S., et al., "Incidence of Staphylococcus Aureus and Associated Risk Factors in Nham, a Thai Fermented Pork Product," *Food Microbiology*, 26 (5), 2009, pp. 547 – 551.
③ Food and Drug Administration (FDA), *Division of Retail Food Protection* (Washington, DC: Department of Health and Human Services, 2001).
④ Gaze, J. E., Shaw, R., Archer, J., *Identification and Prevention of Hazards Associated with Slow Cooling of Hams and Other Large Cooked Meats and Meat Products* (Gloucestershire, UK: Campden and Chorleywood Food Research Association, 1998).
⑤ U. S. Department of Agriculture, Food Safety and Inspection Service, "Performance Standards for the Production of Meat and Poultry Products: Proposed Rule," *Federal Register*, 66, 2001, pp. 12589 – 12636.

另外，依照 IFH 所提出的"卫生定向"风险关键点识别与控制的办法，引发家庭食源性疾病的食品安全风险应由家庭病原微生物来源开始，到病原发生感染为止。同时，鉴于食品原料安全风险在引发家庭食源性疾病中的重要作用，生鲜或冷冻海鲜与肉类从购买到运输回家途中的冷藏已逐渐成为学者关注的重点之一。生鲜或冷冻食品应当单独包装，使用冰袋运输，并在购买后 2 小时内运输到家立即冷藏或冷冻[1][2][3]。

（3）烹调不彻底。除了交叉污染与冷藏不当外，烹调不彻底是引发家庭食品安全风险的又一重要途径。合理的烹调温度与烹调时间是降低肉类中病原微生物活性的最主要办法[4]，烹调时肉类食品的内部温度至少应该达到 70℃并持续 2 分钟[5][6]。Lahou et al.[7] 以沙门氏菌、弯曲杆菌、大肠杆菌、李斯特菌等为研究对象，评估不同烹调方式对家庭猪肉中微生物病原活性的影响。结果表明，李斯特菌的耐热性最高，在所有烹调方式中，煎炸是风险最高的烹调方式，生鲜肉中的病原存活率达 46%，而全熟肉类的病原存活率为 13%，这是因为煎炸的烹调方式并

---

[1] 巩顺龙、白丽、陈磊、程瑞雪：《我国城市居民家庭食品安全消费行为实证研究——基于 15 个省市居民家庭的肉类处理行为调查》，《消费经济》2011 年第 3 期。

[2] Losasso, C., Cibin, V., Cappa, V., Roccato, A., Vanzo, A., Andrighetto, I., Ricci, A., "Food Safety and Nutrition: Improving Consumer Behavior," *Food Control*, 26, 2012, pp. 252 - 258.

[3] Alsayeqh, A. F., "Foodborne Disease Risk Factors Among Women in Riyadh, Saudi Arabia," *Food Control*, 50, 2015, pp. 85 - 91.

[4] Murphy, R. Y., Martin, E. M., Duncan, L. K., Beard, B. L., Marcy, J. A., "Thermal Process Validation for Escherichia Coli O157: H7, Salmonella, and Listeria Monocytogenes in Ground Turkey and Beef Products," *Journal of Food Protection*, 67, 2004, pp. 1394 - 1402.

[5] Bunning, V. K., Crawford, R. G., Tierney, J. T., Peeler, J. T., "Thermotolerance of Listeria Monocytogenes and Salmonella Typhimurium After Sublethal Heat Shock," *Applied & Environmental Microbiology*, 56, 1990, pp. 3216 - 3219.

[6] Lund, B. M., "Microbiological Food Safety and a Low-microbial Diet to Protect Vulnerable People," *Foodborne Pathogens & Diseases*, 11, 2014, pp. 413 - 424.

[7] Evy Lahou, Xiang Wang, Elien De Boeck, Elien Verguldt, Annemie Geeraerd, Frank Devlieghere, Mieke Uyttendaele, "Effectiveness of Inactivation of Foodborne Pathogens During Simulated Home Pan Frying of Steak, Hamburger or Meat Strips," *International Journal of Food Microbiology*, 206, 2015, pp. 118 - 129.

不能完全保证肉类内部温度达到70℃且时间达到2分钟。Gurman et al.[1]、Juneja et al.[2] 和 Smith et al.[3] 以沙门氏菌为例进行研究后发现，猪肉中的脂肪含量与沙门氏菌风险显著正相关，但只要烹饪温度达到63℃，则脂肪含量的风险就可以被忽略。同时，烹饪时间对猪肉中沙门氏菌的含量有显著影响，时间越长越有助于沙门氏菌含量的降低[4]。WHO[5] 对肉毒杆菌的研究也表明，低温巴氏灭菌并不能有效杀灭即食食品中的肉毒杆菌及其芽孢，必须在食用前用85℃高温加热至少5分钟，才能使肉毒毒素失活。

3. 猪肉中主要微生物性风险的危害表现

食源性微生物病原的潜伏期均较短，通常情况下通过摄食进入人体，黏附并定居于人体的肠道组织[6]，侵入肠黏膜引发侵袭性感染或肠毒素性感染，表现出腹痛、腹泻、恶心和呕吐等常见的急性胃肠炎病征。但是根据病原微生物的不同，也会表现出不同的临床危害。虽然对于健康成人来说，由微生物病原引发的症状可以较快消失，但是对于幼儿、老年人以及免疫功能低下的人群来说，由腹泻所造成的脱水会危及生命健康。再加上微生物耐药性的增强，对由疾病或医疗措施导致的细胞免疫功能受损人群（如 HIV/AIDS 患者、损害机体免疫力的慢性病患者）、妊娠期妇女、新生儿和老年人群而言，都可以产生极强的致命风

---

[1] Gurman, P. M., Ross, T., Holds, G. L., Jarrett, R. G., Kiermeier, A., "Thermal Inactivation of Salmonella spp. in Pork Burger Patties," *International Journal of Food Microbiology*, 219, 2016, pp. 12 – 21.

[2] Juneja, V. K., Eblen, B. S., Marks, H. M., "Modeling Non-linear Survival Curves to Calculate Thermal Inactivation of Salmonella in Poultry of Different Fat Levels," *International Journal of Food Microbiology*, 70 (1), 2001, pp. 37 – 51.

[3] Smith, S., Maurer, J., Orta-Ramirez, A., Ryser, E., Smith, D., "Thermal Inactivation of Salmonella spp., Salmonella Typhimurium DT104, and Escherichia Coli O157: H7 in Ground Beef," *Journal of Food Science*, 66 (8), 2001, pp. 1164 – 1168.

[4] Gonzales-Barron, U., Redmond, G., Butler, F. "A Consumer-phase Exposure Assessment of Salmonella Typhimurium from Irish Fresh Pork Sausages: I. Transport and Refrigeration Modules," *Food Control*, 21 (12S), 2010, pp. 1683 – 1692.

[5] World Health Organization, Botulism Fact Sheet N°270, Updated August 2013.

[6] Kalyoussef, S., Feja, K. N., "Foodborne Illnesses," *Advances in Pediatrics*, 61, 2014, pp. 287 – 312.

险,尤其是单增李斯特菌[1]。

沙门氏菌是猪肉中常见的食物中毒微生物病原,人们一般在食用了含有沙门氏菌污染食品的 6~72 小时后发病,发病特征为发热、腹痛、腹泻、恶心,有时兼有呕吐,病程持续 2~7 天。其对肠黏膜的侵袭加上毒素的作用,共同导致了食物中毒。在普遍意义上,沙门氏菌感染的症状轻微,且在得到及时的针对性治疗后可以完全治愈。

金黄色葡萄球菌的潜伏期短,一般在进食后 2~6 小时发作,伴随有恶心、呕吐、腹痛以及腹泻等症状。近年来还发现其能引起其他一些疾病,如肠炎、败血症、皮肤感染或中毒休克等。

产气荚膜梭菌可以产生多种外毒素和酶类,其致病性主要与形成的肠毒素相关。在目前发现的 12 种外毒素中,起主要致病作用的有 4 种,根据这 4 种毒素将该菌分为 A、B、C、D、E 的 5 个型。据文献报道,几乎所有的产气荚膜梭菌肠毒素引起的食物中毒,都是由 A 型肠毒素引起的[2],其细胞孢子在小肠中产生肠毒素,人们食用了含有肠毒素的肉食品,可出现腹泻、腹痛、呕吐、不适等急性胃肠炎症状。

单增李斯特菌是典型的条件致病胞内菌,当菌体通过受污染食物进入体内肠道后,其表面的内化蛋白和肠上皮细胞表面的钙黏蛋白结合[3],通过胞饮作用进入肠上皮细胞,并形成李斯特溶解素释放至细胞质中,利用李斯特菌的肌动蛋白在细胞间传播,侵犯肠黏膜并透过肠道屏障、血脑屏障、胎盘屏障。除可引发发热性胃肠炎外,常可发生侵袭性感染,导致败血症、中枢神经系统感染(细菌性脑膜炎/脑

---

[1] Girard, D., Leclercq, A., Laurent, E., Lecuit, M., et al., "Pregnancy-related Listeriosis in France, 1984 to 2011, with a Focus on 606 Cases from 1999 to 2011", *Euro Surveillance*, 19 (38), 2014, p. 209.

[2] 罗海波、朱平、李兰娟:《细菌毒素与临床》,人民卫生出版社,1999。

[3] Schuppler, M., Loessner, M. J., "The Opportunistic Pathogen Listeria Monocytogenes: Pathogenicity and Interaction with the Mucosal Immune System," *International Journal of Inflammation*, 2010, p. 704321.

膜脑炎）。

对于唯一的食源性病毒而言，人一般在感染诺如病毒后的 12 ~ 72 小时后发病，发病突然，呈现呕吐、腹部绞痛、发热、水样稀便以及偶尔的头痛、寒战和肌肉疼痛等症状。症状通常持续 2 ~ 3 天，但容易反复感染。

人们食用被副溶血性弧菌污染的食物后极可能会出现以腹痛、腹泻、恶心、呕吐、发热等为主要症状的急性肠胃炎[1]。中毒者的主要症状为粪便多呈水样，且常混有黏液或脓血[2]，重症患者还可出现脱水、休克昏迷、结肠黏膜溃疡甚至死亡[3][4]。

肉毒杆菌产生的肉毒毒素通过与外周神经系统运动神经元突触前膜受体结合，作用并切割神经细胞中的特异性底物蛋白，阻止神经介质——乙酰胆碱的释放，阻断胆碱能进行神经传导的生理功能，中毒后 12 ~ 36 小时发病，潜伏期为 4 ~ 8 天，致死率为 5% ~ 10%[5][6]。早期症状以疲劳、虚弱和晕眩为主，之后会出现视力模糊、口唇干燥甚至吞咽困难，也常常出现呕吐、腹泻、便秘和腹部肿胀等症状，严重时会引起全身肌肉松弛性麻痹尤其是具有致死性的呼吸肌麻痹等[7]。

（二）主要的寄生虫风险

食源性人畜共患寄生虫病是引发全球食源性疾病的主要疾病种类，主要由人们食用了受污染的鱼、肉、植物或水而引发，对公众健康与社

---

[1] Marne, C., Aznar, R., "Vibrio Parahemolyticus-associated Diarrhea in Spain," *European Journal of Clinical Microbiology & Infectious Diseases Official Publication of the European Society of Clinical Microbiology*, 7 (3), 1988, pp. 439 – 440.
[2] 苏世彦：《食品微生物检验手册》，中国轻工业出版社，1998。
[3] Bolen, J. L., Zamiska, S. A., Rd, G. W., "Clinical Features in Enteritis due to Vibrio Parahemolyticus," *American Journal of Medicine*, 57 (4), 1974, pp. 638 – 641.
[4] 陈炳卿：《营养与食品卫生学》，人民卫生出版社（第三版），1994，第 212 ~ 214 页。
[5] World Health Organization, Botulism Fact Sheet N°270, Updated August 2013.
[6] 张建：《肉毒杆菌及其毒素概述》，《生物学教学》2014 年第 3 期。
[7] Cherington, M., "Clinical Spectrum in Botulism," *Muscle Nerve*, 21, 1998, pp. 701 – 710.

会经济发展都造成了十分严重的危害,在中国大陆尤其严重[1][2][3][4]。猪肉是全球尤其是中国消费最频繁的肉类,猪中寄生了许多动物源性寄生虫,主要包括原虫类的刚地弓形虫和肉孢子虫,蠕虫类的旋毛虫与绦虫。一旦人们生食或食用未烹调彻底的受感染猪肉,寄生虫就会通过受感染的猪肉传播到人体内产生致病风险[5][6]。

1. 猪肉中的主要寄生虫风险因素

(1)刚地弓形虫。刚地弓形虫是一种条件性细胞内寄生的机会致病原虫,呈世界性分布,可感染人和200多种动物,是全球主要的食源性原生动物病原,主要引起人兽共患弓形虫病。

全世界高达95%的人群曾受到过刚地弓形虫的感染[7],Guo et al.[8]引证FAO/WHO的数据表明,22%的人体刚地弓形虫是肉源性的。在猪肉中,其是与沙门氏菌、弯曲杆菌同样重要的食源性病原[9][10]。可以感染所有宿主以及所有宿主细胞,并在不同的宿主间互相感染,而猪肉是主要的传播途径。其传播主要取决于人们的饮食习惯,因此即便是地理

---

[1] Nithiuthai, S., et al., "Waterborne Zoonotic Helminthiases," *Veterinary Parasitology*, 126, 2004, pp. 167–193.

[2] Chai, J. Y., et al., "Fish-borne Parasitic Zoonoses: Status and Issues," *International Journal of Parasitology*, 35, 2005, pp. 1233–1254.

[3] Dawson, D., "Foodborne Protozoan Parasites," *International Journal of Food Microbiogy*, 103, 2005, pp. 207–227.

[4] Xue, Y. J. and Hui, Q. F., "Research Progress in Food-borne Parasitic Diseases," *Journal of University (Medical Sciences)* 4, 2006, pp. 3–4.

[5] Davies P., "Pork Safety: Achievements and Challenges," *Proceedings 21ˢᵗ IPVS Congress*, Vancouver, Canada, 2010, pp. 15–19.

[6] Djurković-Djakoviĉ, O., Bobiĉ, B., Nikoliĉ, A., Klun, I., Dupouy-Camet, J., "Pork as a Source of Human Parasitic Infection," *Clinical Microbiology & Infection*, 19 (7), 2013, pp. 586–594.

[7] WHO, *A brief Guide to Emerging Infectious Diseases and Zoonoses* (WHO Library Cataloguing-in-Publication Data, 2014).

[8] Guo, M., Mishra, A., Buchanan, R. L., Dubey, J. P., Hill, D. E., Gamble, H. R., Jones, J. L., Pradhan, A. K., "A Systematic Meta-analysis of Toxoplasma Gondii Prevalence in Food Animals in the United States," *Foodborne Pathogens and Disease*, 13, 2014, pp. 109–118.

[9] Havelaar, A. H., Kemmeren, J. M., Kortbeek, L. M., "Disease Burden of Congenital Toxoplasmosis," *Clinical Infectious Diseases*, 44, 2007, pp. 1467–1474.

[10] Kijlstra, A., Jongert, E., "Toxoplasma-safe Meat: Close to Reality?" *Trends Parasitol*, 25, 2009, pp. 18–22.

区域紧邻的地方，其流行性也会存在很大差别①。

（2）旋毛虫。旋毛虫是属于毛首目毛形科毛形属的一种寄生虫。源于小农的农业特点，旋毛虫病在中国猪业中成为一种流行病，被列为我国三大人兽共患寄生虫病（旋毛虫病、囊虫病和棘球蚴病）之首。WHO 报道 1995~2009 年暴发了 1137 例，主要发生于中国的北部和西部地区②。其成虫寄生于横纹肌进而引起旋毛虫病，人吞食 5 条旋毛虫即可致死③。肌肉中寄生的旋毛虫的抵抗力很强，在 -12 ℃ 下可保持生命力 57 天，-18 ℃ 下可保持生命力 10 天，-30 ℃ 下可保持生命力 24 小时，-33 ℃ 下可保持生命力 10 小时，-34 ℃ 下还能存活 14 分钟，经急冻后又在 -15 ℃ 的冷库中冷藏 20 天才能完全杀死肌肉中的旋毛虫，高温到 70 ℃ 左右才能杀死包囊中的幼虫。其在腐败肉类中能存活 100 天，腌肉及熏肉只能杀死表层的旋毛虫，深层的可能存活 1 年，家庭中主要通过食用含有 0.5mm 长的旋毛虫幼虫的猪肉进行传播。

（3）猪肉绦虫。猪肉绦虫属于带绦虫科，猪囊尾蚴是其幼虫，在全世界分布很广，尤其在发展中国家广泛流行，其幼虫与成虫均可危害人体健康，被列为引发死亡的主要食源性疾病致病病原。全世界约有 2500 万人感染猪带绦虫，不少于 2000 万人感染猪囊尾蚴。WHO 在 2015 年食源性疾病负担研究中发现，全球猪肉绦虫的 DALYs 达 280 万年。人是猪肉绦虫的终宿主，也可作为其中间宿主，家猪和野猪是主要的中间宿主④⑤。猪囊尾蚴可寄生于猪及人的肌肉、心脏、脑及皮下等

---

① Bobi, B., Nikoli, C. A., Klun, I., et al., "Kinetics of Toxoplasma Infection in the Balkans," Wien Klin Wochenschr, 123 (Suppl 1), 2011, pp. 2 - 6.

② Berger, S., Trichinosis: Global Status - 2016 Edition (Losngelees, California, USA: Gideon Informatics Inc., 2016).

③ Sethi, B., Butola, K. S., Arora, B., Kumar, Y., Suri, V., "Human Trichinosis in Remotes of Uttarakhand, India," Indian Journal of Medical Science, 64 (3), 2010, pp. 50 - 51.

④ Ito, A., Wandra, T., Subahar, R., Hamid, A., Yamasaki, H., Sako, Y., et al., "Recent Advances in Basic and Applied Science for the Control of Taeniasis/Cysticercosis in Asia," Southeast Asian Journal of Tropical Medicine & Public Health, 33 Suppl 3, (2), 2002, pp. 79 - 82.

⑤ Eddi, C., Nari, A., Amanfu, W., "Taenia Solium Cysticercosis/Taeniosis: Potential Linkage with Fao Activities; FAO Support Possibilities," Acta Tropica, 87 (1), 2003, pp. 145 - 148.

多种组织和器官，而成虫只寄生于人的小肠。人感染猪囊尾蚴时，因囊尾蚴的寄生部位不同可导致视力障碍、肌肉酸痛等症状，严重者可引起癫痫，不仅严重影响人类的健康，而且会导致巨大的经济损失。

（4）肉孢子虫。肉孢子虫属顶复门，肉孢子虫科，肉孢子虫属[1]。广泛寄生于动物肌肉和中枢神经系统中，是成囊球虫中最大的一个属，人既可以作为其中间宿主，也可以作为其终末宿主[2]。通过猪肉来传播的以人为终末宿主的肉孢子虫主要为猪肉孢子虫，寄生于人体肠道中，人体食用了感染肉孢子虫的动物肌肉后就会患上人肠道肉孢子虫病[3]。

2. 主要寄生虫风险的作用方式

在家庭环境中，生食或食用烹饪不彻底的猪肉是所有猪源性寄生虫传播的首要途径[4][5][6][7]，任何受感染的猪肉可食用部分均是风险来源[8][9][10][11]。

---

[1] 陈连勇、周本江、李翠英、杨立军、杨照青：《肉孢子虫流行病学研究进展》，《中国人兽共患病学报》2008 年第 7 期。

[2] 胡俊杰、孟余、陈新文、左仰贤、武鹏：《人肉孢子虫病的研究进展》，《中国寄生虫学与寄生虫病杂志》2010 年第 6 期。

[3] Markus, M. B., "Sarcocystis and Sarcocystosis in Domestic Animals and Man," *Advances in Veterinary Science & Comparative Medicine*, 22, 1978, pp. 159–193.

[4] Cook, A. J. C., Gilbert, R. E., Buffolano, W., Zufferey, J., Petersen, E., Jenum, P. A., Foulon, W., Semprini, A. E. and Dunn, D. T., "Sources of Toxoplasma Infection in Pregnant Women: European Multicentre Case-control Study," *British Medical*, 321, 2000, pp. 142–147.

[5] Fayer, R., "Sarcocystis spp. in Human Infections," *Clinical Microbiology*, 17, 2004, pp. 894–902.

[6] Han, K., Shin, D. W., Lee, T. Y., Lee, Y. H., "Seroprevalence of Toxoplasma Gondii Infection and Risk Factors Associated with Seropositivity of Pregnant Women in Korea," *Journal of Parasitol*, 94, 2008, pp. 963–965.

[7] Wang, L., Chen, H., Liu, D. H., et al., "Genotypes and Mouse Virulence of Toxoplasma Gondii Isolates from Animals and Humans in China," *PLoS One*, 8 (1), 2013, p. e53485.

[8] Dubey, J. P., J. L. Jones., "Toxoplasma Gondii Infection in Humans and Animals in the United States," *International Journal of Parasitology*, 38, 2008, pp. 1257–1278.

[9] Dubey, J. P., "Toxoplasmosis in Pigs. The Last 20 Years," *Veterinary Parasitology*, 164, 2009, pp. 89–103.

[10] Klun, I., et al., "Crosssectional Survey on Toxoplasma Gondii Infection in Cattle, Sheep and Pigs in Serbia: Seroprevalence and Risk Factors," *Veterinary Parasitology*, 135, 2006, pp. 121–131.

[11] Klun, I., et al., "Toxoplasma Gondii Infection in Slaughter Pigs in Serbia: Seroprevalence and Demonstration of Parasites in Blood," *Veterinary Research*, 42, 2011, p. 17.

低温烹调被认为是改善口感①②③的有效措施，而低温并不能有效杀死寄生虫，USDA④建议猪肉的内部温度应该达到63.33℃，而加拿大农业部门建议，任何肉类的内部温度达到58℃才会杀死此病原，因此加热器具的温度应该达到70℃。理论上，寄生虫可以在持续2分钟的60℃温度中被杀死，如果需要降低温度，则加热时间需要指数递增。在烹调方式的选择中，微波烹调并不是最有效的办法⑤，如果是油炸和烧烤，即使内部温度达到82℃，在过短的时间内也不能完全杀灭寄生虫。除烹调以外，适当的冷藏措施也有助于减少猪肉中的病原，具体的冷藏与烹饪温度如表5-1所示。

表5-1 猪肉中的主要寄生虫风险

寄生虫种类	烹饪温度	冷冻温度	腌制
刚地弓形虫	内部温度66℃，依据肉块大小决定烹饪时间	-12℃下3天；<0℃下7天	无任何安全建议
旋毛线虫	内部温度71℃，直至肉的颜色不再粉红	-15℃下20~30天（肉块厚度<15cm）；-23℃下10~20天；-29℃下6~12天；具体依照肉块厚度来定	——
猪带绦虫	内部温度60℃，直至肉的颜色不再粉红	-5℃下4天；-15℃下3天；-24℃下1天	
肉孢子虫	60℃下20分钟；70℃下15分钟；100℃下5分钟	-4℃下48小时；-20℃下24小时	——

---

① Buffolano, W., Gilbert, R. E., Holland, F. J., Fratta, D., Palumbo, F. and Ades, A. E., "Risk Factors for Recent Toxoplasma Infection in Pregnant Women in Naples," *Epidemiology & Infection*, 116, 1996, pp. 347-351.

② Zhou, P., Chen, N., Zhang, R. L., Lin, R. Q., Zhu, X. Q., "Food-borne Parasitic Zoonoses in China: Perspective for Control," *Trends in Parasitology*, 24 (4), 2008, pp. 190-196.

③ Becker, A., Boulaaba, A., Pingen, S., Krischek, C. & Klein, G., "Low Temperature Cooking of Pork Meat — Physicochemical and Sensory Aspects," *Meat Science*, 118, 2016, pp. 82-88.

④ USDA, http://www.fsis.usda.gov/wps/portal/fsis/topics/food-safety-education/get-answers/foodsafety-fact-sheets/meat-preparation/fresh-pork-from-farm-to-table/CT_Index. Accessed 6 April 2016.

⑤ Dupouycamet, J., Murrell, K. D., "Guidelines for the Surveillance, Management, Prevention and Control of Trichinellosis," *Horttechnology*, 12 (4), 2007, pp. 17-30.

除此以外,由于卫生状况差而导致的交叉污染是猪源性寄生虫传播的另一主要途径①。像食源性致病菌一样,引发寄生虫交叉污染的主要因素为手部、砧板和刀具的清洁不到位,生熟食砧板、菜刀不分等。

3. 主要寄生虫风险的危害表现

(1)弓形虫病。刚地弓形虫有母婴传播与粪口传播两种途径,因而弓形虫病也分为先天性弓形虫病与后天获得性弓形虫病两种①。先天性弓形虫病多由孕妇于妊娠期感染急性弓形虫病所致。先天性感染的发生率和严重性与孕妇受感染时间的早晚有关,妊娠早期感染的症状要轻于妊娠后期感染,孕妇感染弓形虫可引起胎儿先天感染或引发流产、畸胎、死胎等,感染的胎儿早期无明显的症状,但是随着胎儿成长可能会出现失明、精神障碍等症状②③。

后天获得性弓形虫病因虫体侵袭部位和机体反应性不同而呈现不同的临床表现。一般潜伏期为5~23天,病情轻重不一,从亚临床性至暴发性感染不等。当机体免疫功能受损时,可出现多种临床表现,初期会出现典型的胃肠道症状与颌下和颈后淋巴结肿大④。另外,弓形虫常累及脑、眼部,引起中枢神经系统异常表现,在免疫功能低下者,常表现为脑炎、脑膜脑炎、癫痫和精神异常。弓形虫眼病的主要特征是视网膜脉络膜炎,成人表现为视力突然下降⑤。婴幼儿可见手抓眼症,对外界事物反应迟钝,也有出现斜视、虹膜睫状体炎、葡萄膜炎等,多见双侧

---

① WHO, "A Brief Guide to Emerging Infectious Diseases and Zoonoses," *WHO Library Cataloguing-in-Publication Data*, 2014, pp. 85 – 91.

② Engeland, I. V., Waldeland, H., Kindahl, H., et al., "Effect of Toxoplasma Gondii Infection on the Development of Pregnancy and on Endocrine Foetal-placental Function in the Goat," *Veterinary Parasitology*, 6 (1 – 2), 1996, pp. 61 – 74.

③ WHO, "A Brief Guide to Emerging Infectious Diseases and Zoonoses," *WHO Library Cataloguing-in-Publication Data*, 2014, pp. 85 – 91.

④ Mercier, A., Ajzenberg, D., Devillard, S., et al., "Human Impact on Genetic Diversity of Toxoplasma Gondii Example of the Anthropized Environment from French Guiana," *Infection Genetics & Evolution Journal of Molecular Epidemiology & Evolutionary Genetics in Infectious Diseases*, 11 (6), 2011, pp. 1378 – 1387.

⑤ Holland, G. N., "Ocular Toxoplasmosis: A Global Reassessment. Part I: Epidemiology and Course of Disease," *American Journal of Ophthalmology*, 136, 2003, pp. 973 – 988.

性病变，常伴全身反应或多器官病损[1]。

（2）旋毛虫病。当人体胃部消化了受幼虫感染的猪肉后，幼虫会进入胃部，刺穿小肠黏膜，大约在5天后成熟，成为成虫。一方面，幼虫刺穿肠道黏膜会引发上皮细胞尤其是绒毛边界细胞的改变，成虫的雌、雄虫在肠黏膜交配繁殖，产生100um长的新生幼虫，并进入血液与淋巴血管中，引发宿主的寄生血管炎；另一方面，幼虫刺穿肌肉纤维后会控制肌肉纤维，引起周边骨胶原组织的改变，在两周内发生600倍的扩增，发生感染。更为致命的是，幼虫可以在改变的肌肉纤维中存活数月甚至数年[2]。旋毛虫病的潜伏期一般为1~2周，平均10天左右。一般潜伏期越短，病情越重。该病临床表现多样，轻者可无明显症状，症状不典型者常可导致误诊，重者可在发病后3~7周内死亡。人的初期症状是发热、面部水肿和皮疹等过敏反应，继而出现肌肉疼痛、乏力等症状，之后会产生心血管和神经学病症，可引发心肌炎和脑炎而产生致命风险[3]。

（3）绦虫病和囊虫病。绦虫病与囊虫病是两种截然不同的人畜共患寄生虫病，但均由猪带绦虫引起。绦虫病主要是指猪带绦虫成虫引发的肠道感染，而囊虫病是指猪囊尾蚴寄生在人体组织、眼部以及大脑所引发疾病的统称。当人体食用了受猪带绦虫成虫感染的猪肉以后，成虫会寄生在人体小肠中，在6~8周后引发腹痛、腹泻、恶心和便秘等肠道疾病。如果不及时治疗，绦虫可以在体内存活达数年，产生大量的绦虫卵，随粪便排出，污染环境，造成二次感染[4]。而当人体食用了含有绦虫卵的猪肉后，绦虫卵会形成幼虫，形成组织囊肿并寄生在肌肉、眼

---

[1] 高歌：《弓形虫病临床特征及诊治研究新进展》，《中国病原生物学》2014年第9期。
[2] Dupouy-Camet, J., Murrell, K. D., "FAO/WHO/OIE Guidelines for the Surveillance, Management, Prevention and Control of Trichinellosis," 2007, pp. 1 – 108. Available at: http://www.oie.int/doc/ged/D11303.pdf.
[3] 王中全：《人体寄生虫学》，人民卫生出版社，2005，第603~618页。
[4] FAO/WHO, "Multicriteria-Based Ranking for Risk Management of Food-Borne Parasites," *Report of a Joint FAO/WHO Expert Meeting*, 2014, p. 324.

睛、皮肤中，一般感染后症状轻微，只会在寄生处有轻微的炎症，也可引发眼病，导致视网膜组织损伤、慢性眼色素层炎、视神经盘水肿，甚至丧失视力①。中枢神经系统一旦受感染，就会引发脑囊虫病，进而产生癫痫、颅内高压甚至死亡②③。由猪囊尾蚴感染人体中枢神经系统引发的脑囊虫病是全球癫痫产生的主要原因④，癫痫中的30%是由脑囊虫引发的⑤。

（4）肉孢子虫病。肉孢子虫病的潜伏期一般为6~48小时，当人体食用了含有白色成熟囊肿的猪肉以后，囊肿中的内部隔膜会将其变成含有大量肉孢子虫的繁殖子，繁殖子进入肠道通过孢子生殖形成卵囊，进而攻击肠道细胞黏膜。通常的症状为肠道感染，包括胃胀气、恶心、食欲减退、胃痛、呕吐、腹泻、呼吸困难以及心跳加速等⑥。如孢子体进入人体，则会刺穿肠道黏膜，流入血液，在血管内皮细胞中无性繁殖产生速殖子，虽然其不会产生囊肿，但是繁殖迅速，可以攻击横肌纹肌肉纤维⑦，肌肉中一般不会产生明显的症状，严重时也会有肌无力、肌肉疼痛、肌肉炎和动脉周炎等症状出现。

---

① Madigubba, S., Vishwanath, K., Reddy, G., Vemuganti, G. K., "Changing Trends in Ocular Cysticercosis over Two Decades: An Analysis of 118 Surgically Excised Cysts," *Indian Journal of Medical Microbiology*, 25, 2007, pp. 214 – 219.

② Maudlin, I., Eisler, M. C., Welburn, S. C., "Neglected and Endemic Zoonoses," *Philosophical Transactions of the Royal Society*, 364, 2009, pp. 2777 – 2787.

③ Del Brutto, O. H., Sotelo, J., "Neurocysticercosis: An Update," *Clinical Infectious Disease*, 10, 1988, pp. 1075 – 1087.

④ WHO, "Neglected Zoonotic Diseases: An Open-ended list. The Control of Neglected Zoonotic Diseases: Community Based Interventions for NZDs Prevention and Control," *Report of the Third Conference Organized with ICONZ, DFID-RiU, SOS, EU, TDR and FAO with the Participation of ILRI and OIE*, 2011, pp. 5 – 10.

⑤ WHO, "Seven Neglected Endemic Zoonoses: Some Basic Facts," *The Control of Neglected Zoonotic Diseases: A Route to Poverty Alleviation. Report of a Joint WHO/DFID-AHP Meeting*, 2006, pp. 12 – 14.

⑥ Heydorn. A. O., "Sarkosporidien Enfiziertes Fleisch als Mogliche Krankheitsurache Fur den Menschen," *Arch Lebensmittelhyg*, 28, 1977, pp. 27 – 31.

⑦ Rommel, M., "Recent Advances in the Knowledge of the Biology of Cyst-forming Coccidia," *Angewandte Parasitologie*, 30, 1989, pp. 173 – 183.

(三) 化学性风险

化学性风险具有急性毒性的显著特征，过量摄入后会在数小时或数天内致病。通常意义上，食品除了自身所含的化学性风险以外，还容易受到外界环境的污染进而增加其化学性风险，主要包括以下三种：一是释放到环境中的化学物质，通过污染空气、水、土壤等来污染食品[1]；二是在食品加工过程中形成的化学性风险，如罐头食品在热加工过程中形成的呋喃物质[2]以及富含碳水化合物的食品在高温烹调过程中形成的丙烯酰胺等[3]；三是食品包装材料中的化学物质迁移到食品中所产生的化学性风险[4]。而具体到家庭猪肉安全中，主要的风险来源于不适当的食品烹调。

1. 猪肉中主要的化学性风险因素

（1）多环芳烃类化合物。多环芳烃化合物属芳香族化合物，是一类由两个或两个以上苯环稠和在一起的典型持久性有机污染物。主要源于有机物热解或煤炭、石油、木材、植物秸秆、锯末等有机物不完全燃烧。其是最早被发现的数量较大、分布较广的一类环境致癌物[5]。多环芳烃化合物中的苯并芘致癌性强，分布广，性质稳定，占全部致癌性多环芳烃的1%～20%[6]，因而常被作为多环芳烃化合物的指标化合物[7]。

---

[1] WHO, *Hazardous Chemicals in Human and Environmental Health* (Geneva, Switzerland: World Health Organization, 2000).

[2] Roberts, D., Crews, C., Grundy, H., Mills, C., Matthews, W., "Effect of Consumer Cooking on Furan in Convenience Foods," *Food Additives & Contaminants*, 25, 2008, pp. 25 – 31.

[3] Medeiros Vinci, R., Mestdagh, F., De Meulenaer, B., "Acrylamide Formation in Fried Potato Products-Present and Future: A Critical Review on Mitigation Strategies," *Food Chemical*, 133, 2012, pp. 1138 – 1154.

[4] Castle, L., "Chemical Migration into Food: An Overview," *Chemical Migration and Food Contact Materials*, ed. Barnes, K. A., Sinclair, C. R., Watson, D. H. (Cambridge, England: Woodhead Publishing Limited, 2007), p. 113.

[5] 聂静、钱岩、段小丽、许军、张金良、王红梅：《食品中多环芳烃污染的健康危害及其防治措施》，《环境与可持续发展》2009 年第 4 期。

[6] Peter, I., "Determination of Polycyclic Aromatic Hydro-carbons in Smoked Meat Products and Smoke Flavouring Food Additives," *Journal of Chromatography B*, 770, 2002, pp. 3 – 18.

[7] John, R., K., "Fluorescence Spectroscopic Analysis of Benzoa Pyrene in Coal Tar and Related Products," *Fuel*, 75 (4), 1995, pp. 522 – 524.

WHO① 的研究表明，对于不吸烟的非职业暴露人群，饮食接触多环芳烃化合物是日暴露多环芳烃化合物的主要途径，占人体日暴露多环芳烃的 70% 以上。

（2）亚硝胺类化合物。亚硝胺类化合物是一类含氮的化学致癌物，具有一个亚硝基功能基团（-N-N=O），按化学结构分为亚硝胺和亚硝酰胺两类。亚硝胺比亚硝酰胺稳定，不易分解，两者都是强致癌物质并有致畸作用和胚胎毒性。1978 年国际癌症研究机构（IARC）大会上对亚硝胺类化合物的致癌性进行了评价，认为二甲基亚硝胺、亚硝基二乙胺（NDEA）是致癌性很强的物质，而把亚硝基吡咯烷（NPYR）、亚硝基哌啶（NPIP）和亚硝基二丁胺（NDBA）等归为致癌性一般的物质②。目前尚无直接的材料证实亚硝胺类化合物对人类的致癌作用，但是大量流行病的调查资料证明了人类的某些癌症具有明显的区域性，人们推测这和当地的居住环境和饮食习惯有关。例如，在习惯吃熏鱼的冰岛、芬兰、挪威等国，胃癌的发病率非常高，我国胃癌和食道癌高发地区的居民也有喜爱烟熏和腌渍制品的习惯。自然界存在的亚硝胺类化合物不多，但其前体物质亚硝酸盐和胺类化合物普遍存在。因此人体摄入亚硝胺类化合物一部分来自食品加工和贮藏过程中形成的亚硝胺，如腌肉、啤酒及发酵食品中含有亚硝胺；一部分来自食品中蛋白质的分解，胺类物质只有在蛋白质腐败分解时才会产生，所以蛋白质丰富且容易腐烂的肉类食品是形成高含量亚硝胺的主要风险；一部分来自食品包装材料或容器中迁移到食品中的挥发性亚硝胺；还有一部分来自食品中的亚硝酸盐，亚硝酸盐是合成亚硝胺的前体物质，在肉制品制作过程中其仍是不可替代的发色剂与防腐剂。

（3）氯丙醇。氯丙醇是指丙三醇上的羟基被氯原子取代 1~2 个所

---

① World Health Organization, "IPCS Environmental Health Criteria 202," *Selected Non-heterocyclic Polycyclic Aromatic Hydrocarbons* (Geneva: WHO, 1998).
② Fishbein, L., "Overview of Some Aspects of Occurrence, Formationand Analysis of Nitrosamines," *Science of the Total Environment*, 13 (3), 1979, pp. 157-188.

构成的一系列同分异构体的总称。酸水解植物蛋白（HVP）后可形成 4 种氯丙醇化合物，其中以 3 - MCPD 为主。氯丙醇化合物均比水重，沸点高于 100℃，常温下为液体，一般溶于水及丙酮、苯、甘油乙醇、乙醚和四氯化碳等有机溶剂，具有明显的生殖毒性、神经毒性与致癌性[1][2]，但不会产生明显的基因毒性，不属于遗传毒性致癌物[3][4][5]。

（4）丙烯酰胺。丙烯酰胺是具有 $CH_2 = CHCONH_2$ 结构的无味、白色结晶的有机固体化合物，容易聚合形成聚丙烯酰胺。丙烯酰胺在工业方面用途广泛，可用于造纸业、纺织业、塑料业、染料合成，或用作建造水坝坝基、隧道和污水管浆料、肥皂和化妆品增稠剂等。丙烯酰胺凝聚后生成的聚丙烯酰胺无毒，但丙烯酰胺单体是一种公认的神经毒素和准致癌物。除了职业暴露，食品污染是人体暴露丙烯酰胺的主要途径。人的主要危害暴露途径为食品污染，平均每人每天摄入量为 0.3 ~ 0.8mg/公斤体重，当以体重为基准来衡量摄入量时，儿童摄入丙烯酰胺的量为成人的 2 ~ 3 倍，现有研究表明，当人体从食品中摄入丙烯酰胺的数量是人体平均水平的 4 ~ 5 个数量级时，就会产生剂量毒性[6]。

（5）邻苯二甲酸酯。邻苯二甲酸酯是一种全球普遍的环境类激素，稳定性高、挥发性低、无色，具有芳香气味或无气味。难溶于水，易溶于甲醇、乙醇、乙醚等非极性有机溶剂。其是世界上应用最为广泛的增塑剂之一，能够增强塑料的透明度、弹性和使用寿命[7]。中国消耗的塑

---

[1] JECFA, "Compendium of Food Additive Specifications," *Addendum 9/Joint FAO/WHO Expert Committee on Food Additives*, 2001.
[2] 张烨、丁晓婴：《食品中氯丙醇污染及其毒性》，《粮食与油脂》2005 年第 7 期。
[3] Barry, S. L., Douglas, W. B., Graham, J. H., et al., "Carcinogenicity of Monochloro-1, 2-Propanediol (α-chlorohydrin, 3-MCPD)," *International Journal of Toxicology*, 17, 1998, pp. 47–76.
[4] 秦红梅、金一和、黄飚等：《食品中 3 - 氯丙醇的污染状况及其毒性研究进展》，《中国公共卫生》2002 年第 12 期。
[5] 金青哲、王兴国：《氯丙醇酯——油脂食品中新的潜在危害因子》，《中国粮油学报》2011 年第 11 期。
[6] World Health Organization, "Health Implications of Acrylamide in Food," *Report of a Joint FAO/WHO Consultation WHO Headquarters*, 2002.
[7] Jurewicz, J., Hanke, W., 梁艺怀：《邻苯二甲酸酯暴露对生殖系统与儿童健康的影响》，《中华预防医学杂志》2011 年第 8 期。

化剂占世界消耗量的25%,为全球第一,其中以邻苯二甲酸酯的消耗量最大①,约占80%。主要包括邻苯二甲酸二甲酯、邻苯二甲酸二乙酯、邻苯二甲酸二丙酯、邻苯二甲酸二丁酯、邻苯二甲酸二正辛酯、邻苯二甲酸二戊酯、邻苯二甲酸二异壬酯、邻苯二甲酸二异丁酯和邻苯二甲酸丁基苄酯等。邻苯二甲酸酯具有亲脂性,可以在食品的油脂中聚集②,因此富含油脂的肉类食品成为高风险性食品,食品摄入是至今为止最主要的暴露途径③。

(6)呋喃。呋喃分子式为C_4H_4O,为小分子环状烯醚,沸点较低(31℃),具有芳香味、高度挥发性和亲脂性,因此极易通过生物膜并被肺或肠吸收,对机体肝、肾造成严重损害,甚至引起机体肿瘤或癌变④,1995年国际癌症组织将其评定为可能使人类致癌的物质2B组⑤。主要存在于经过热加工处理的所有食品中,通过热加工过程中的降解或者糖、抗坏血酸以及多不饱和脂肪酸等前提物质重构形成,分布广泛,对健康具有很大的潜在危害。

(7)重金属。重金属是指密度在$5 \times 10^{-3} kg/m^3$以上的金属,通常情况下重金属的自然本底浓度不会达到对人体产生危害的程度,但如产生环境、食品等的重金属污染则会对人体造成危害。食品中的重金属污染主要是指镉、砷、铅和汞等引起的动物源性重金属污染,其通过环境污染、饲料等途径进入动物体内,经食物链富集蓄积,最后随牛奶、肉

---

① 陶刚、梁诚:《国内外增塑剂市场分析与发展趋势》,《塑料科技》2008年第6期。
② Fankhauser-Noti, A., Biedermann-Brem, S., Grob, K., "PVC Plasticizers/Additives Migrating from the Gaskets of Metal Closures into Oily Food: Swiss Market Survey," *European Food Research and Technology*, 223, 2005, pp. 447 – 453.
③ Clark, K., Cousins, I. T., Mackay, D., "Assessment of Critical Exposure Pathways," *The Handbook of Environmental Chemistry*, ed. Staples, C. A. (Springer, Berlin, Germany: Phthalate Esters., 2003), pp. 227 – 262.
④ Vranová, J., Ciesarová, Z., "Furan in Food: A Review," *Czech Journal of Food Sciences*, 27, 2009, pp. 1 – 10.
⑤ International Agency for Research on Cancer (IARC), "Dry Cleaning, Some Chlorinated Solvents and Other Industrial Chemicals," *Monographs on the Evaluation of Carcinogenic Risks to Humans*, 63, 1995, pp. 394 – 407.

类等食品进入人体进而对人体健康产生危害。

2. 猪肉中主要化学性风险的作用方式

饮食是家庭猪肉消费中化学性风险暴露的主要途径，且食品中的内源性风险与外源性风险在猪肉烹调中得到了进一步的累积与放大。研究表明，任何烹调方式都无助于食品中化学性污染物的减少，相反，有些烹调方式会增加食品中化学风险物质的含量，从而使得环境中的某些污染物在家庭食品的处理过程中得到进一步放大，危害人体健康[1][2][3]。

在所有的烹调方式中，煎炸、烧烤、烟熏和腌制是增加肉类食品中化学性风险的主要方式。其中，煎炸、烧烤等高温烹调是肉类中产生多环芳烃化合物的主要途径。虽然烧烤肉类中的多环芳烃类化合物主要集中在表层，深度不超过15毫米的皮层内多环芳烃化合物含量占总含量的90%左右，但随着储存时间的增加多环芳烃化合物逐渐向里层渗透，储存40天后里层的含量可升至总含量的40%~45%。Perelló et al.[4] 研究发现，煎炸是产生多环芳烃类化合物风险最高的烹调方式，肉类经200℃以上的高温烹调以后会产生各种突变原，其中最主要的就是多环芳烃类化合物。一方面，高温煎炸时，肉类中的蛋白质、脂肪等有机物质经一系列反应（分解、环化和聚合）等生成大量的多环芳烃类化合物，这是肉类食品中多环芳烃类化合物含量升高的首要原因；另一方面，油经高温加热后会冒出大量的烟，而这些烟中含有大量的多环芳烃

---

[1] Domingo, J. L., Bocio, A., Falcó, G., Llobet, J. M., "Benefits and Risks of Fish Consumption Part I. A Quantitative Analysis of the Intake of Omega-3 Fatty Acids and Chemical Contaminants," *Toxicology*, 230, 2007, pp. 219-226.

[2] Martí-Cid, R., Bocio, A., Llobet, J. M., Domingo, J. L., "Balancing Health Benefits and Chemical Risks Associated to Dietary Habits: Ribefood, a New Internet Resource," *Toxicology*, 244, 2008, pp. 242-248.

[3] Sharif, R., Ghazali, A. R., Rajab, N. F., Haron, H., Osman, F., "Toxicological Evaluation of Some Malaysian Locally Processed Raw Food Products," *Food Chemical Toxicology*, 46, 2008, pp. 368-374.

[4] Perelló, G., Martí-Cid, R., Castell, V., Llobet, J. M., Domingo, J. L., "Concentrations of Polybrominated Diphenyl Ethers, Hexachlorobenzene and Polycyclic Aromatic Hydrocarbons in Various Foodstuffs Before and After Cooking," *Food & Chemical Toxicology*, 47 (4), 2009, pp. 709-715.

化合物[1]，沉积到肉类中造成肉类食品的间接污染。Reinik et al.[2] 在研究中分析了各种不同市售和家庭烹调肉类中多环芳烃化合物的含量，发现家庭烧烤肉类的多环芳烃化合物浓度显著增加，最高的为烟熏香肠，其次为烟熏火腿与烟熏肉。Kazerouni et al.[3] 研究发现，肉类经过烧烤与熏制后，每天会增加21%～29%的多环芳烃化合物。烧烤与熏制肉制品中多环芳烃化合物来源于三个途径，一是食品与材料的直接接触。目前烧烤或熏制用的煤炭和木炭在不完全燃烧后所产生的烟雾中含有大量多环芳烃化合物[4]，其直接沉积到食物表面进而污染食物[5]。二是脂肪焦化与裂解。肉类食品富含油脂，在烧烤和烟熏中油脂与明火直接接触而焦化，焦化产物发生热聚合反应形成多环芳烃化合物，此外脂肪的不完全燃烧也会产生多环芳烃化合物[6]。三是蛋白质的高温分解与糖的不完全燃烧。烟熏和烧烤可使食品中的蛋白质受热分解并经环化和聚合而形成多环芳烃化合物，此外糖类的不完全燃烧也是多环芳烃化合物的来源之一。

除多环芳烃类化合物，肉类煎炸、烧烤与烟熏也是产生氯丙醇、丙烯酰胺和呋喃的主要途径。氯丙醇一般存在于以盐酸水解蛋白工艺生产的酱油与大豆酱料等加工类食品中，但是近年来发现，明火接触过的许多食品中也可以产生该类物质，已有报道在烘烤面包、发酵面团、油炸

---

[1] Purcaro, G., Navas, J. A., Guardiola, F., Conte, L. S., Moret, S., "Polycyclic Aromatic Hydrocarbons in Frying Oils and Snacks," Journal of Food Protection, 69, 2006, pp. 199 - 204.

[2] Reinik, M., Tamme, T., Roasto, M., et al., "Polycyclic Aromatic Hydrocarbons (PAHs) in Meat Products and Estimated PAH Intake by Children and the General Population in Estonia," Food Additives & Contaminants, 24, 2007, pp. 429 - 437.

[3] Kazerouni, N., Sinha, R., Hsu, C. H., Greenberg, A., Rothman, N., "Analysis of 200 Food & Items for Benzo [a] Pyrene and Estimation of its Intake in an Epidemiologic Study," Food Chemical Toxicology, 39, 2001, pp. 423 - 436.

[4] Ledicia, R., "Effects of Toasting Procedures on the Levels of Polycyclic Aromatic Hydrocarbons in Toasted Bread," Food Chemistry, 108, 2008, pp. 67 - 615.

[5] 李锦龙：《浅谈烧烤肉食品中的有害物对人体的危害》，《中国动物检疫》2003年第9期。

[6] Joshi, A. D., John, E. M., Koo, J., Ingles, S. A. & Stern, M. C., "Fish Intake, Cooking Practices, and Risk of Prostate Cancer: Results from a Multi-ethnic Case-control Study," Cancer Causes & Control, 23 (3), 2012, pp. 405 - 420.

圈饼、香肠、咖啡、酱油、油脂等食品中都检测出不同浓度的氯丙醇类物质[1][2]，尤其是经过高温煎炸、烧烤或熏制的肉类[3][4]，肉中的脂肪在高温烹调过程中会释放出游离甘油与氯化钠反应生成 3 - MCPD[5]。食品中丙烯酰胺的形成依据食物种类、食品加工和烹调条件的不同而呈现显著的不同，其中经过煎炸和烘烤等高温处理的富含淀粉类食品是主要的高风险食品。同时研究表明，不仅在富含碳水化合物的高温油炸食品中含有大量的丙烯酰胺[6]，烧烤、油炸的肉类等食品中也含有一定量的丙烯酰胺[7][8]，且随着高温加热时间的增长，肉类中所形成的丙烯酰胺的含量逐渐增加。家庭环境下食品中的呋喃主要来自糖类的美拉德反应和反醛醇裂解反应、抗坏血酸和脱氢抗坏血酸的热氧化、氨基酸热降解、多不饱和脂肪酸热氧化以及类胡萝卜素氧化等[9][10]。其中，长时间的高

---

[1] Crews, C., Hough, P., Brereton, P., Harvey, D., Macarthur, R., Matthews, W., "Survey of 3-monochloropropane-1, 2-diol (3-mcpd) in Selected Food Groups, 1999 - 2000," *Food Additives & Contaminants*, 19 (1), 2002, pp. 22 - 27.

[2] Dolezal, M., Chaloupska, M., Divinova, V., Svejkovska, B., Velisek, J., "Occurrence of 3-chloropropane-1, 2-diol and its Esters in Coffee," *European Food Research & Technology*, 221 (3 - 4), 2005, pp. 221 - 225.

[3] Reece, P., *The Origin and Formation of 3-MCPD in Foods and Food Ingredients (Final Project Report)* (London: Food Standards Agency, 2005).

[4] Chung, S. W. C., Kwong, K. P., Yau, J. C. W., Wong, A. M. C., Xiao, Y., "Chloropropanols Levels in Foodstuffs Marketed in Hong Kong," *Journal of Food Composition & Analysis*, 21 (7), 2008, pp. 569 - 573.

[5] 邢朝宏、张华燕、张丹妮、雷涛：《食品中氯丙醇类物质污染的研究进展》，《食品工程技术》2012 年第 11 期。

[6] Skog, K., Viklund, G., "Processing Contaminants: Acrylamide," *Encyclopedia of Food Safety*, 2014, pp. 363 - 370.

[7] Yu Zhang, Weizhong Xu, Xiaoqin Wu, Xiaoling Zhang, Ying Zhang, "Addition of Antioxidant from Bamboo Leaves as an Effective Way to Reduce the Formation of Acrylamide in Fried Chicken Wings," *Food Additives & Contaminants*, 24 (3), 2007, pp. 242 - 251.

[8] Vinci, R. M., Mestdagh, F., Meulenaer, B. D., "Acrylamide Formation in Fried Potato Products-Present and Future: A Critical Review on Mitigation Strategies," *Food Chemistry*, 133 (4), 2012, pp. 1138 - 1154.

[9] Roberts, D., Crews, C., Grundy, H., Mills, C., Matthews, W., "Effect of Consumer Cooking on Furan in Convenience Foods," *Food Additives & Contaminants*, Part A, *Chemistry Analysis Control Exposure & Risk Assessment*, 25 (1), 2008, pp. 25 - 31.

[10] 张颖、梁宇航、张健、吕晓玲：《热加工食品中呋喃的生成机制》，《天津科技大学学报》2015 年第 1 期。

温加热[1]可以使油脂高温裂解与不完全燃烧[2][3]，是产生呋喃的主要途径。

虽然高温煎炸与烟熏可以产生亚硝胺类化合物，但是肉类中的亚硝胺类化合物主要来自食品腌制。肉类中蛋白质在腌制过程中经过内源蛋白酶和微生物酶的分解产生肽类、氨基酸和胺类等物质，与肉类腌制过程中加入的硝酸盐和亚硝酸盐反应，形成二甲基亚硝胺、吡咯亚硝胺等亚硝胺类化合物，且腌制食品一旦再烟熏，亚硝胺类化合物的含量会更高。

现有研究表明，除烹调方式以外，食品中的某些化学性风险来自食品包装材料中的迁移，肉类食品中最主要的就是邻苯二甲酸酯与重金属污染。邻苯二甲酸酯被广泛用于食品包装材料与炊具涂层中，可以在食品的准备过程中迁移到食品中[4][5]，且这种作用可以在热加工过程中得到增强[6]，使风险显著增加。虽然有研究表明，邻苯二甲酸盐可以在热加工过程中降解为邻苯二甲酸、邻苯二甲酸单酯等挥发性物质，进而在加热过程中随蒸汽挥发[7]，但是现代炊具涂层中含有 DEP、DBP 和 DE-

---

[1] Owczarekfendor, A., Meulenaer, B. D., Scholl, G., Adams, A., Lancker, F. V., Yogendrarajah, P., et al., "Furan Formation from Vitamin c in a Starch-based Model System: Influence of the Reaction Conditions," *Food Chemistry*, 121 (4), 2010, pp. 1163–1170.

[2] Hasnip, S., Crews, C., Castle, L., "Some Factors Affecting the Formation of Furan in Heated Foods," *Food Additives & Contaminants*, 23 (3), 2006, p. 219.

[3] Limacher, A., Kerler, J., Davidek, T., Schmalzried, F., Blank, I., "Formation of Furan and Methylfuran by Maillard-type Reactions in Model Systems and Food," *Journal of Agricultural Food Chemistry*, 56 (10), 2008, pp. 3639–3647.

[4] Bradley, E. L., Read, W. A., Castle, L., "Investigation into the Migration Potential of Coating Materials from Cookware Products," *Food Additives & Contaminants*, 24, 2007, pp. 326–335.

[5] 王儒静：《环境内分泌干扰物邻苯二甲酸酯类的检测方法的研究》，同济大学博士学位论文，2008。

[6] Castle, L., "Chemical Migration into Food: An Overview," *Chemical Migration and Food Contact Materials*, ed. Barnes, K. A., Sinclair, C. R., Watson, D. H. (Cambridge, England: Woodhead Publishing Limited, 2007), pp. 1–13.

[7] Cousins, I. T., Mackay, D., Parkerton, T. F., "Physical-chemical Properties and Evaluative Fate Modelling of Phthalate Esters," *The Handbook of Environmental Chemistry: Phthalate Ester*, ed. Staples, C. A. (Berlin, Germany, Springer, 2003), pp. 57–84.

HP 等物质，反倒使得邻苯二甲酸酯类物质在煎炸中迁移到肉类油脂或动物肝脏中聚集①②。对于重金属而言，虽然有些重金属如镉是合金、釉彩、颜料和电镀层等食品包装材料中的组成成分，理论上其溶出的重金属会在食品煎炸、蒸煮、烧烤中转移到肉类中，导致食品的重金属污染③④⑤⑥，但实际上这种作用微乎其微。研究发现，不同烹调方式下肉类中的重金属含量并没有明显变化，因此家庭厨具中的重金属迁移导致肉类重金属污染的风险极低⑦。

3. 猪肉中主要化学性风险的危害表现

总体上，猪肉中的化学性风险因素均具有生理毒性、基因毒性、遗传毒性和致畸、致突变、致癌的"三致"危害，但是具体的风险因素的危害表现不尽相同，具体阐述如下。

多环芳烃类化合物是细菌和一些哺乳动物细胞系统的致突变化合物，它们能够导致染色体突变和繁殖细胞中姐妹染色单体的突变，因此具有较强的诱癌作用，它可通过皮肤、呼吸道和被污染的食品进入人体，在体内主要通过动物混合功能氧化酶系中的芳烃羟化酶（AHH）的作用，代谢活化为多环芳烃环氧化物，与 DNA、RNA 和蛋白质等生

---

① Ishida, M., "Reduction of Phthalate in Chicken Eggs, Liver and Meat by Several Cooking Methods," *Journal of Food Hygienic Society of Japan*, 34, 1993, pp. 529 – 531.

② Fierens, T., Vanermen, G., Van, H. M., De, H. S., Sioen, I., "Effect of Cooking at Home on the Levels of Eight Phthalates in Foods," *Food & Chemical Toxicology*, 50 (12), 2012, pp. 4428 – 4435.

③ Voorspoels, S., Covaci, A., Neels, H., Schepens, P., "Dietary PBDE Intake: A Market-Basket Study in Belgium," *Environment International*, 33, 2007, pp. 93 – 97.

④ Bayen, S., Barlow, P., Lee, H. K., Obbard, J. P., "Effect of Cooking on the Loss of Persistent Organic Pollutants from Salmon," *Journal of Toxicology and Environmental Health*, Part A, 68, 2005, pp. 253 – 265.

⑤ Schecter, A., Papke, O., Tung, K., Brown, T., Musumba, A., "Changes in Polybrominated Diphenylether (PBDE) Levels in Cooked Food," *Toxicological & Environmental Chemistry Reviews*, 88, 2006, pp. 207 – 211.

⑥ Alberti-Fidanza, A., Burini, G., Perriello, G., "Trace Elements in Foods and Meals Consumed by Students Attending the Faculty Cafeteria," *Science of the Total Environment*, 287, 2002, pp. 133 – 140.

⑦ 赵静、孙海娟、冯叙桥：《食品中重金属镉污染状况及其检测技术研究进展》，《食品工业科技》2014 年第 16 期。

物大分子结合而诱发突变和肿瘤[1],导致胃癌、肺癌、皮肤癌、血癌等[2]。B(a)P是常见的强致癌性多环芳烃类食品污染物,一方面,其可与蛋白质结合,使控制细胞生长的酶产生变异发生癌变[3],导致胃癌[4]、肺癌[5]、皮肤癌、膀胱癌,还可导致红细胞溶血,通过母体对婴儿的生长产生严重的影响,胎盘中低水平的 PAH-DNA 加合物可诱导婴儿染色体畸变,使得其儿童时期患癌症的危险性增加[6];另一方面,其可在 P450 酶的作用下,生成多种环氧化物,再被水解为二氢二醇衍生物,进而生成邻二氢二醇环氧化物,与 DNA 亲核位点共价结合形成加合物,导致 DNA 损伤。

亚硝胺类化合物是世界公认的强致癌食品污染物,在一次或多次摄入含过量亚硝胺的食物之后可发生急性肝脏伤损及血小板破坏,严重的可出现全身中毒症状,使人体产生肿瘤,甚至产生结肠癌与胃癌的风险。除一次高剂量的冲击外,长时间、小剂量的亚硝胺化合物摄入也可诱发癌变。迄今为止,已发现的亚硝胺有 300 多种,其中 90% 以上的亚硝胺化合物对动物有致突变、致畸及致癌作用。此外,它们可以对任何器官诱发肿瘤,甚至可以通过胎盘或乳汁来引起后代发生癌变,至今尚未发现一种动物对亚硝胺的致癌作用有抵抗能力。其致癌机理主要为亚硝胺在酶的作用下,先在烷基的碳原子上(通常是碳原子)进行羟基化,形成羟基亚硝胺,然后经脱醛作用,生成单烷基亚硝胺,再经脱

---

[1] 孙长颢:《营养与食品卫生学》,人民卫生出版社(第6版),2007,第312~313页。
[2] 岳敏:《多环芳烃的危害与防治》,《首都师范大学学报》(自然科学版)2003年第3期。
[3] Harvey, R. G., "Mechnism of Carcinogenesis of Polycyclic Aromatichy Drocaebons," *Plycyclic Aromatic Compounds*, 9 (1/4), 1996, pp. 1 - 23.
[4] Forsberg, N. D., Stone, D., Harding, A., et al., "Effect of Bative American Fish Smoking Methods on Dietary Exposure to Polycyclic Aromatic Hydrocarbons and Possible Risks to Human Health," *Journal of Agricultural Food Chemistry*, 60 (27), 2012, pp. 6899 - 6906.
[5] Wretling, S., Eriksson, A., Eskhult, G. A., et al., "Polycyclic Aromatic Hydrocarbons (PAHs) in Swedish Smoked Meat and Fish," *Journal of Food Composit Analysis*, 23 (3), 2010, pp. 264 - 272.
[6] Jira, W., "Polycyclic Aromatic Hydrocarbons (PAHs) in German Smoked Meat products," *European Food Research & Technology*, 230 (3), 2010, pp. 447 - 455.

氮作用，形成亲电子的烷基自由基，后者在肝脏或细胞内使核酸烷基化，生成烷基鸟嘌呤，使 DNA、RNA 复制错误，引起细胞遗传突变，从而引起致癌发生。研究推测，儿童对亚硝基二甲胺（NDMA）的一次摄入量达到 300 mg、成人达 1200 mg 可导致死亡[1]。

早在 20 世纪 70 年代，人们就发现 3-MCPD 具有使精子数量减少、活性降低，并干扰体内性激素平衡从而使雄性动物生殖能力减弱的作用[2]。长期接触 3-MCPD 还会引起实验动物的神经行为以及体外神经毒性[3]，甚至引起动物肝、肾、甲状腺和睾丸等的癌变[4]。

丙烯酰胺是一种可导致细胞遗传物质 DNA 损伤的有毒化合物[5][6]，高剂量的暴露会影响人和动物的神经系统[7][8]与生殖系统[9][10]，并对啮齿类动物具有一定的致癌性[11]。动物实验和细胞实验都证明了丙烯酰胺可导致遗传物质的改变和癌症的发生。国际癌症机构将丙烯酰胺列为

---

[1] 汤林虹、田应华：《亚硝胺类化合物的危害及控制》，《肉品卫生》2000 年第 4 期。

[2] 张烨、丁晓婴：《食品中氯丙醇污染及其毒性》，《粮食与油脂》2005 年第 7 期。

[3] Kim, K., Song, C., Park, Y., et al., "3-monochloropropane-1, 2-diol Does not Cause Neurotoxicity in Vitro or Neurobehavioral Deficits in Rats," *Neuro Toxicology*, 25, 2004, pp. 377 – 385.

[4] Cho, W. S., Han, B. S., Lee, H., et al., "Subchronic Toxicity Study of 3-monochloropropane-1, 2-diol Administered by Drinking Water to B6C3F1 Mice," *Food & Chemical Toxicology*, 46, 2008, pp. 1666 – 1673.

[5] 李秀云、刘旭红、赵五红：《丙烯酰胺对小鼠骨髓染色体畸变和微核率的影响》，《山西医学院学报》1992 年第 2 期。

[6] 刘胜学：《丙烯酰胺诱导人白血病 HL260 和 N B4 细胞 hprt 基因的分子突变谱》，《中国药理学与毒理学杂志》2001 年第 4 期。

[7] Besaratinia, A., Pfeifer, G. P., "Week Yet Distinct Mutagenicity of Acrylamide in Mammalian Cells," *Journal of the National Cancer Institute*, 95, 2003, pp. 889 – 896.

[8] Busk, L., "Acrylamide: A Case Study on Risk Analysis," *Food Control*, 21 (12), 2010, pp. 1677 – 1682.

[9] Adler, I. D., Baumg anner, A., Gonda, H., et al., "1 -aminobenzo Triazole Inhibits Acrylamide-induced Dominant Lethal Effects in Spermatids of Male Mice," *Mutagenesis*, 15, 2002, pp. 133 – 136.

[10] Benforda, D., Bplger, P. M., Carthew, P., et al., "Application of the Margin of Exposure Approach to Substances in Food that are Genotoxic and Carcinogenic," *Food & Chemical Toxicology*, 48 (Suppl 1), 2010, pp. 2 – 24.

[11] Skog, K., Viklund, G., "Processing Contaminants: Acrylamide," *Encyclopedia of Food Safety*, 5, 2014, pp. 363 – 370.

"人类可能致癌物"。在神经毒性方面，其是一种蓄积性的神经毒物，主要损害神经系统。轻度中毒以周围神经损害为主，重度可引起小脑病变[1]。中毒多为慢性，起初为神经衰弱综合征，继而发生周围神经病，出现四肢麻木、感觉异常、腱反射减弱或消失、抽搐和瘫痪等。重度中毒出现以小脑病变为主的中毒性脑病，出现震颤、步态紊乱、共济失调，甚至大小便失禁或小便潴留。在基因毒性方面，其对人体的体细胞与生殖细胞存在基因毒性，可以在基因和染色体水平对生殖系统产生遗传性损害。在致癌性方面，虽然动物实验与细胞实验证实了丙烯酰胺的潜在致癌性，但是仅有少量的流行病学研究数据表明，丙烯酰胺的癌症风险主要来源于职业暴露，通过食品摄入丙烯酰胺的相对致癌性并不能得到完全验证。

邻苯二甲酸盐类化合物在人体内的大量残留会对人们的生殖系统、免疫系统和神经系统产生毒性作用，以生殖毒性为主。其在人体及动物体内有类似于雌性激素的作用，干扰内分泌物质，甚至发生细胞突变，产生致癌、致畸、致突变"三致"毒性。有研究表明，邻苯二甲酸盐作为一种抗雄激素物质，发挥着类似雌性激素的作用，使男子精液量和精子数量减少、精子运动能力低下、精子形态异常等，而精子畸形与生殖细胞突变之间有高度相关性[2]，从而对雄性生殖系统的发育产生毒性作用，造成雄性啮齿类动物的生殖系统畸形[3][4]。除此以外，有研究表明，长期过量摄入邻苯二甲酸酯有导致干细胞增殖、产生肝肿瘤甚至引

---

[1] 张永伟：《法定职业病预防与控制指南》，海洋出版社，2004，第333页。
[2] 朱敏、张弛、康嘉玲、瞿逸冰、赵晓祥：《邻苯二甲酸酯的毒性及其降解研究》，《环境科学与技术》2013年第12期。
[3] Foster, P., "Disruption of Reproductive Development in Male Rat Offspring Following in Utero Exposure to Phthalate Esters," *International Journal of Andrology*, 29 (1), 2006, pp. 181 – 185.
[4] Blystone, C. R., Kissling, G. E., Bishop, J. B., et al., "Determination of the di- (2-ethylhexyl) Phthalate NOAEL for Reproductive Development in the Rat: Importance of the Retention of Extra Animals to Adulthood," *Toxicological Sciences*, 116 (2), 2010, pp. 640 – 646.

起肝癌的风险[1][2]。因此,国际癌症研究机构、世界卫生组织的国际肿瘤研究机构、美国毒性物质与疾病注册管理局和美国环保局均认为其是一种对人有慢性致癌作用的致癌物。

呋喃的毒作用十分广泛,可产生代谢毒性、生理毒性和基因毒性,甚至引发癌症。由于其低极性的特点,呋喃极易被肺肠吸收进入人体,迅速扩散并高效排泄[3]。Kedderis et al.[4] 通过 [2,5-14C] 放射物标记的呋喃口服动物实验表明,在摄入呋喃 24 小时后,大鼠体内仍然存在大部分呋喃,肝脏组织中最高,其次为肾脏和大肠。美国国家毒理学计划(National Toxicology Program,NTP)采用灌胃法研究呋喃对大鼠和小鼠的毒性,研究表明大小鼠的肝脏和肾脏产生了病变,且病变的严重程度与剂量呈正比[5]。大多数学者认为呋喃的致癌性是由遗传毒性所致,但是具体的机理复杂,尚需进一步的研究。

重金属是引发机体慢性中毒的主要毒物之一,其可在动物机体内富集,然后通过食物进入人体的某些器官中蓄积,造成脂质过氧化产生毒性[6]。不同重金属的危害表现不尽相同,但都呈现明显的疾病特征。铅对人体神经系统、造血系统和血管方面的危害较大,尤其是对神经系统方面,早期可出现高级神经机能障碍,晚期则可造成器质性脑病及神经

---

[1] David, R., Moore, M. M., Finney, D., Guest, D., "Chronic Peroxisome Proliferation and Hepatomegaly Associated with the Hepatocellular Tumorigenesis of di (2-ethylhexyl) Phthalate and the Effects of Recovery," *Toxicological Sciences*, 50 (2), 1999, pp. 195-205.

[2] Elcombe, C. R., Odum, J., Foster, J. R., et al., "Prediction of Rodent Nongenotoxic Carcinogenesis: Evaluation of Biochemical and Tissue Changes in Rodents Following Exposure to Nine Nongenotoxic NTP Carcinogens," *Environmental Health Perspectives*, 110 (4), 2002, pp. 363-375.

[3] John L. Egle, Bethe, J. G., "Respiratory Retention and Acute Toxicity of Furan," *American Industrial Hygiene Association Journal*, 40 (4), 1979, p. 310.

[4] Kedderis, G. L., Carfagna, M. A., Held, S. D., Batra, R., Murphy, J. E., Gargas, M. L., "Kinetic Analysis of Furan Biotransformation by f-344 Rats in Vivo and in Vitro," *Toxicology Applied Pharmacology*, 123 (2), 1993, pp. 274-282.

[5] NTP, "Toxicology and Carcinogenesis Studies of Furan (CAS No. 110-00-9) in F344/N Rats and B6C3Fl Mice (Gavage Studies)," *NTP Technical Report*, 402, 1993.

[6] 唐志刚、温超、周岩民:《动物源性食品重金属污染现状及其饲料控制技术》,《粮食与饲料工业》2012 年第 5 期。

麻痹[①]，胎儿和幼儿对其影响更为敏感。有机汞对人体的神经系统、肾和肝脏可产生不可逆的损害，造成人体官能退化、运动失调及神经系统损害，严重者可能发生瘫痪、肢体变形甚至死亡。无机砷已被确定为皮肤癌与肺癌的致癌物，通常可引发急性与慢性毒性。急性砷中毒主要表现为胃肠炎症状，严重者可导致中枢神经系统麻痹而死亡，病人常有七窍流血的现象。慢性砷中毒的症状除有一般的神经衰弱症候群外，有时还会诱发恶性肿瘤[②]。镉进入人体后主要蓄积于肾脏和肝脏中损害肾功能、骨骼和消化系统，严重时会产生一定的致突变、致畸和致癌作用[③]。

二　家庭食品安全风险作用方式调查

家庭食品的风险因素主要包括两大类：一类是食品本身所固有的、不可避免的内源性因素，进入家庭环境前的食品中所含有的物理性、化学性和生物性风险因素在本研究中均被认为是家庭食品的内源性风险因素；另一类为由消费者行为习惯产生的、可以避免的外源性因素，即食品在进入家庭环境后通过储存不当、交叉污染、烹调不彻底等产生的物理性、化学性和生物性食品安全风险。必须关注的是，早在1450年，瑞士医药化学家帕拉塞尔斯（Paracelsus）就曾论断："所有的物质都有毒性，所有物质都没有毒性，评判物质是否具有毒性的唯一标准为物质的剂量。"自然界中的大多数物质不足以达到造成人体健康伤害的风险剂量，而家庭食品处理风险行为却有将风险剂量累积放大、造成健康损害的作用，因此，相较于风险因素而言，作用方式才是家庭食品风险管理中更应关注的关键问题。为此，世界卫生组织提出了食品安全五要点

[①] 梁东贤：《铅污染与人体健康》，《中学化学教学参考》1994年第8~9期。
[②] 欧忠平、潘教麦：《食品中的重金属污染及其检测技术》，《中国仪器仪表》2008年第2期。
[③] 赵静、孙海娟、冯叙桥：《食品中重金属镉污染状况及其检测技术研究进展》，《食品工业科技》2014年第16期。

(Food Safety Five Keys），作为消费者家庭食品安全消费的指导性原则，主要包括：保持清洁、生熟分开、做熟食物、保持食物的安全温度、使用安全的水和原材料。因此，本章通过于 2015 年 7~8 月对江苏、吉林、河南等 10 个省份的消费者调查，了解我国消费者家庭的猪肉消费行为，辨析消费者家庭猪肉消费的最主要风险行为，为政府相关部门推进家庭的食品风险防范策略与开展食品安全风险交流、科普宣传提供决策依据。

（一）受访者家庭食用猪肉的原料安全

在食品安全五要点中，使用安全的水和原料是确保家庭食品消费安全的源头，一旦食品安全风险进入家庭中，就会在家庭食品处理活动中扩散、累积，不断放大并损害消费者健康。

1. 受访者家庭猪肉消费中以普通肉类为主

如图 5-1 所示，69.56% 和 56.35% 受访者家庭主要食用的肉类食品分别是来自"农贸市场的普通肉类"和"超市的普通肉类"；来自"超市或农贸市场的有检验检疫证的肉类"和"自家养殖的肉类"的占

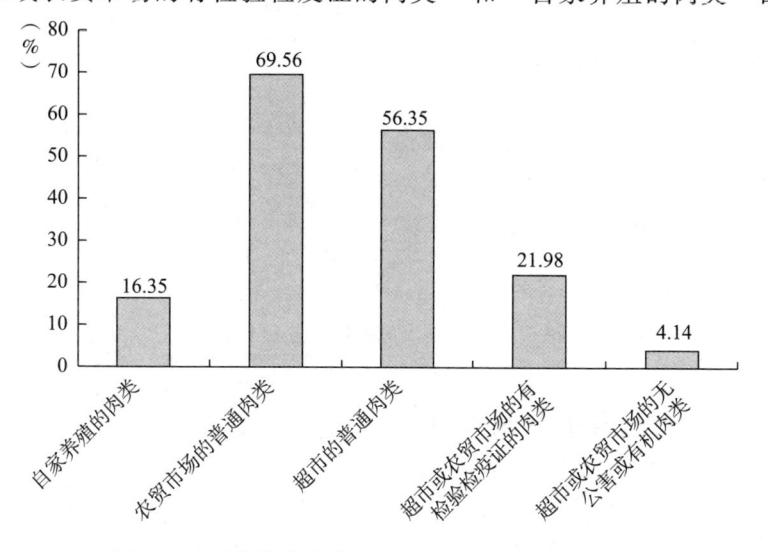

图 5-1 受访者家庭食用肉类的来源（多项选择题）

比为 21.98% 和 16.35%；且仅有 4.14% 的受访者选择食用"超市或农贸市场的无公害或有机肉类"。调查结果表明，在肉类消费者中，消费者并不十分关注肉类是否经过专业机构检验，多数通过自己的传统感官来判断选购普通肉类。

2. 超过 90% 的受访者家庭的猪肉运输行为风险较高

如图 5-2 所示，当问及受访者购买生鲜或冷冻肉类后如何运送回家时，51.04% 的受访者表示会"单独包装，用普通购物袋运送回家"；有 40.10% 的受访者表示会"混合放置，用普通购物袋运送回家"；有 5.96% 和 2.90% 的受访者表示会"单独包装，用冰袋或保鲜装置运送"和"混合放置，用冰袋或保鲜装置运送"。因此，仅有 5.96% 的受访者的食品运输行为较安全，高达 94.04% 的受访者在生鲜或冷冻肉类放置与运输包装中的行为存在较高的风险。

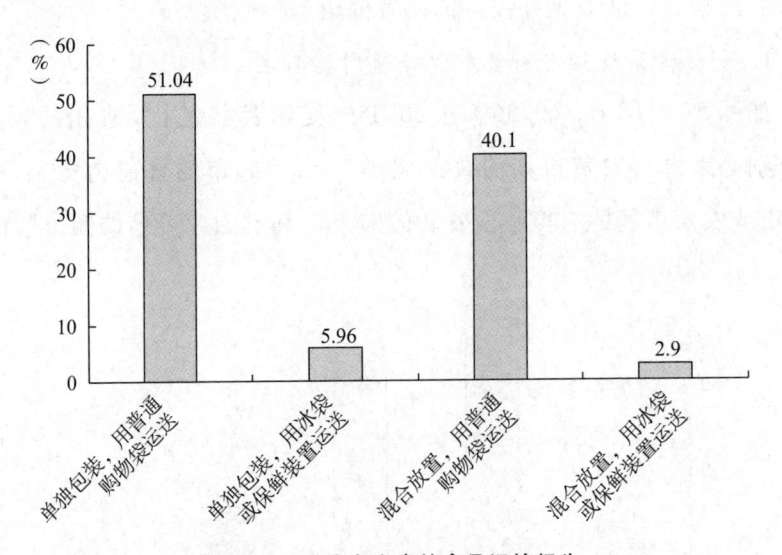

图 5-2 受访者家庭的食品运输行为

（二）家庭食品冷藏行为

温度是微生物生长繁殖的必要条件，因此在合理温度下冷藏，是抑制病原微生物生长繁殖、保障食品质量安全的关键，主要包括生鲜、冷冻海鲜与肉类运输回家后的冰箱冷藏，剩菜的冰箱冷藏以及食品烹调前的冷冻肉类解冻等。

1. 受访者家庭生鲜猪肉储存行为总体安全水平

如图5-3所示，对于烹调前的放置方式，受访者选择"放冰箱冷冻层直至烹调"的比例最高，接近1/3；其他选项由高到低依次为"拿回家，立刻烹调"、"2小时内烹调，则室温放置"和"放冰箱冷藏层直至烹调"，占受访者的比例分别为27.88%、20.06%和19.37%，仅有1.02%的受访者选择"室温放置直至烹调"。这表明，受访者的生鲜食品储存行为呈现总体安全的态势。

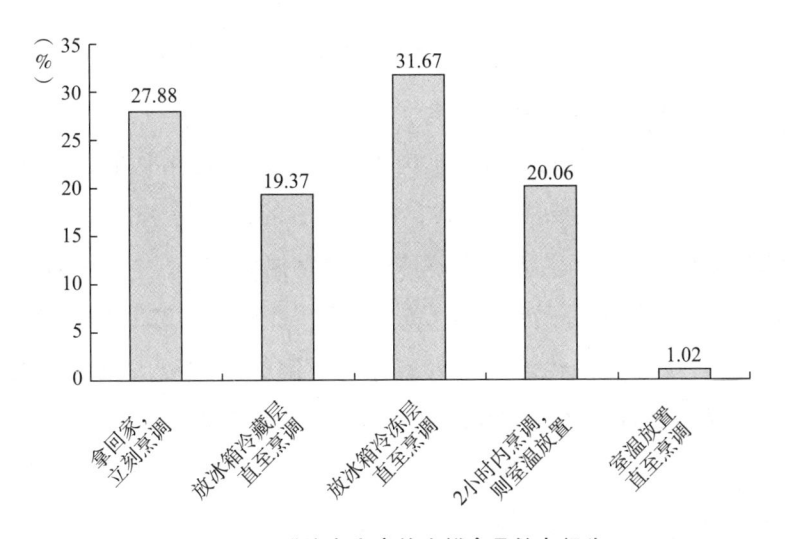

图5-3 受访者家庭的生鲜食品储存行为

2. 将近1/4受访者家庭的剩饭剩菜处理行为风险较高

如图5-4所示，在问及如何储存家庭的剩菜剩饭时，分别有52.53%、20.43%的受访者表示会"直接放入冰箱冷藏储存"和"待凉透后放入冰箱储存"，有19.92%和7.12%的受访者选择"室温放置"和"覆盖保鲜膜后室温放置"。结果表明，仍有1/4受访者家庭的剩饭剩菜处理行为的风险较高。

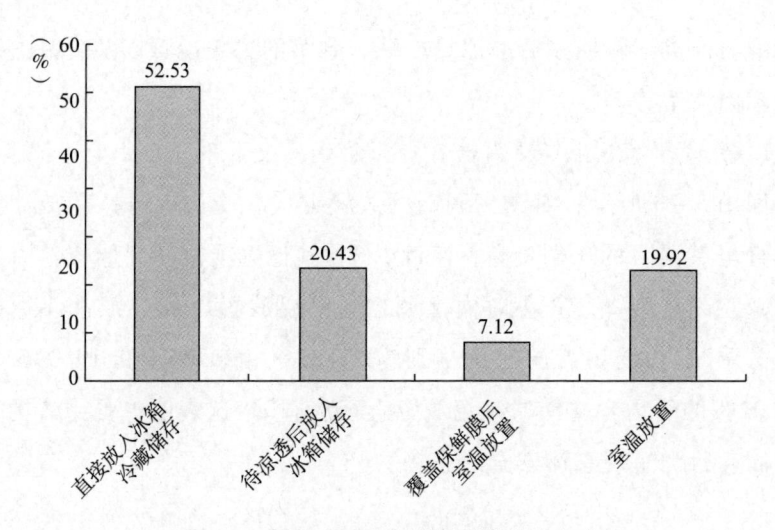

图 5-4 受访者家庭的剩饭剩菜储存方式

3. 微波解冻是家庭冷冻食品的主要解冻方式

如图 5-5 所示,在家庭冷冻肉类解冻方式的调查中发现,"微波解冻"是冷冻肉类的主要解冻方式,占受访者的比例为 48.32%;其次为"冰箱冷藏层解冻"、"流动水解冻"、"室温解冻"、"冷水解冻"和"热水解冻",分别占受访者的 35.98%、32.84%、22.13%、20.60% 和 3.78%。虽然微波解冻是家庭冷冻肉类解冻的主要方式,但仍有约 1/5 的受访者会选择风险较高的室温解冻与冷水解冻。

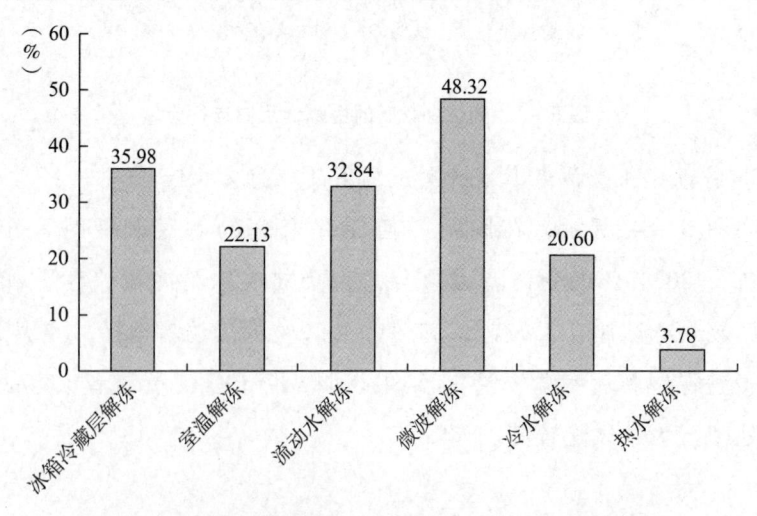

图 5-5 受访者家庭的冷冻肉类解冻方式(多项选择题)

(三) 家庭食品卫生行为

研究表明，交叉污染是家庭食品的主要风险（见图 5-6）[1][2]。因此，保持清洁与生熟分开是食品安全五要点中的两个首要原则，主要包括生熟食品处理过程中的手部、砧板和刀具清洁以及专板专用、专刀专用等[3][4][5][6]。

1. 受访者家庭食品处理过程中手部行为风险较高

如图 5-7 所示，在问及消费者在处理家庭食品前后的洗手方式时，56.12% 的受访者表示只是用"自来水简单冲洗"，10.27% 和 3.93% 的消费者选择"有时洗手，有时不洗手"和"一般不洗手"，有 22.71% 和 6.97% 的消费者选择"用肥皂或洗洁精仔细清洗"和"用专用清洁剂对手部消毒"。结果显示，虽然 29.68% 的消费者的手部清洁行为安全性较高，但高达 70.32% 受访者的手部清洁行为风险较高。

2. 受访者家庭砧板刀具处理方式风险较高

如图 5-8 所示，在受访者对每次使用砧板、刀具后的清洁行为的回答中，发现受访者对刀具及砧板的处理方式，所占比例由高到低依次

---

[1] De Jong, A. E., Verhoeff-Bakkenes, L., Nauta, M. J., De, J. R., "Cross-contamination in the Kitchen: Effect of Hygiene Measures," *Journal of Applied Microbiology*, 105 (2), 2008, pp. 615-624.

[2] Asselt, E. V., Fischer, A., Jong, A. E. I. D., Nauta, M. J., Jonge, R. D., "Cooking Practices in the Kitchen—Observed Versus Predicted Behavior," *Risk Analysis*, 29 (4), 2009, p. 533.

[3] Whitehead, K. A., Smith, L. A., Verran, J., Jakobsen, M., "The Detection and Influence of Food Soils on Microorganisms on Stainless Steel Using Scanning Electron Microscopy and Epifluorescence Microscopy," *International Journal of Food Microbiology*, 141 (8), 2010, pp. S125-S133.

[4] Taché, J., Carpentier, B., "Hygiene in the Home Kitchen: Changes in Behaviour and Impact of Key Microbiological Hazard Control Measures," *Food Control*, 35 (1), 2014, pp. 392-400.

[5] De Wit, J. C., Broekhuizen, G., Kampelmacher, E. H., "Cross-contamination During the Preparation of Frozen Chickens in the Kitchen," *Epidemiology & Infection*, 83 (1), 1979, pp. 27-32.

[6] Cogan, T. A., Bloomfield, S. F., Humphrey, T. J., "The Effectiveness of Hygiene Procedures for Prevention of Cross-contamination from Chicken Carcasses in the Domestic Kitchen," *Letters in Applied Microbiology*, 29 (5), 1999, pp. 354-358.

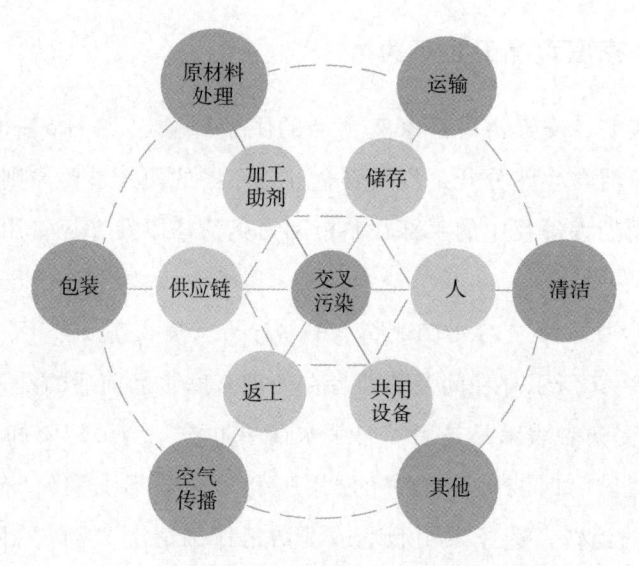

图 5-6 食品生产过程中可能引发交叉污染的潜在来源

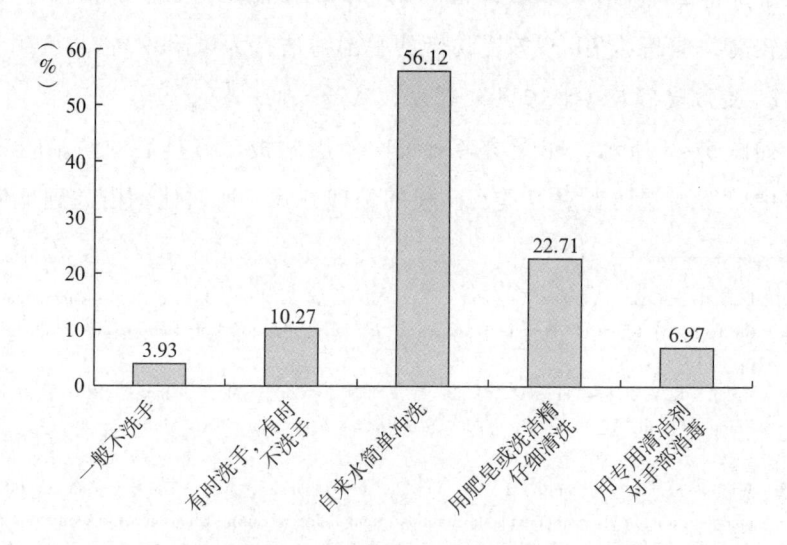

图 5-7 受访者的手部清洁行为

为"每次使用后用冷水冲洗清洁"、"很少清洁"、"每次使用后用热水冲洗清洁"和"每次使用后用洗洁精等彻底清洗,并使刀具、砧板远离潮湿环境",所占比例分别为 59.82%、14.19% 、13.17% 和 12.82%。结果表明,74.01% 的受访者对砧板、刀具的清洁行为存在较高的风险。

第五章・家庭消费环节的食源性疾病风险研究：猪肉的案例 / 141

[条形图：受访者对家庭砧板刀具的处理方式，各项数值为：每次使用后用洗洁精等彻底清洁，并使刀具、砧板远离潮湿环境 12.82%；每次使用后用热水冲洗清洁 13.17%；每次使用后用冷水冲洗清洁 59.82%；很少清洁 14.19%]

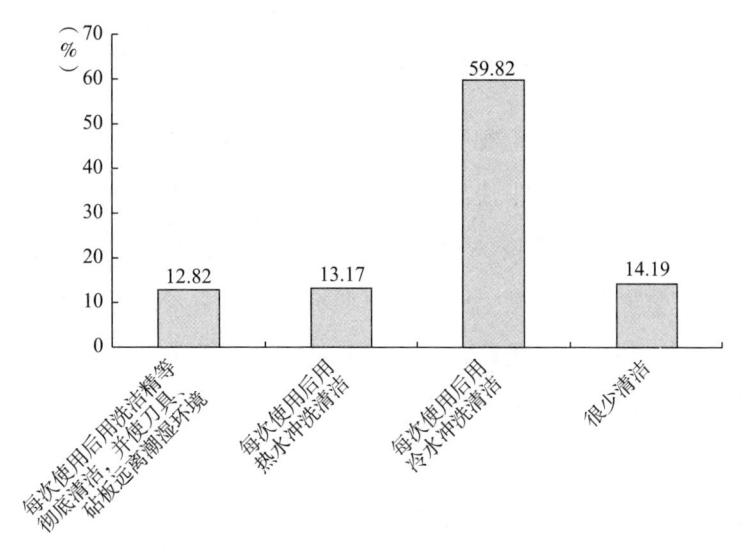

图 5-8　受访者对家庭砧板刀具的处理方式

3. 受访者家庭的生熟处理行为风险较高

如图 5-9 所示，在对家庭生熟食品的处理过程中，受访者选择频率由高到低依次为"用同一套砧板、刀具"、"专刀专用，但用同一块砧板"、"专板专用，但用同一套刀具"和"专板专用、专刀专用"，所占比例分别为 44.75%、24.08%、17.05% 和 14.12%。这表明，受访者家庭在生、熟食品处理中存在着明显的交叉污染风险。

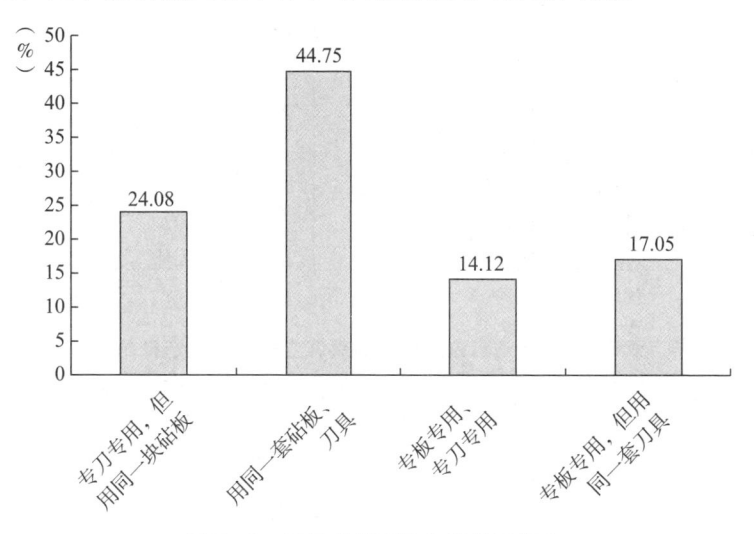

[条形图：受访者家庭的生熟分开行为，各项数值为：专刀专用，但用同一块砧板 24.08%；用同一套砧板、刀具 44.75%；专板专用、专刀专用 14.12%；专板专用，但用同一套刀具 17.05%]

图 5-9　受访者家庭的生熟分开行为

(四) 家庭食品烹调食用行为

烹调是减少病原微生物数量、降低病原菌毒力、防范家庭风险的最终关键点，除了生食中未清洗完全的果蔬的影响，许多家庭风险由消费者食用了未烹调完全的肉类引发[1][2]，因此，做熟食物成为防范家庭食品安全风险的第三大原则。此外，烹调不当也可引发致病因素，产生食品安全风险，主要包括腌制食品中由亚硝酸盐与胺类结合形成的亚硝胺类致癌化合物，以及熏烤、煎炸食物中形成的苯并芘和环芳烃等强致癌物。

1. 受访者家庭烹调食品的主要方式

如图5-10所示，在问及受访者家庭的食品烹调方式时，选择"煎炒"和"清蒸或水煮"方式的占比较大，占到受访者的70.84%和57.19%；选择"油炸"、"生食"和"烧烤"方式的分别占总样本量的27.27%、9.80%、9.48%，另有1.08%的受访者选择了"其他"。说明受访者家庭的烹调方式偏重于煎炒、清蒸或水煮。

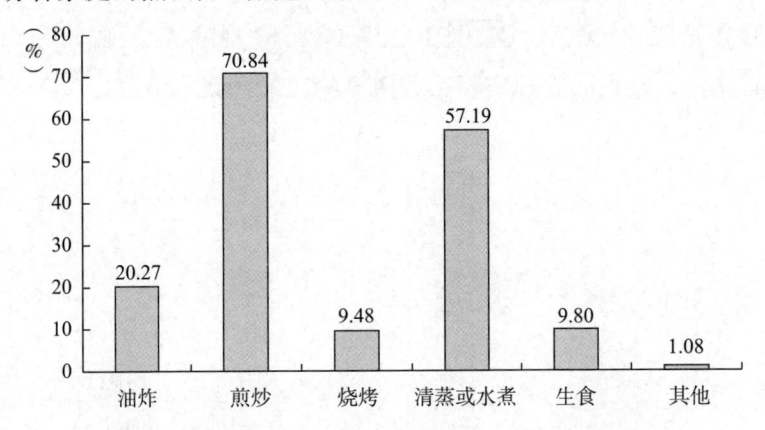

图5-10 受访者家庭的食品烹调方式（多项选择题）

---

[1] Dawson, D., "Foodborne Protozoan Parasites," *International Journal of Food Microbiology*, 103 (2), 2005, p. 207.

[2] Bearth, A., Cousin, M. E., Siegrist, M., "Uninvited Guests at the Table—A Consumer Intervention for Safe Poultry preparation," *Journal of Food Safety*, 33 (4), 2013, pp. 94–404.

2. 受访者普遍存在剩菜烹调风险

如图 5-11 所示，97.15% 的受访者表示在"食品烹调中会通过搅拌、转动等方式让各个部分充分加热"，72.54% 的受访者表示"肉类菜肴会彻底做熟"，由此表明，受访者的食品烹调行为安全性较高。而在剩菜食用方面，只有 22.37% 的受访者表示"肉类剩菜再次食用前会热透"，而 69.28% 的受访者表示"肉类剩菜再次食用前只会加热至温"，7.71% 的受访者表示"肉类剩菜再次食用前不会加热"。因此，在消费者的食品烹调行为中，剩菜的加热风险较高，有 76.99% 的受访者存在严重的剩菜烹调风险。

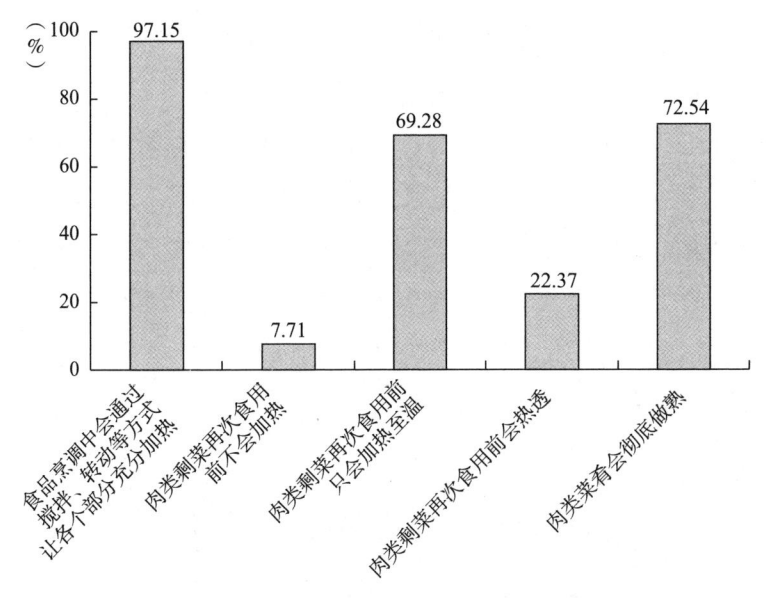

图 5-11　受访者家庭的食品烹调尤其是剩菜烹调习惯

3. 将近 1/3 的受访者的腌制肉类食用风险较高

如图 5-12 所示，当问及受访者家庭食用腌制香肠、腊肉、咸菜等腌制食品的频率时，"一月或超过一月一次"的频率最高，占受访者的 41.93%，"2 周一次"和"4~7 天一次"的频率次之，占受访者的 23.82% 和 18.55%，仅有 10.12% 和 5.58% 的受访者表示"2~3 天一次"和"每天食用"。结果表明，消费者的腌制食品食用风险并不显著偏高，但是仍有将近 1/3 的受访者存在较高的腌制食品食用风险。

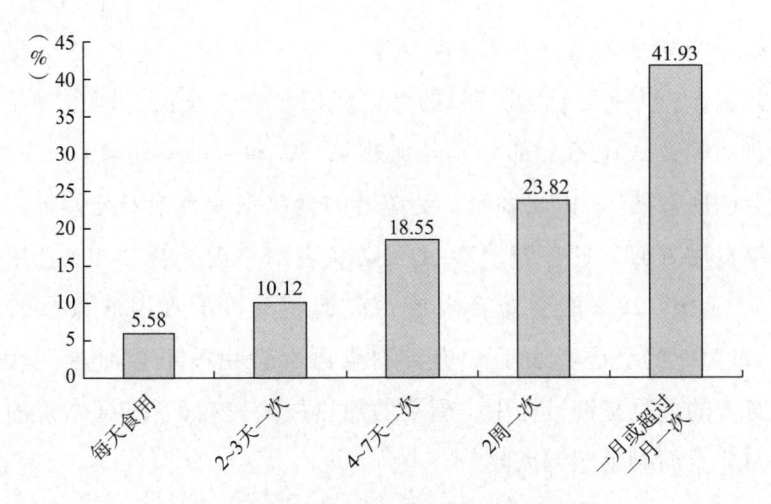

图 5-12　受访者家庭的腌制食品食用频率

4. 将近 1/3 的受访者的烧焦食品食用风险较高

如图 5-13 所示，当问及受访者对家庭中烧焦肉类的处理方式时，37.53%的受访者表示"不会食用"，分别有 30.66%、20.08%的受访者表示"去除烧焦部分再食用"和"烧焦不严重就吃"。另外，7.15%和 4.58%的受访者表示"不确定"和"烧焦很严重也照常食用"。结果表明，消费者的烧焦食品食用风险并不显著偏高，但是仍有将近 1/3 受访者的烧焦食品食用风险较高。

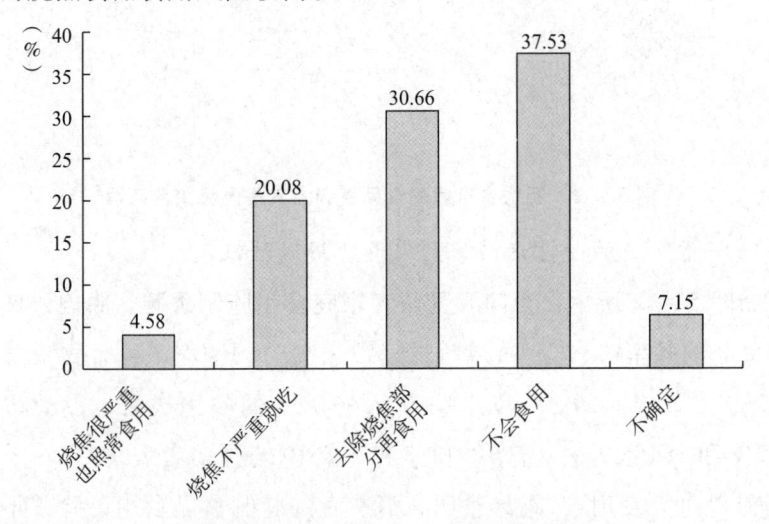

图 5-13　受访者家庭的烧焦食品食用方式

三 基于食源性疾病分级的家庭食品
安全风险作用方式分析

作用方式是家庭食品安全风险因素产生危害、影响消费者健康的重要途径，主要包括原料不安全、储存不当、交叉污染和烹调不彻底等[1][2][3][4]，涵盖了多种多样的食品处理风险行为。在众多的作用方式中，如何定位最具风险的作用方式并加以防范，成为保障家庭食品安全、建设"健康中国"的重中之重。为此，本部分根据"风险因素—作用方式—危害后果"的逻辑思路进行分析，依据危害后果的严重程度对家庭食品安全风险的作用方式进行排序分类，以期明确我国家庭食品安全风险作用方式的特征。

食源性疾病是家庭食品安全风险因素的主要危害，主要由不恰当的家庭食品处理行为引发，是世界范围内消费者普遍面临的家庭健康问题，将可能成为 21 世纪全球尤其是发展中国家和地区重要的健康战略问题[5]。Alsayeqh[6] 对阿拉伯消费者的研究发现，45.28% 的家庭食源性疾病由储存不当引起，35.47% 由烹调不彻底引起，32.23% 由交叉污染

---

[1] WHO/FAO, *A Draft Risk Assessment of Campylobacter spp. in Broiler Chickens Interpretive Summary* (Geneva, Switzerland: WHO, 2003).

[2] Uyttendaele, M., Baert, K., Ghafir, Y., Daube, G., De, Z. L., Herman, L., et al., "Quantitative Risk Assessment of Campylobacter spp. in Poultry Based Meat Preparations as One of the Factors to Support the Development of Risk-based Microbiological Criteria in Belgium," *International Journal of Food Microbiology*, 111 (2), 2006, pp. 149 - 163.

[3] Luber, P., "Cross-contamination Versus Undercooking of Poultry Meat or Eggswhich Risks Need to be Managed First?" *International Journal of Food Microbiology*, 134 (1), 2009, pp. 21 - 28.

[4] Bearth, A., Cousin, M. E., Siegrist, M., "Uninvited Guests at the Table: A Consumer Intervention for Safe Poultry Preparation," *Journal of Food Safety*, 33 (4), 2013, pp. 394 - 404.

[5] Scott, E., "Food Safety and Foodborne Disease in 21st Century Homes," *Canadian Journal of Infectious Diseases*, 14 (5), 2003, p. 277.

[6] Alsayeqh, A. F., "Foodborne Disease Risk Factors Among Women in Riyadh, Saudi Arabia," *Food Control*, 50, 2015, pp. 85 - 91.

引起。Smerdon et al.[1] 对英格兰和威尔士消费者的研究也得出了类似的结论。但学术界普遍认为，虽然正确的储存与充分的烹调能有效防控食源性疾病，但不正确的储存和不充分的烹调所带来的风险远低于交叉污染所带来的风险[2][3][4]。WHO 对全球 1999～2000 年的研究表明，由交叉污染所引发的家庭食源性疾病占 32%[5]。有学者研究发现，交叉污染引发食源性疾病的风险占所有已认知风险的 40%～60%[6]。作为社会的主体，以消费者构成的每个家庭集合都在日常生活中不断践行其行为习惯，并对自身健康产生不同的影响[7][8][9] Bai et al.[10] 对我国的研究显示，我国 30%～40% 的家庭食物中毒是由不规范的食品处理行为引起的，致

---

[1] Kessel, A. S., Gillespie, I. A., O'Brien, S. J., Adak, G. K., Humphrey, T. J., Ward, L. R., "General Outbreaks of Infectious Intestinal Disease Linked with Poultry, England and Wales, 1992 - 1999," *Communicable Diseaseand Public Health*, 4 (3), 2001, pp. 171 - 177.

[2] De Jong, A. E., Verhoeff-Bakkenes, L., Nauta, M. J., De, J. R., "Cross-contamination in the Kitchen: Effect of Hygiene Measures," *Journal of Applied Microbiology*, 105 (2), 2008, pp. 615 - 624.

[3] Kennedy, J., Nolan, A., Gibney, S., O'Brien, S., Mcmahon, M. A. S., Mckenzie, K., et al., "Detemimants of Cross-contamination During Home Food Preparation," *British Food Journal*, 113 (2), 2011, pp. 280 - 297.

[4] Wills, W. J., Meah, A., Dickinson, A. M., Short, F., "'I don't Think I ever Had Food Poisoning': A Practice-based Approach to Understanding Foodborne Disease that Originates in the Home," *Appetite*, 85, 2015, pp. 118 - 125.

[5] WHO/FAO, *A Draft Risk Assessment of Campylobacter spp. in Broiler Chickens Interpretive Summary* (Geneva, Switzerland: WHO, 2003).

[6] Asselt, E. V., Fischer, A., Jong, A. E. I. D., Nauta, M. J., Jonge, R. D., "Cooking Practices in the Kitchen—Observed Versus Predicted Behavior," *Risk Analysis*, 29 (4), 2009, p. 533.

[7] Bourdieu, P., *Distinction: A social Critique of the Judgement of Taste* (London: Routledge and Kegan Paul, 1984).

[8] Redmond, E. C., Griffith, C. J., "Consumer Food Handling in the Home: A Review of Food Safety Studies," *Journal of Food Protection*, 66 (1), 2003, pp. 130 - 161.

[9] Deon, B. C., Medeiros, L. B., Saccol, A. L. D. F., Hecktheuer, L. H., Saccol, S., Naissinger, M., "Good Food Preparation Practices in Households: A Review," *Trends in Food Science & Technology*, 39 (1), 2014, pp. 40 - 46.

[10] Bai, L., Tang, J., Yang, Y., Gong, S., "Hygienic Food Handling Intention: An Application of the Theory of Planned Behavior in the Chinese Cultural Context," *Food Control*, 42 (3), 2014, pp. 172 - 180.

死率甚至高达70%[①]。

因此，本研究以风险因素的作用方式为切入点，以风险因素的危害表现为研究切入点，精准辨识关键风险行为特征，定位关键风险人群，对防控家庭食源性疾病风险、保障家庭健康具有重要意义。

(一) 调查与统计性分析

1. 调查设计

国际上多采用直接的行为观察、摄像录影观察、问卷调查、微生物检测或几者结合的方法研究家庭食品处理行为，虽然上述方法都是重复性高且平行性可信的有效办法，但问卷调查是在短时间内获取大量人群变量信息的最高效方法。本研究选取江苏、福建、河南、吉林、四川、山东、内蒙古、江西、湖南和湖北10个省份为抽样区域，并于上述每个省份中分别随机抽取2个县区作为调查点。这10个省份分别是中国东北、东部、中部、中南部与西部地区的典型省份，经济发展水平具有差异性，居民生活习惯和消费文化也各有不同，以这10个省份消费者的调查数据来大致刻画中国家庭食品处理行为特征较为合适。对这10个省份的调查，均由经过训练的调查员通过面对面直接访谈的方式进行，调查对象为家庭中的主要烹调者。此次调查在上述每个省份等量发放问卷220份，有效问卷总数为2163份，问卷有效率为98.32%。调查于2015年7~8月完成。

2. 受访者的统计特征

表5-2描述了受访者的基本统计特征。在受访者中，女性占50.16%，与男性人数大致相当；已婚受访者占大多数，比例达60.43%；职业分布上以"自由职业者及其他"为主，占样本总量的54.46%；年龄分布上以"25岁及以下"和"26~45岁"两个年龄段为主，分别占样本总量的35.83%和44.66%。与此同时，受访者在家

[①] Xue, J., Zhang, W., "Understanding China's Food Safety Problem: An Analysis of 2387 Incidents of Acute Foodborne Illness," *Food Control*, 30 (1), 2013, pp. 311–317.

庭人口数、受教育程度和个人年收入上分别以"3人"、"大专和本科"和"10000及以下"为主，分别占样本总量的43.78%、59.04%和41.15%。此外，受访者的家庭年收入分布均匀，家中有18岁以下小孩的受访者占比达48.13%。

表5-2 受访者的基本统计特征

变量	分类	频数（个）	有效比例（%）
性别	女	1085	50.16
	男	1078	49.84
婚姻状况	未婚	856	39.57
	已婚	1307	60.43
受教育程度	高中及以下	770	35.60
	大专和本科	1277	59.04
	研究生及以上	116	5.36
职业	公务员与事业单位职员	477	22.05
	企业员工	508	23.49
	自由职业者及其他	1178	54.46
年龄段	46岁及以上	422	19.51
	26~45岁	966	44.66
	25岁及以下	775	35.83
家庭人口数	-2人	129	5.96
	3人	947	43.78
	4人	591	27.32
	5人及以上	496	22.93
家中是否有18岁以下小孩	是	1041	48.13
	否	1122	51.87
个人年收入	10000元及以下	890	41.15
	10001~29999元	595	27.51
	30000~49999元	326	15.07
	50000元及以上	352	16.27

续表

变量	分类	频数	有效比例（%）
家庭年收入	50000 元及以下	593	27.42
	50001~79999 元	557	25.75
	80000~99999 元	500	23.12
	100000 元及以上	513	23.72

（二）实证分析

本研究基于前人研究成果与中国家庭食品处理行为的现实情境，研究家庭食品购买后的运输、储存、解冻、准备、烹饪和剩菜处理六个环节中引发食源性疾病的家庭食品处理风险行为（如图 5-14 所示），共包含 21 个关键问题，并运用 SPSS 22.0 软件对调研结果进行分析。

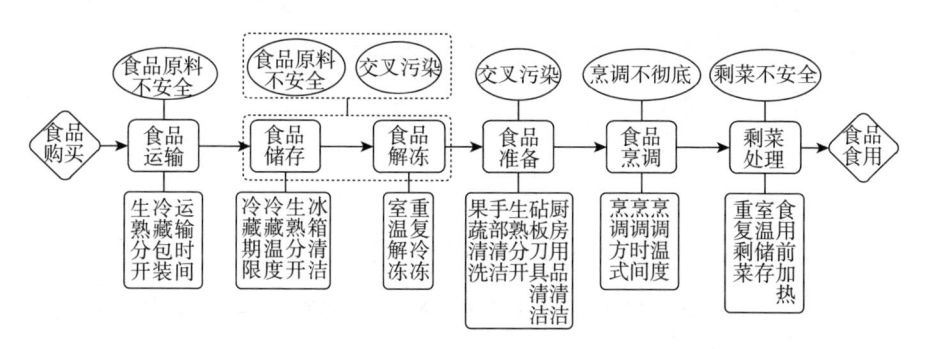

图 5-14 引发食源性疾病的家庭食品处理风险行为

1. 家庭食品处理风险行为的结构维度

引发食源性疾病的家庭食品处理风险行为的因子负荷量结果见表 5-3。采用主成分分析法共提取 11 个因子，Kaiser-Meyer-Olkin（KMO）值为 0.621，Bartlett's 球形检验显著性水平为 0.000，所提取出因子的变异量解释率为 73.81%。根据所提取问题的含义，11 个因子分别为：食品运输因子，包含消费者在家庭生鲜、冷冻食品购买回家途中的包装与运输时间方面的风险行为；冰箱冷藏因子，包含消费者在生鲜和冷冻食品的储存期限与温度方面的风险行为；冰箱储存因子，包含消费者在冰箱储存中的生熟食品分开以及冰箱内部清洁方面的风险行为；食品解冻因子，包含消费者在冷冻食品解冻与再次冷冻方面的风险行为；生熟分开因子，包含消费者生熟食品准备过程中的砧板、刀具和餐具使用方面的风险行为；砧板、刀具清洁因子，包含消费者在刀具和砧板使用前后的清洁方面的风险行为；手部清洁因子，包含消费者在洗手节点和洗手方式方面的风险行为；"果蔬清洗"因子，包含消费者在果蔬清洗方式方面的风险行为；厨房用品清洁因子，包含消费者在厨房水槽、抹布和海绵清洗方面的风险行为；食品烹调因子，包含消费者在食品烹调过程中的烹调方式、时间和温度等方面的风险行为；剩菜处理因子，包含消费者在食用剩菜前后的储存、加热等方面的风险行为。

2. 家庭食品处理风险行为的分类维度

基于因子分析的结果，对样本进行 Z-scores 标准化处理以消除量纲差异，利用 K-Means 聚类方法分类描绘家庭食品处理过程中引发食源性疾病的风险行为特征。K-Means 聚类为基于划分的聚类算法，不受先验经验的局限，通过不断迭代进行聚类，直至达到最优解，尤其适用于大规模数据的样本聚类[①]。

模型经过 22 次迭代，K-Means 聚类的最终结果如表 5-4 所示。基于家庭食品处理行为将消费者聚为八类，其中七类消费者具有不同的风险行为特征，而第八类消费者具有行为安全的特征。第一类消费者约占 12.25%，在冷藏冷冻食品购买后运输回家的途中，其存在运输包装不到位、时间过长的行为，易导致所购买食品原料的腐败变质，产生食品原料安全风险，具有此类行为特征的消费者可以归为"食品运输不当"类；第二类消费者约占 19.33%，在对生鲜与冷冻食品的冰箱储存过程中，存在冷藏温度过高、期限过长的现象，并存在室温解冻或采用冷热水解冻的行为，使得食品原料中微生物繁殖概率提高，易产生食品原料安全风险，具有此类行为特征的消费者可以归为"食品冷藏不当"类；第三类消费者约占 14.61%，存在对海绵、抹布和水槽等厨房清洁用品

---

① Hair, J., Black, W. C., Babin, B. J., Anderson, R. E., Tatham, R. L., *Multivariate Data Analysis* (7th ed.) (Upper Saddle River, NJ: Prentice Hall, 2009).

第五章·家庭消费环节的食源性疾病风险研究：猪肉的案例 / 151

表 5-3 家庭食品处理风险行为的因子载荷矩阵

问题因素	食品运输因子	冰箱冷藏因子	冰箱储存因子	食品解冻因子	生熟分开因子	砧板、刀具清洁因子	手部清洁因子	果蔬清洗因子	厨房用品清洁因子	食品烹调因子	剩菜处理因子
冷藏或冷冻食品在购买后超过2小时运送回家	0.891	-0.066	0.028	-0.005	0.046	-0.005	0.018	-0.043	-0.013	0.036	0.014
回家途中将生鲜与熟食食品放在同一个购物袋中	0.581	0.079	0.066	-0.072	-0.127	-0.058	-0.087	0.026	0.029	-0.133	-0.029
冷藏或冷冻食品装在普通购物袋内运送回家	0.830	0.013	0.004	0.031	0.035	0.073	0.045	-0.010	-0.031	0.048	-0.020
生肉、鸡蛋、熟食和切开的水果在室温下存放超过2小时	0.000	0.927	0.031	-0.034	-0.025	-0.029	0.051	0.028	0.001	-0.011	-0.069
冰箱冷藏室超过4℃或冷冻超过-20℃	0.043	0.666	0.026	-0.662	-0.051	0.006	0.008	-0.024	-0.017	0.009	-0.030
生鲜食品（海鲜或肉类）冰箱冷藏超过3天或冷冻超过3个月	0.021	0.939	0.021	0.247	-0.002	0.010	0.014	0.012	-0.001	0.010	-0.041
剩菜不会立即放入冰箱储存	0.004	-0.054	-0.023	0.021	0.005	0.046	-0.030	0.062	0.099	-0.213	0.797
剩菜一次吃不完不会连续剩下	-0.051	-0.027	-0.017	0.006	0.042	0.046	-0.008	-0.021	-0.017	0.487	0.793
剩菜食用前不会加热至沸	-0.014	-0.048	-0.018	0.006	0.027	0.029	-0.038	-0.019	-0.002	-0.140	0.914
冷冻食品（海鲜或肉类）室温或冷热水解冻	0.017	0.200	0.039	0.804	0.055	0.065	-0.033	0.013	0.039	0.000	0.056

续表

问题/因素	食品运输因子	冰箱冷藏因子	冰箱储存因子	食品解冻因子	生熟分开因子	砧板、刀具清洁因子	手部清洁因子	果蔬清洗因子	厨房用品清洁因子	食品烹调因子	剩菜处理因子
冷冻食品（海鲜或肉类）解冻后吃不完再次冷冻	-0.054	-0.022	-0.035	0.892	0.059	-0.014	0.023	0.083	0.005	0.016	-0.035
生食（生肉、生海鲜或生鸡蛋）和熟食（或即食食用的蔬菜水果）处理中使用同一套砧板、刀具	-0.025	-0.042	0.041	0.133	0.856	0.092	0.067	0.029	0.126	-0.024	0.102
放过生食（生肉、生海鲜或生鸡蛋）的厨具会用来盛放即食食用的蔬菜水果	-0.026	0.000	0.097	0.004	0.850	-0.075	0.062	0.174	-0.045	-0.001	-0.045
不会每次使用前后都对刀具、砧板进行清洁	-0.004	-0.031	0.009	0.060	0.013	0.917	-0.038	-0.008	0.073	-0.039	0.103
使用前后只用冷水清洗刀具、砧板	0.012	0.016	0.048	-0.015	0.002	0.880	0.033	0.205	0.017	-0.010	-0.007
果蔬清洗中不浸泡，只进行简单冲洗	0.005	0.028	0.016	0.072	0.110	0.186	0.105	0.832	0.141	-0.030	0.018
新鲜蔬菜水果不会用流动水仔细冲洗	-0.027	0.003	-0.029	0.038	0.091	0.018	0.043	0.899	-0.025	0.020	0.014
不用肥皂或清洁剂洗手，且每次洗手少于20秒	-0.006	-0.015	-0.028	0.052	0.114	0.119	0.765	-0.130	0.057	0.008	0.154
处理完生肉或海鲜，再处理熟食之前不会洗手	-0.005	0.038	0.079	-0.032	0.026	0.030	0.819	0.121	-0.040	-0.045	-0.076

续表

问题/因素	食品运输因子	冰箱冷藏因子	冰箱储存因子	食品解冻因子	生熟分开因子	砧板、刀具清洁因子	手部清洁因子	果蔬清洗因子	厨房用品清洁因子	食品烹调因子	剩菜处理因子
食品处理过程中手接触其他物体后再接触食品一般不洗手	-0.019	0.041	0.106	-0.029	-0.004	-0.162	0.614	0.158	0.048	0.063	-0.144
冰箱中生（生肉、生海鲜或生鸡蛋）、熟食品随意摆放	0.096	-0.010	0.852	0.004	0.063	0.065	0.005	-0.012	-0.005	0.068	-0.026
不会定期对冰箱内部进行清洗或消毒	0.003	0.064	0.837	-0.009	0.063	-0.013	0.141	0.000	0.054	-0.012	-0.019
不会每次做饭前后清洗厨房水槽	-0.031	-0.017	0.046	0.023	0.124	0.137	0.003	-0.017	0.815	0.004	0.050
不会每次使用前后清洗厨房清洁用海绵和抹布	0.017	0.012	0.003	0.022	-0.049	-0.049	0.050	0.111	0.841	0.005	0.024
生鲜鸡蛋、海鲜或肉类烹调中不会至完全熟透	0.026	0.034	0.095	0.013	-0.121	-0.049	-0.019	-0.013	-0.032	0.600	-0.068
食品烹调中不会通过搅拌、转动等方式让各个部分充分加热	-0.072	-0.036	-0.054	-0.005	0.113	0.009	0.040	0.014	0.050	0.773	-0.045

表 5-4　家庭食品处理风险行为的聚类分析

	"食品运输不当"类 (n=265)		"食品冷藏不当"类 (n=418)		"厨房清洁用品交叉污染"类 (n=316)		"生熟食品交叉污染"类 (n=165)		"清洁卫生风险"类 (n=198)		"烹调不彻底"类 (n=293)		"剩菜处理不当"类 (n=308)		"食品处理行为安全"类 (n=200)		P
	Mean	SD	Mean	SD	Mean	SD	Mean	SD	Mean	SD	Mean	SD	Mean	SD	Mean	SD	
冰箱冷藏因子	-0.084	0.061	0.743	0.018	0.074	0.055	0.236	0.106	-0.045	0.101	0.212	0.049	-1.224	0.003	-0.056	0.071	0.000
剩菜处理因子	0.066	0.064	0.819	0.017	-1.527	0.006	0.134	0.105	-0.124	0.097	-0.484	0.024	0.694	0.020	-0.071	0.066	0.000
食品解冻因子	0.036	0.063	0.224	0.053	0.014	0.055	-0.241	0.122	0.115	0.102	0.086	0.056	-0.389	0.023	-0.024	0.067	0.000
食品运输因子	2.106	0.032	-0.405	0.018	-0.401	0.023	0.024	0.108	0.045	0.104	-0.339	0.027	-0.390	0.022	-0.094	0.064	0.000
砧板、刀具清洁因子	-0.300	0.027	-0.305	0.025	-0.313	0.015	2.881	0.06	2.994	0.043	-0.289	0.017	-0.250	0.032	-0.015	0.029	0.000
手部清洁因子	0.085	0.061	0.081	0.045	-0.005	0.057	-0.612	0.106	0.664	0.086	0.034	0.052	-0.142	0.050	-0.172	0.070	0.000
果蔬清洁因子	-0.037	0.061	-0.014	0.048	0.031	0.056	0.559	0.067	0.675	0.024	0.005	0.052	-0.073	0.054	-0.390	0.068	0.000
冰箱储存因子	0.059	0.064	-0.025	0.044	-0.078	0.056	0.394	0.104	-0.338	0.107	-0.017	0.054	-0.017	0.052	0.158	0.065	0.000
生熟分开因子	0.006	0.067	-0.002	0.041	-0.009	0.053	2.925	0.109	-0.467	0.075	-0.040	0.055	-0.039	0.051	-0.012	0.073	0.000
厨房用品清洁因子	0.190	0.040	0.263	0.027	0.334	0.033	0.158	0.087	0.008	0.089	0.265	0.032	0.319	0.029	-2.514	0.011	0.000
食品烹调因子	-0.093	0.052	-0.318	0.022	-0.954	0.006	-0.091	0.089	0.039	0.102	1.605	0.029	-0.200	0.034	0.003	0.070	0.000

清洗不及时的行为，在家庭食品的处理中易产生交叉污染的风险，具有此类行为特征的消费者可以归为"厨房清洁用品交叉污染"类；第四类消费者约占7.63%，存在明显的生熟食品不分的行为，尤其是食品准备过程中的生熟不分，具有较高的交叉污染风险，具有此类行为特征的消费者可以归为"生熟食品交叉污染"类；第五类消费者约占9.15%，具有在食品处理中对刀具、砧板及手部的清洗不及时、清洁方式不当的行为特征，在与食品的接触中易导致食品的交叉污染，可以归为"清洁卫生风险"类；第六类消费者约占13.55%，具有在食品烹饪中加热温度和时间不足、加热方式不当的行为特征，易产生烹调不彻底的风险，具有此类行为特征的消费者可以归为"烹调不彻底"类；第七类消费者约占14.24%，存在在剩菜处理中冷藏不及时、食用前加热不充分且反复剩菜的行为，具有此类行为特征的消费者可以归为"剩菜处理不当"类；第八类消费者约占9.25%，此类消费者在各方面的风险行为得分均较低，具有此类行为特征的消费者可以归为"食品处理行为安全"类。

3. 引发食源性疾病的家庭食品处理风险行为判别

（1）引发食源性腹泻的家庭食品处理风险行为的统计特征。考虑到食源性疾病涵盖的病种范围广泛以及食源性腹泻具有严重疾病负担，同时为避免调查中的记忆与选择性偏误差，本部分将消费者过去一年内的食源性腹泻作为考察对象，按照严重程度将其划分为四类进行研究，分别为：住院治疗（Hospital Treatment，HT），共123人，占比为5.69%；药物治疗（Drug Treatment，DT），共254人，占比为11.74%；自行康复（Self-healing Treatment，SHT），共657人，占比为30.37%；从没有任何不适感觉（None），共1129人，占比为52.20%。如表5-5所示，在所有引发食源性腹泻的消费者风险行为特征中，剩菜处理不当所占比例最高，占所有患病人数的21.37%；其后依次为烹调不彻底（17.89%）、食品冷藏不当（16.63%）、生熟食品交叉污染（14.02%）、清洁卫生风险（11.12%）、厨房清洁用品交叉污染

（10.06%）和食品运输不当（5.80%）。

表 5-5 引发食源性腹泻的家庭食品处理风险行为特征的卡方检验

单位：人，%

	HT		DT		SHT		总计	
	数量	占比	数量	占比	数量	占比	数量	占比
"食品运输不当"类	2	0.19	3	0.29	55	5.32	60	5.80
"食品冷藏不当"类	7	0.68	49	4.74	116	11.22	172	16.63
"厨房清洁用品交叉污染"类	4	0.39	17	1.64	83	8.03	104	10.06
"生熟食品交叉污染"类	25	2.42	42	4.06	78	7.54	145	14.02
"清洁卫生风险"类	12	1.16	30	2.90	73	7.06	115	11.12
"烹调不彻底"类	32	3.09	57	5.51	96	9.28	185	17.89
"剩菜处理不当"类	40	3.87	54	5.22	127	12.28	221	21.37
"食品处理行为安全"类	1	0.10	2	0.19	29	2.80	32	3.09
卡方值	396.827***							

注：* 表示 $p<0.05$，** 表示 $p<0.01$，*** 表示 $p<0.001$。

（2）基于实践理论的家庭食品处理风险行为特征判别。现有研究表明，食品处理风险行为是引发家庭食源性疾病的主要因素。家庭日常生活行为是一种长期固化的习惯，这种行为并不是完全理性的行为，其源于行动者早期的社会化经历，具有一定的社会从众性[1]，体现了行动者的价值观和信仰，记载了行动者的生活经验和受教育经历，受到资本与场域的交互影响[2]。资本是积累起来的具体的、物化的劳动[3]，而场域本质上是指社会主体之间的关系[4]。本研究中，资本与场域具体表现

---

[1] Dolan, P., Hallsworth, M., Halpern, D., et al. *Influencing Behaviou Through Public Policy* (London: The Institute for Government and Cabine Office, 2011).

[2] Bourdieu, P., *Distinction: A Social Critique of the Judgement of Taste* (London: Routledge, 1979).

[3] Bourdieu, P., *Distinction: A Social Critique of the Judgement of Taste* (London: Routledge and Kegan Paul, 1984).

[4] Tivadar, B., Luthar, B., "Food, Ethics and Aesthetics," *Appetite*, 44, 2005, pp. 215-233.

为行动者的个体特征与家庭特征，具有不同个体特征和家庭特征的消费者是资本的承载者，并基于其生成轨迹内化为自身的行为习惯，共同影响实践及其结果。鉴于食源性疾病难以被准确观测的现实，本部分选择疾病负担最高且家庭中最易观测的食源性腹泻作为显示变量，其取值为 $[1, n]$。

$$Y_i = \beta X_i + \varepsilon_i \tag{1}$$

其中，X_i 为第 i 个食源性腹泻程度的影响因素向量，β 为待估计系数向量，ε_i 为独立同分布的随机绕动项。$Y_i = 1$ 代表食源性腹泻严重程度为 SHT，$Y_i = 2$ 代表食源性腹泻严重程度为 DT，$Y_i = 3$ 代表食源性腹泻严重程度为 HT。取值越大，Y_i 代表食源性腹泻越严重，并构建以下分类框架：

$$\begin{cases} Y_i = 1, \ Y_i \leq \mu_1 \\ Y_i = 2, \ \mu_1 < Y_i \leq \mu_2 \\ \quad \vdots \\ Y_i = n, \ \mu_n < Y_i \end{cases} \tag{2}$$

式（2）中，μ_n 为食源性腹泻严重程度变化的临界点（满足 $\mu_1 < \mu_2 < \cdots < \mu_n$）。有序多分类 Logit 模型不要求变量满足正态分布或等方差，可研究多分类因变量与其影响因素之间的关系，适用于对不同程度食源性腹泻的消费者食品处理风险行为特征进行定量评价。一般而言，假设 ε_i 的分布函数为 $F(x)$，可得到因变量 Y_i 取各选择值的概率：

$$\begin{cases} p(Y_i = 1) = F(\mu_1 - \beta X_i) \\ p(Y_i = 2) = F(\mu_2 - \beta X_i) - F(\mu_1 - \beta X_i) \\ \quad \vdots \\ p(Y_i = n) = 1 - F(\mu_n - \beta X_i) \end{cases} \tag{3}$$

由于 ε_i 服从 Logit 分布，则

$$p(Y_i > 0) = F(U_i - \mu_1 > 0) = F(\varepsilon_i > \mu_1 - \beta X_i)$$
$$= 1 - F(\varepsilon_i < \mu_1 - \beta X_i)$$

$$= \frac{exp(\beta X_i - \mu_1)}{1 + exp(\beta X_i - \mu_1)} \qquad (4)$$

本部分将影响因素归纳为如表 5 – 6 所示的个体特征、家庭特征及家庭食品处理风险行为特征共三大类。

表 5 – 6 有序 Logit 回归模型的变量名称和含义

变量名称	变量含义
个体特征	
性别	女性 = 1；男性 = 0
年龄	实际值（周岁）
婚姻状况	未婚 = 1；已婚 = 0
受教育程度	具体受教育年限（年）
职业稳定度	分为自由职业者、企业员工和公务员或事业单位职员三类，稳定度逐渐上升
个人年收入水平	个人年纯收入实际值（万元）
家庭特征	
家庭人口数	日常居住在一起的人数（人）
家庭年收入水平	共同生活成员的家庭总体收入实际值（万元）
家中是否有18岁以下小孩	是 = 1；否 = 0
家庭食品处理风险行为特征	基于前文研究结果，共分为八类： "食品运输不当"类（R_I）、"食品冷藏不当"类（R_{II}）、"厨房清洁用品交叉污染"类（R_{III}）、"生熟食品交叉污染"类（R_{IV}）、"清洁卫生风险"类（R_V）、"烹调不彻底"类（R_{VI}）、"剩菜处理不当"类（R_{VII}）、"食品处理行为安全"类（以"食品处理行为安全"类为参照组）
	"食品运输不当"类（R_I）（是 = 1，否 = 0）
	"食品冷藏不当"类（R_{II}）（是 = 1，否 = 0）
	"厨房清洁用品交叉污染"类（R_{III}）（是 = 1，否 = 0）
	"生熟食品交叉污染"类（R_{IV}）（是 = 1，否 = 0）
	"清洁卫生风险"类（R_V）（是 = 1，否 = 0）
	"烹调不彻底"类（R_{VI}）（是 = 1，否 = 0）
	"剩菜处理不当"类（R_{VII}）（是 = 1，否 = 0）

表 5-7 有序 Logit 模型参数估计结果

变量	系数	标准误	Wald 值	P 值	95% 置信区间 下限	95% 置信区间 上限
食品处理风险行为特征						
R_I	3.631	3.139	1.338	0.247	-2.522	9.785
R_{II}	8.748***	2.712	10.404	0.001	3.432	14.063
R_{III}	8.439**	2.834	8.867	0.003	2.885	13.994
R_{IV}	23.001***	3.505	43.054	0.000	16.131	29.872
R_V	12.952***	2.884	20.172	0.000	7.300	18.604
R_{VI}	18.000***	3.290	29.942	0.000	11.553	24.448
R_{VII}	20.981***	3.047	47.411	0.000	15.009	26.953
性别						
R_{IV} * 女性	-1.136*	0.463	6.016	0.014	-2.043	-0.228
R_{VII} * 女性	-0.870**	0.295	8.668	0.003	-1.449	-0.291
年龄						
R_{II} * 年龄	0.810***	0.222	13.311	0.000	0.375	1.245
R_{IV} * 年龄	1.394**	0.514	7.353	0.007	0.386	2.401
R_{VI} * 年龄	0.888**	0.275	10.384	0.001	0.348	1.427
R_{VII} * 年龄	1.281*	0.650	3.882	0.049	0.007	2.555
婚姻状况						
R_{IV} * 未婚	-0.711*	0.303	5.491	0.019	-1.306	-0.116
R_{VII} * 未婚	-2.496**	0.917	7.404	0.007	-4.294	-0.698
受教育程度						
R_{IV} * 受教育程度	-0.392*	0.182	4.642	0.031	-0.748	-0.035
R_{VII} * 受教育程度	-0.557*	0.224	6.171	0.013	-0.996	-0.118
职业稳定度						
R_{II} * 职业	-0.715**	0.217	10.844	0.001	-1.141	-0.289
R_{IV} * 职业	-2.211**	0.691	10.246	0.001	-3.565	-0.857
R_V * 职业	-1.772***	0.421	17.706	0.000	-2.598	-0.947
R_{VI} * 职业	-2.058***	0.454	20.568	0.000	-2.947	-1.169
R_{VII} * 职业	-1.152***	0.314	13.410	0.000	-1.768	-0.535
个人年收入						
R_{II} * 个人年收入	-0.939***	0.200	22.071	0.000	-1.330	-0.547

续表

变量	系数	标准误	Wald 值	P 值	95% 置信区间 下限	95% 置信区间 上限
R_{IV} * 个人年收入	-1.386**	0.408	11.516	0.001	-2.186	-0.585
R_{VI} * 个人年收入	-1.144***	0.288	15.756	0.000	-1.708	-0.579
R_{VII} * 个人年收入	-1.361***	0.279	23.726	0.000	-1.908	-0.813
家庭人口数						
R_{II} * 家庭人口数	0.610***	0.160	14.464	0.000	0.296	0.925
R_{IV} * 家庭人口数	0.966*	0.377	6.570	0.010	0.227	1.705
R_{VII} * 家庭人口数	-1.250***	0.302	17.122	0.000	-1.842	-0.658
家庭年收入						
R_{I} * 家庭年收入	-2.409***	0.494	23.765	0.000	-3.378	-1.44
R_{II} * 家庭年收入	-1.316***	0.324	16.507	0.000	-1.951	-0.681
R_{IV} * 家庭年收入	-5.585***	1.089	26.297	0.000	-7.720	-3.451
R_{VI} * 家庭年收入	-1.511***	0.233	42.084	0.000	-1.968	-1.055
R_{VII} * 家庭年收入	-3.030***	0.464	42.581	0.000	-3.940	-2.120
临界点						
临界点 1	8.723**	2.532	11.864	0.001	3.759	13.686
临界点 2	10.967***	2.545	18.577	0.000	5.980	15.954
临界点 3	15.292***	2.564	35.566	0.000	10.266	20.317
Nagelkerke	0.767					
Cox 及 Snell	0.684					
卡方值	2494.819***					

注：* 表示 $p<0.05$，** 表示 $p<0.01$，*** 表示 $p<0.001$。

需要说明的是，由于篇幅有限，上表中仅列出有显著性差异的变量。

表 5-7 显示的是消费者家庭食品处理风险行为及其与消费者个体和家庭特征的交互作用对家庭食源性腹泻的影响。家庭食品处理风险行为与食源性腹泻呈显著正相关关系，相比于"食品处理行为安全"类人群，导致食源性腹泻的风险行为依照风险严重程度排序依次为："生熟食品交叉污染"（R_{IV}）、"剩菜处理不当"（R_{VII}）、"烹调不彻底"

（R_{VI}）、"清洁卫生风险"（R_V）、"食品冷藏不当"（R_{II}）和"厨房清洁用品交叉污染"（R_{III}），变量的估计系数分别为 23.001、20.981、18.000、12.952、8.748 和 8.439。受访者性别、年龄、婚姻状况、职业稳定度、受教育程度、个人年收入、家庭人口数和家庭年收入等个体特征、家庭特征与食品处理风险行为的交互显著影响食源性腹泻的严重程度。其中，"生熟食品交叉污染"和"剩菜处理不当"与女性、未婚人群的交互影响与食源性腹泻严重程度显著负相关，这种负相关性随着受访者受教育程度和职业稳定性的提升而变得显著。

根据模型结果，可以得出如下结论。

第一，"生熟食品交叉污染"是家庭食源性腹泻的首要风险行为。虽然"生熟食品交叉污染"、"清洁卫生风险"和"厨房清洁用品交叉污染"与家庭食源性腹泻都呈现显著正相关性，但食品储存与食品准备过程中的"生熟食品交叉污染"所带来的食源性腹泻风险，远高于"清洁卫生风险"和"厨房清洁用品交叉污染"。这与 Sampers et al.[1] 的研究一致，其认为在家庭食品处理过程中，"隔离"在预防交叉污染中的作用远远大于"清洁"。这是因为只要物体表面有些微的污染物残留，病原微生物就会依照食品所含的营养成分与 pH 酸碱度发生转移[2]，这种作用在砧板和刀具中表现得尤为明显[3]。同时，上述结论也从侧面印证了交叉污染在中国家庭食品处理过程中的风险严重性。

第二，"剩菜处理不当"是中国家庭食源性腹泻的关键风险行为。

---

[1] Sampers, I., Berkvens, D., Jacxsens, L., Ciocci, M. C., Dumoulin, A., Uyttendaele, M., "Survey of Belgian Consumption Patterns and Consumer Behaviour of Poultry Meat to Provide Insight in Risk Factors for Campylobacteriosis," *Food Control*, 26, 2012, pp. 293 - 299.

[2] Whitehead, K. A., Smith, L. A., Verran, J., "The Detection and Influence of Food Soils on Microorganisms on Stainless Steel Using Scanning Electron Microscopy and Epifluorescence Microscopy," *International Journal of Food Microbioloby*, 141, 2010, pp. S125 - S133.

[3] Fonda, E., Muhittin, T., Ozgun, B., "Microbilogical Quality of Home Cooked Meat and Vegetable Salads," *Pakistan Journal of Medical Sciences*, 26 (2), 2010, pp. 416 - 419.

虽然与国际上其他地区一样，"烹调不彻底"是家庭食品处理过程中值得关注的主要风险行为，这主要源于"营养"与"安全"的悖论，虽然健康饮食文化倡导的生鲜饮食与低温烹调能更大限度地保留食物营养[1]，却为许多致病性微生物病原提供了生存的空间[2]。但对于中国家庭而言，"剩菜处理不当"引发的健康风险更值得关注，不恰当的剩菜储存及加热会促进微生物病原的生长繁殖，从而引发食源性疾病，行为习惯的形成与地区文化息息相关，而这种剩菜处理不当行为的流行可能与中国传统的节约文化相关[3]。

第三，引发家庭食源性腹泻的食品处理风险行为具有明显的个人和家庭特征，在"生熟食品交叉污染"和"剩菜处理不当"的风险行为中表现尤为突出，具有国家与区域特异性。其中，与男性相比，家庭食品处理风险行为引发食源性腹泻的风险因女性而显著降低，印证了高风险行为在男性中更流行的结论[4][5]。同时，随着受访者受教育程度和收入水平的提高，家庭食品处理风险行为对食源性腹泻的风险效应显著降低，这是因为受教育程度和收入水平越高的消费者在家庭食品处理过程中的行为越规范，虽然这一结论与 Yang et al.[6] 对美国消费者的研究相

---

[1] Becker, A., Boulaaba, A., Pingen, S., Krischek, C. Klein, G., "Low Temperature Cooking of Pork Meat: Physicochemical and Sensory Aspects," Meat Science, 118, 2016, pp. 82 – 88.

[2] http://www.fsis.usda.gov/wps/portal/fsis/topics/food-safety-education/get-answers/food-safety-fact-sheets/meat-preparation/fresh-pork-from-farm-to-table/CT_ Index Accessed 6 April 2016.

[3] Liu, H. J., Xiao, Q. Y., Cai, Y. Z., Li, S. Z., "The Quality of Life and Mortality Risk of Elderly People in Rural China: The Role of Family Support," Asia-Pacific Journal of Public Health, 27 (2), 2015, pp. 2232 – 2245.

[4] Andrea, N., Shannon, M., Rita, F., "High-Risk Food Consumption and Food Safety Practices in a Canadian Community," Journal of Food Protection, 72 (12), 2009, pp. 2575 – 2586.

[5] 巩顺龙、白丽、陈磊等：《我国城市居民家庭食品安全消费行为实证研究——基于15个省市居民家庭的肉类处理行为调查》，《消费经济》2011年第3期。

[6] Yang, S., Leff, M. G., McTague, D., "Multistate Surveillance for Food-handling, Preparation, and Consumption Behaviors Associated with Foodborne Diseases: 1995 and 1996 BRFSS Food-safety Questions," CDC Surveillance Summaries / Centers for Disease Control, 47 (SS – 4), 1998, pp. 33 – 57.

悖，但是在 Arzu[①]、Broner et al.[②]、Kennedy et al.[③] 和 Ali[④] 分别对土耳其、加泰罗尼亚、爱尔兰和新西兰消费者的研究中得到了支持，更为重要的是，这一结论与白丽等[⑤]对中国消费者的研究一致。另外，这种效应随着年龄的增高而显著增强。Kendall[⑥] 对爱尔兰消费者的研究发现，相比于年轻人而言，60 岁以上老人的食品安全处理行为更加规范，食源性疾病风险也较低。这种差异性可能与不同地区老人的食品安全风险认知与所受到的家庭食品安全教育相关。

4. 主要结论

本研究以社会实践为指导，实证测度引发食源性疾病的家庭食品处理行为，同时利用有序 Logit 回归科学地探究了引发食源性疾病的不同家庭食品处理风险行为特征与家庭人群特征。本研究的主要结论是：①受访者行为可聚类为具有完全不同行为特征的 8 类，包括 7 类食品处理风险特征行为与 1 类食品处理安全特征行为，且食品处理风险特征行为与家庭食源性疾病呈现显著正相关性；②交叉污染在中国家庭食品处理过程中具有较高的食源性疾病风险，其中生熟食品交叉污染是引发家庭食源性疾病的首要风险特征行为；③虽然与其他国家与地区一样，烹调不彻底也是中国家庭需要关注的风险特征行为，但受到中国消费文化的影响，剩菜处理不当更值得关注；④影响中国家庭食源性疾病严重程

---

① Arzu, C. M., "Public Perception of Food Handling Practices and Food Safety in Turkey," *Journal of Food Agriculture & Environment*, 7 (2), 2009, pp. 113 – 116.

② Broner, S., Torner, N., Dominguez, A., Martínez, A., Godoy, P., "Sociodemographic Inequalities and Outbreaks of Foodborne Diseases: An Ecologic Study," *Food Control*, 21, 2010, pp. 947 – 951.

③ Kennedy, J., Nolan, A., Gibney, S., "Deteminants of Cross-contamination During Home Food Preparation," *British Food Journal*, 113 (2 – 3), 2011, pp. 280 – 297.

④ Ali, A. S., "Domestic Food Preparation Practices: A Review of the Reasons for Poor Home Hygiene Practices," *Health Promotion International*, 30 (3), 2013, pp. 427 – 437.

⑤ 白丽、汤晋、王林森等：《家庭食品安全行为高风险群体辨识研究》，《消费经济》2014 年第 1 期。

⑥ Kendall, H., Kuznesof, S., Seal, C., Dobson, S., Brennan, M., "Domestic Food Safety and the Older Consumer: A Segmentation Analysis," *Food Quality and Preference*, 28, 2013, pp. 396 – 406.

度的食品处理风险行为具有明显的个人和家庭特征,在生熟食品交叉污染和剩菜处理不当中表现尤为突出,家庭风险人群特征为男性、已婚、年龄较大、家庭人口数较少、受教育程度和职业稳定性较低、个人和家庭年收入水平较低。

四　家庭食品安全风险防范

本部分针对家庭食品安全风险,依据"风险因素—作用方式—危害后果"的逻辑思路,在系统阐述家庭食品安全生物性风险因素、化学性风险因素及其作用方式与危害后果的基础上,针对作用方式在食品安全风险因素产生健康危害中的关键作用,以风险防范为视角重点刻画我国家庭食品安全风险的作用方式,以健康危害为切入点科学分级我国家庭食品安全风险的作用方式。在家庭食品安全风险防范的建设策略中,更加关注人在风险产生与风险防范中的作用,定位关键的人为因素,防范关键的人为因素,为我国食品安全风险防范策略的制定提供科学依据。

随着我国烹调与饮食习惯的改变,家庭已经成为我国食品安全风险发生的首要场所。作为最后的"把关"环节,家庭食品安全问题不仅对消费者的身体健康和生命安全造成了严重威胁,更使得我国的食品供应链安全保障无法达到预期效果,已成为制约我国全食物链安全保障的短板。因此,应该认识到家庭食品安全问题的重要性,将家庭食品安全教育和干预工作作为食源性疾病方法的一项重要任务。依据本部分的研究结论,我国消费者在按照 WHO 的"食品安全五要点"处理食品的同时,应在家庭食品处理中重点关注生熟食品交叉污染、剩菜处理不当以及烹调不彻底等行为,尤其是男性、已婚、年龄较大、家庭人口数较少、受教育程度和职业稳定性较低、个人和家庭年收入水平较低人群的食品处理行为,切断风险因素在家庭中的作用途径,保障人群健康。

第六章
国家食品安全风险监测评估与预警交流体系建设

食品安全问题的最直接表现就是食源性疾病，对食品安全风险进行监测、评估与预警交流，是有效防范食源性疾病的重要手段。食品安全风险监测是通过系统和持续地收集食源性疾病、食品污染物以及食品中有害因素的监测数据及相关信息，并进行综合分析和及时通报的活动；食品安全风险评估是对食品中化学污染物、有害因素和致病菌导致的食品污染和人体健康影响进行评估的科学活动；食品安全风险预警是指在某种食品风险事件或情况发生之前，对社会和公众做出和发布的预警。建立科学、完善的国家食品安全风险监测评估与预警交流体系，是食品安全风险治理体系的重要内容。本章在考察我国食品安全风险监测评估与预警交流体系建设的演化轨迹的基础上，努力深刻把握其发展历史和现实弊端，以江苏食品安全风险监测体系为案例进行分析，尝试定位其未来的发展方向，为我国食品安全风险监测评估与预警交流体系的建设提供参考建议。

一　食品安全风险监测体系建设

食品安全风险监测能够为食品安全风险评估、预警、交流和食品安全标准的制定提供科学数据和实践经验，是实施食品安全监督管理的重要手段，在食品安全风险治理体系中具有不可替代的作用。图6-1轮廓性地显示了食品安全风险监测、评估、预警和交流之间的相互关系。从2009年实施《食品安全法》规定食品安全风险监测工作以来，我国食品安全风险监测体系实现了自上而下的完善，监测能力有了提升，监测内容有了扩展。

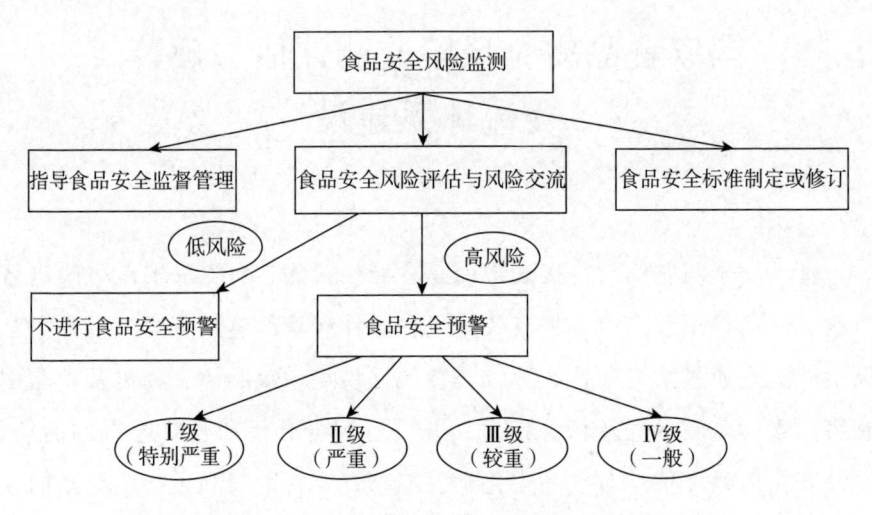

图6-1 食品安全风险监测、评估和预警关系

（一）基本形成了自上而下的四级架构体系

国家食品安全风险监测网络自2010年初步建立以来，由国家、省级、地市级和县（区）级四层架构形成的立体化监测网络不断优化。2010年监测网络实现了对全国31个省（自治区、直辖市）的覆盖，之后地市级监测点以年均30%的增长速度，在2013年实现了全覆盖。而食品安全风险监测网络建设最艰难的县级监测点，在逐年增加10%的目标规划指导下，截至2015年实现了对全国80%县级区域的覆盖，覆盖的数量如图6-2所示。河北、黑龙江、辽宁等部分省份已经率先实现了监测点的县级区域全覆盖。广西的食品安全风险监测点增加到101个，覆盖全区所有县级行政区域并继续向乡村延伸，南宁铁路局机车和

站点食品首次被纳入风险监测范畴[①]。湖北省宜昌市9个县市区的风险监测采样点已覆盖总人数的75%以上。可以预见的是，实现国家食品安全风险监测网络四层架构体系的建设目标指日可待。

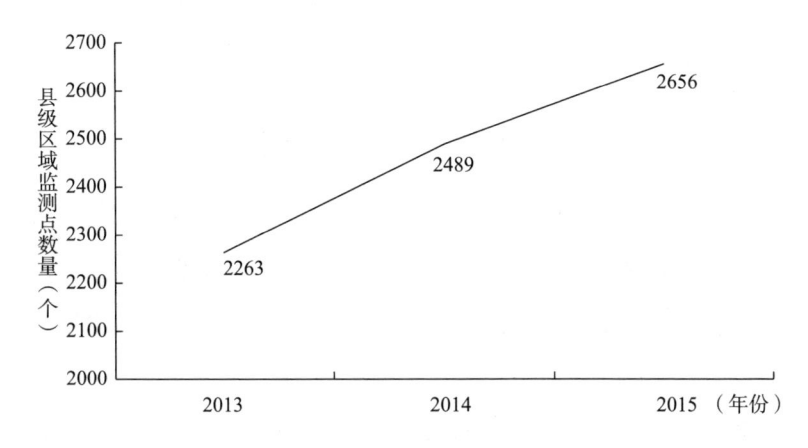

图 6-2 2013~2015 年食品安全风险监测县级区域监测点数量

（二）基本形成布局合理的监测机构体系

为了全面提升我国食品安全风险监测能力，增强省级监测水平，2013年国家卫计委在全国31个省（自治区、直辖市）和新疆生产建设兵团设置了"国家食品安全风险监测（省级）中心"，以省级疾病预防控制中心为依托单位，承担省级食品安全风险监测方案的制定、实施，以及数据分析，并提交辖区内食品安全风险监测报告。根据国家卫计委《关于省级疾病预防控制机构加挂国家食品安全风险监测（省级）中心及参比实验室牌子的通知》（国卫食品发〔2013〕36号），国家卫计委于2013年在北京、上海、江苏、浙江、湖北及广东6家有条件的省级疾病预防控制中心设置了首批"国家食品安全风险监测参比实验室"，主要负责承担全国食品安全风险监测的质量控制、监测结果复核等相关

[①] 《广西全面开展食品安全风险监测 监测涵盖16类样品》，食品伙伴网，http://news.foodmate.net/2016/02/354677.html，2016年2月20日。

工作，同时承担技术培训和科学研究工作。其中，北京市疾控中心承担兽药、有害元素、非法添加物的参比项目，上海市疾控中心承担农药残留的参比项目，江苏省疾控中心负责有机污染物的参比项目，浙江省疾控中心负责真菌毒素的参比项目，湖北省疾控中心负责二噁英的参比项目，而广东省疾控中心则主要负责重金属的参比项目①。

（三）基本形成科学完善的国家风险监测计划体系

国家食品安全风险监测计划是近年来食品安全风险管理的重要指导性文件，目前监测工作逐渐进入常态化，除了常规监测，而且逐步进行专项监测、应急监测和具有前瞻性的监测。历经几年的实践探索，国家食品安全风险监测计划体系由包含食品中化学污染物和有害因素监测、食源性致病菌监测、食源性疾病监测、食品中放射性物质监测四大类，逐步调整为食品污染及食品中的有害因素监测和食源性疾病监测两大类，使分类更加科学。新的分类以及监测内容见图6-3。

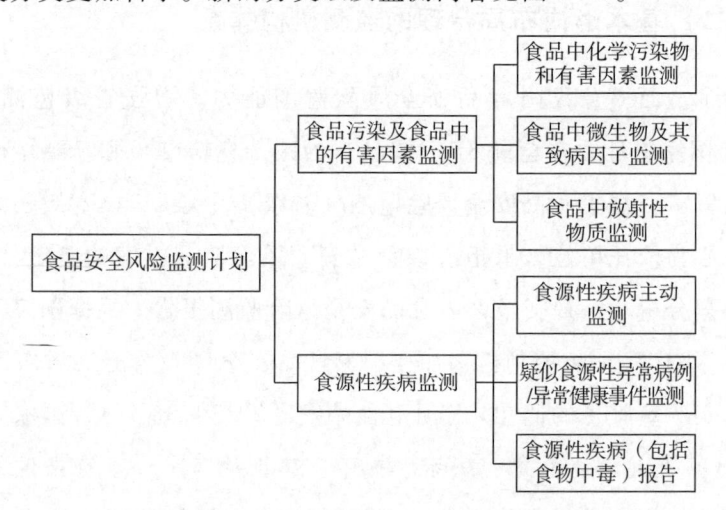

图6-3 食品安全风险监测计划主要内容

---

① 《国家卫生计生委关于省级疾病预防控制机构加挂国家食品安全风险监测（省级）中心及参比实验室牌子的通知》，国家风险评估中心网，http://www.nhfpc.gov.cn/sps/s5853/201312/cff064ad808144f1b3576d7b3fcc772b.shtml，2013年12月11日。

(四) 基本形成重点区域与产品的风险监测格局

针对历年来的风险监测数据，国家加强了对风险区域的监测。一是加大对农产品主产区、食品加工业集聚区、农产品和食品批发市场、农村集贸市场、城乡接合部等重点区域的监管力度；二是加强对学校食堂、旅游景区、铁路站车等就餐人员密集场所的食品安全监管，对农村集体聚餐进行指导，防范食物中毒事件的发生；三是加强对网购食品的风险监测，防范大规模食品安全事件的发生[1]。可以说，这些做法为建立地方性食源性疾病的溯源管理积累了数据，为地方食品安全监管提供了技术依据。

(五) 基本形成风险监测数据库

目前国家食品安全风险监测数据库有"全国食品污染物监测数据汇总系统"和"全国食源性致病菌监测数据汇总系统"。天津市为实现对食源性疾病的主动监测，结合本市地域特征和饮食习惯，扩大了食品污染物和有害因素以及食源性疾病监测的覆盖面。形成了覆盖全市种植、生产等各个环节，包括粮食、蔬菜、水果、水产品等百姓日常消费的各类食品的食品安全风险监测点和食品采样点，通过获取的数万条数据建立了天津市食品污染物数据库[2]。浙江、广东、江苏等省建立了哨点医院信息系统，整合食源性疾病信息，完成了食源性疾病信息数据库的建立，提高了监测效率与报告质量。珠海市政府安装校园食品安全监控系统，开展"阳光厨房"进校园活动，试点校园安装视频监控系统、农产品快速检测系统，同时建立校园食谱数据库、风险评估数据库，建

---

[1] 《2013 年河南省食品安全风险监测方案确定》，《郑州晚报》，2013 年 3 月 21 日，http://www.ha.xinhua.net.com/diet/2013-03/22/c_115111767.htm。

[2] 《天津市建成食品污染物数据库》，中国食品安全网，http://paper.cfsn.cn/content/2015-11/21/content_31845.htm，2015 年 11 月 21 日。

立校园食品安全实时动态电子化的现代管理模式①。

（六）案例分析：江苏食品安全风险监测体系与能力现代化建设的调查

习近平总书记在全国卫生与健康大会上指出，要把人民健康放在优先发展的战略地位，加快推进"健康中国"建设。完善食品安全风险监测体系、提升风险监测能力是全面贯彻总书记讲话精神，坚持中国特色卫生与健康发展道路，推进健康中国建设的基础性内容。前文已从全国宏观层面分析了食品安全风险监测体系的状况，在此，则以江苏省为案例，进一步分析主要成效与存在的问题。

1. 主要建设成效

江苏省是我国经济社会发展较为领先的省份。自2010年开始建设食品安全风险监测体系以来，通过坚持不懈的努力，江苏省的风险监测体系建设取得了重要进展。

（1）形成了三级架构的监测体系。

截至2015年，江苏省已基本完成覆盖省、市、县（区）三级的食品安全风险监测体系建设，风险监测点实现县级区域的全覆盖。其中，以疾病预防控制中心为指导，以哨点医院为基础的食源性疾病监测网络实现了跨越式的发展。目前江苏省共设置食源性疾病监测哨点医院380家，覆盖13个省辖市、56个市辖区和全部42个县级行政区域，且疑似食源性异常病例/异常健康事件监测医院覆盖了全省所有二级以上医院。

（2）构建了多种形态相融合的监测格局。

根据国家统一的安排，江苏省已形成了常规监测规范化、专项监测多样化、应急监测快速化等多种形态相融合的食品安全风险监测格局，基本满足了监测需求。在对食品中化学污染物和有害因素、食源性致病

---

① 《走在幸福的路上系列报道之九打造校园"阳光厨房"加强食品安全风险监测》，珠海电视台，http://www.n21.cc/xw/zh/2014-12-27/content_105131.shtml，2014年12月27日。

菌、食源性疾病和放射性物质进行常规监测的同时，加强了对街头流动餐、网店自制食品、学生餐、外卖配送餐等的专项监测，并持续推进社区人群食源性疾病负担调查、食源性致病菌耐药检测与致病菌分子分型监测，为科学评估江苏省食品安全风险提供了数据基础。

（3）实现了风险监测能力的提升。

目前，江苏省已建立了覆盖 13 个省辖市疾控中心的食源性致病菌分子分型网络实验室，开展了食源性致病菌 PFGE 分子分型用于食物中毒溯源分析，并不断加大食品化学污染物及其有害因素监测、食源性致病菌监测、食源性疾病监测以及放射性物质监测中专项监测和主动监测的比重。最近 5 年来，全省累计采集检测各类食品样品 5 万余份，调查社区人群超过 4 万人，形成了由超过 40 万个数据组成的风险监测数据库，有效保障了人民群众的身体健康。

2. 建设中存在的突出问题

目前江苏省已形成了相对完善的食品安全风险监测体系，但面对从农田到餐桌全程食物供应链中复杂性、持久性、隐蔽性和滞后性兼具的食品安全风险，调查发现，江苏省风险监测体系建设尚存在突出问题，需要引起高度重视并采取有效的措施逐步解决。

（1）食品安全风险监测的协同机制并未有效建立。

食品安全风险监测是一项系统性、连续性和综合性的任务，需要卫生、农业、出入境检验检疫、质量技术监督与食药监督等多部门间的协同合作。但在实际监测工作中，这些部门分段监测，各自为政，没有形成有效的协同机制。与此同时，医疗机构与疾控中心间的医防合作机制缺失，没有沿着实验室确诊病例—临床病例—发病病例—暴露食源性疾病病原体人数的食源性疾病发生过程与病例可能去向，设计科学的监测环节，难以及时地调查并处理食源性疾病事件，影响了食品安全风险的早发现、早回溯、早追踪与早预警。

（2）风险监测数据未能发挥应有的功能。

未来是历史的延伸与发展。长期以来形成的食品安全风险监测数据是预测未来风险的窗口。深入挖掘已获得的风险监测历史数据,发现丰富数据反映的内在规律性,是早发现、早预警、早控制和早处理食品安全风险的重要科学依据,是真正实现风险监测良性循环的关键。但遗憾的是,目前江苏省承担食品安全风险监测任务的各部门相对独立,数据库结构和上报系统各成体系,监测系统敏感性不高,数据的综合分析和属地化利用能力不强,难以通过分析现有标准不一且分散的数据发现未来食品安全风险的走向,难以真正把握可能存在的系统性食品安全风险。

(3) 日益繁重的监测任务与相对有限的监测资源间的矛盾较为突出。

2010~2015年,江苏省食品安全风险监测的样品量与完成的监测数据年均分别增长了174.9%、191.7%。面对日益繁重的监测任务,江苏省风险监测资源投入明显不足。江苏省疾控中心承担实验室检测的人员均为一岗多职,现场专职从事风险监测与流行病学调查的工作人员仅有4人,人员严重不足。虽然基层技术人员的综合能力有所提升,但高层次人员普遍不足。与此同时,自2010年以来,虽然省级财政安排了相应的食品安全专项经费,但部分市和绝大部分县(市、区)并没有在专项经费中安排相应的风险监测经费,多数市(县、区)疾控中心每年的项目经费仅为8万元且多用于培训、采样、检测,仅能完成上级要求的监测任务,远不能满足地方风险监测的需求。

(4) 现有的技术装备难以有效满足监测需求。

国家发展改革委等部门发布的《食品安全风险监测能力(设备配置)建设方案》(发改社会〔2013〕422号)明确规定了省、市(地)两级疾控中心能力建设与技术装备的具体要求,但江苏省相应的两级疾控中心的技术装备既没有达到规定的标准,又满足不了需求。以食品添加剂为例,由于关键技术装备的缺乏,仅具备对个别添加剂残留的检测能力,并不具备对食品添加剂产品进行综合分析的能力。更令人尴尬的是，江苏省大多数两级疾控中心不仅要承担食品监测工作，还要开展环境、职业卫生、化妆品等相关样品的监测工作，仪器设备混合使用，严重影响了鉴定的准确性。苏北和苏中县级疾控机构近10年没有增加食品检测设备，监测能力在某些方面甚至落后于西部地区。

3. 主要对策建议

贯彻习近平总书记提出的把人民健康放在优先发展战略地位的要求，加快推进健康江苏建设，努力全方位、全周期保障人民健康，必须加快推进江苏省食品安全风险监测体系与能力建设。根据目前存在的问题，建议从以下四个方面做出努力。

（1）健全工作机制，强化相互合作，提升监测效能。

建议在省食品安全委员会的框架下，建立由省卫计委牵头的食品安全风险监测联席会议机制，明确卫生、农业、出入境检验检疫、质量技术监督与食药监督等部门履行各自职责的基本规范，确保统一实施风险监测计划方案，统一采样、检验、数据报送、技术培训、质量控制、督导检查等规范。由省卫计委负责建立全省医疗机构与疾控机构间的医防合作机制，实现食源性疾病监测由病例监测向病原体监测的深度转变，提高病原体信息的有效样本与监测数据的利用率。通过完善工作机制，避免监测资源的浪费，提升监测效能。

（2）完善信息体系，统一数据规范，发挥数据功能。

按照"来源可溯、流向可追、质量可控、责任可查、风险可估、风险可测、疾病可防"的要求，建立以省卫计委为中心，以省疾控中心为支撑，各部门、各地区共同参与的"无缝对接、横向到边、纵向到底"的风险监测信息体系，并将其纳入全省食品安全监管信息系统之中。重点是在建立与完善数据技术标准与管理规范的基础上，建立健全覆盖全省各部门、各地区的数据系统，最大限度地实现卫生、食药、农业、进出口、质监等相关部门的信息共享。借鉴南京食源性疾病监测信息平台与苏州食源性疾病致病因素与病因性食品溯源平台建设的经验，实现基于市、县区哨点医院HIS系统的食源性疾病实时监控以及哨点医院 HIS 系统与疾控监测系统的网络对接。加强对数据人才的培养，提高数据分析能力，发挥数据的早发现、早回溯和早追踪的风险监测功能。

（3）加大财政投入，加强人才队伍建设，提升监测能力。

从全省的实际出发，全面执行国家发改委发布的《食品安全风险监测能力（设备配置）建设方案》，明确全省疾控中心的技术装备的配置要求，明确各级政府财政技术装备投入的具体要求，有效推进江苏省风险监测机构的规范化建设。建立风险监测机构日常工作经费与监测任务挂钩的财政投入机制，解决日常经费难以保障监测需要的普遍性问题。以省、市疾控中心为依托，加快培养风险监测现场采样、监测检验和质量控制的专业队伍。从实际出发，贯彻中央编办《关于印发疾病预防控制中心机构编制标准指导意见的通知》精神（中央编办发〔2014〕2号），通过多种有效途径，缓解省、市、县（区）三级疾控中心风险监测专业人员严重不足的问题，建立人员编制与监测任务相向变动的机制。坚持效率优先、兼顾公平的原则，突破传统思维，解决专业技术人员多劳不多得的体制性问题。

（4）引入社会机制，发挥社会力量，形成社会参与新格局。

把握政府、市场与社会间的关系，努力发挥市场与社会力量的积极作用，既是弥补政府监测资源与能力不足的重要路径，也是深化改革的基本方向。一是在全省风险监测体系中积极发挥市场机制的作用，重点引入第三方技术支撑资源，弥补现有技术能力的不足，并逐步形成竞争局面，提高体制内风险监测机构的活力；二是鼓励发展法律地位明确、公益属性强的社会组织，发挥其专业性、自治性等优势，推进风险监测体系的增量改革，实现风险监测体系的重构；三是加强与各类媒体平台的合作，鼓励公众与参与，发挥公众舆情在食品安全风险监测中的作用，建立风险监测结果及时向社会通报的机制，推动公众与媒体形成共同参与食品安全风险监测的社会共治格局。

二 食品安全风险评估体系建设

食品安全风险评估是指对食品和食品添加剂中的生物性、化学性和物理性危害所进行的科学评估，包括危害识别、危害特征描述、暴露评估、风险特征描述等。作为安全风险分析的重要环节，食品安全风险评估是国际通行的制定食品法规、标准和政策措施的基础[1]。在食品安全风险监测体系持续优化的基础上，我国持续开展食品安全风险评估项目，对食用农产品与食品安全风险进行有重点、有优先性的评估，并取得了新成效。

（一）组建风险评估专家委员会

2009年6月1日施行的《食品安全法》确立国家层面的食品安全风险评估制度后，卫生部等积极推进成立由医学、农业、食品、营养等方面的专家组成的食品安全风险评估专家委员会，开展食品安全风险评估。2009年12月8日，卫生部成立了第一届国家食品安全风险评估专家委员会，主要承担国家食品安全风险评估工作，参与制定食品安全风险评估相关的监测评估计划，拟定国家食品安全风险评估的技术规则，解释食品安全风险评估结果，开展食品安全风险评估交流。为加强食品安全风险评估工作，由中央机构编制委员会办公室批准的国家食品安全风险评估中心于2010年10月挂牌成立，主要承担风险评估专家委员会秘书处职责，并负责风险评估基础性工作，包括风险评估数据库建设，技术、方法、模型的研究开发，风险评估项目的具体实施等。2010~2012年国家食品安全风险评估专家委员会在组织开展优先和应急风险评估、风险监测与风险交流，以及加强能力建设等方面做了大量卓有成效的工作，充分发挥了专家的学术和咨询作用。

---

[1] 唐晓纯：《多视角下的食品安全预警体系》，《中国软科学》2008年第6期。

（二）成立食品安全风险评估实验室

2011年10月13日，卫生部成立国家食品安全风险评估中心，作为食品安全风险评估的国家级技术机构，采用理事会决策监督管理模式，开展风险评估基础研究和应用，负责承担国家食品安全风险的监测、评估、预警、交流和食品安全标准制定等技术支持工作，逐步在国家层面形成了食品安全风险评估的工作网络。在加强国家食品安全风险评估中心建设的同时，积极筹建省级食品安全风险评估分中心，2012年广西、甘肃已建成省级食品安全风险评估中心，2014年国家食品安全风险评估分中心落户上海，2016年云南食品安全风险评估中心挂牌成立。同时，为有效补充食品安全风险评估中心的技术力量，卫生部成立了食品安全风险评估重点实验室，并于2013年与解放军军事医学科学院毒物药物研究所和中国科学院上海生命科学研究院分别建立战略合作关系，将其纳入国家食品安全风险评估中心的分中心。

（三）食品安全风险评估能力建设

在完善食品安全风险监测体系建设的同时，食品安全风险评估中心加强风险评估方法研究，运用毒性效应"分子指纹"、高通量检测技术等以实际应用和成果转化为导向的风险评估技术，构建了长期食物消费量模型和高端暴露膳食模型，这些风险评估模型和技术在一定程度上提高了对食品安全常见危害和未知风险的识别能力。除此以外，各省市也积极探索，不断加强技术体系的研究与开发。"十二五"时期，北京市委、市政府高度重视，完善科技支撑体系，建立食品安全高风险物质毒理学评估技术平台，以生物毒素、真菌毒素、重金属等高风险物质为研究对象，重点考虑低剂量长期暴露方式，开展物质代谢、转化毒理学和暴露组学研究。建立毒物评估应急数据库，对毒物危害程度进行分级分类，并以毒理学评价技术和数据库为基础，建立食品安全高风险物质毒理学评估技术平台。同时，构建食源性致病菌和病因性食品溯源平台，利用快速准确的食源性致病菌溯源方法，开展食源性致病菌与食品关联性研究，为食品安全风险评估、食品安全监督管理和微生物食品安全标准制定提供依据。自2012年以来，国家食品安全风险评估项目的开展卓有成效。截至2018年初，国家已经正式发布了16部食品安全风险评估报告，如表6-1所示。

表6-1 已经发布的国家食品安全风险评估报告

发布时间	评估报告	发布者
2017年9月4日	食品中金黄色葡萄球菌风险评估	国家食品安全风险评估专家委员会
2017年3月23日	食品接触材料中甲醛风险评估	国家食品安全风险评估专家委员会
2017年3月1日	中国居民膳食焦糖色素暴露风险评估	国家食品安全风险评估专家委员会
2017年3月1日	膳食总汞暴露风险评估	国家食品安全风险评估专家委员会
2017年3月1日	食品添加剂吗啉脂肪酸盐果蜡的风险评估	国家食品安全风险评估专家委员会
2016年8月22日	中国居民碘营养状况评估技术报告	国家食品安全风险评估专家委员会
2016年3月4日	膳食二噁英暴露风险评估	国家食品安全风险评估专家委员会
2016年3月4日	膳食稀土元素暴露风险评估	国家食品安全风险评估专家委员会
2015年3月31日	酒类中氨基甲酸乙酯风险评估	国家食品安全风险评估专家委员会
2015年3月31日	鸡肉中弯曲菌风险评估	国家食品安全风险评估专家委员会
2015年3月31日	即食食品中单增李斯特菌风险评估	国家食品安全风险评估专家委员会
2014年6月23日	中国居民膳食铝暴露风险评估	国家食品安全风险评估专家委员会
2013年11月12日	中国居民反式脂肪酸膳食摄入水平及其风险评估	国家食品安全风险评估专家委员会
2012年3月15日	中国食盐加碘和居民碘营养状况的风险评估	国家食品安全风险评估专家委员会
2012年3月15日	苏丹红的危险性评估报告	国家食品安全风险评估专家委员会
2012年3月15日	食品中丙烯酰胺的危险性评估	国家食品安全风险评估专家委员会

资料来源：由笔者根据相关资料整理形成。

三 食品安全风险预警体系建设

2015年实施的新《食品安全法》中明确了食品安全风险预警的法律地位，第二十二条规定，食品药品监督管理部门应当会同国务院有关部门，根据食品安全风险评估结果、食品安全监督管理信息，对食品安全状况进行综合分析。对经综合分析表明可能具有较高程度安全风险的食品，食品药品监督管理部门应当及时提出食品安全风险警示，并向社会公布。在国家食品安全风险监测能力不断提升的背景下，风险评估预警工作开始进入实质性的规范化建设阶段，相关职能部门依据职责和工作计划，开展了有针对性的预警机构设置、人员配置与职责划分等相关基础工作。

（一）风险预警平台建设[①]

信息化平台的建设是预警工作最重要的硬件基础，2013年初，为规范风险监测数据的收集、分析、研判，国家食品药品监督管理总局监管司对保健食品化妆品风险监测和预警平台建设方案的征求意见稿进行公开征求意见。2014年国家食品药品监督管理总局官方网站设立了食品安全风险预警交流专栏，下设"食品安全风险解析"和"食品安全消费提示"两个子栏目，发布食品安全知识解读信息与消费提示信息。近年来，"食品安全风险解析"子栏目中共发布了35条关于新食品标准、食品安全事件相关知识的解读信息，"食品安全消费提示"子栏目发布了14条风险警示消费提示，包括春节期间农产品监管及食品生产经营、夏季食品安全消费和各类食物中毒风险提示，为食品安全风险预警交流做出了有利贡献。

在地方食品安全风险预警体系建设中，江苏省苏州市食品药品监督管理局专门设立了预警平台办公室，定期召开专题会，同时制定预警信息实施细则，将预警信息的收集、研判、处置等工作职责分解至各处室，确保预警平台工作的有序开展。同时，将短信平台、药械网上直通车、不良反应检测平台、药械监管网络群等统一纳入信息发布渠道建设，基本实现预警信息的定点、定位发布。南京市食品安全风险监测评

[①]《四川推进食品药品风险监测和风险预警平台建设》，中国食品报网，http://www.cnfood.cn/n/2016/0218/79017.html，2016年2月18日。

估和预警网络平台实现了食品风险监测和食源性疾病监测的数据在线上报、分析和评估预警功能，有效提升了食品安全风险监测的整体能力和水平。四川省食品药品监督管理局将风险研判纳入食品药品监管系统"一把手"工程，出台《四川省食品安全风险研判例会制度》和《四川省药品质量安全风险研判例会制度》，将大数据平台引入风险研判中，促进风险防范的精细化和精准化。

（二）风险预警等级管理建设[①]

预警机制主要包含信息交流机制、信息评估机制、处置机制、分级响应机制。新《食品安全法》中更将风险治理的理念贯彻到了食品生产经营的全过程和食品监督管理的各方面，增加了食品安全风险管理的分级制度、交流制度、自查制度和约谈制度。预警工作作为一个综合系统，运行机制决定着系统的运行和效率，为此，各省市在食品药品质量安全预警机制建设中积极探索。浙江省杭州市从预警信息的收集和发布、风险等级、分类评估、重大预警信息会商等方面，建立了安全风险预警机制，并实行等级管理。依据信息性质、危害程度、涉及范围，将风险等级设为特别严重、严重、较严重、一般，对应为红、橙、黄、蓝四种颜色。同时将预警信息分为5类，分别为系统内部预警、行业预警、区域预警、社会预警和政府预警，不同类型预警信息的发布范围不同，科学化解和降低重大事件的风险影响。河北省食品药品监督管理局制定了《食品药品安全预警信息交流制度（试行）》，明确食品药品监管的应急管理、稽查、检验检测等机构的监管职责，分解了监督抽检、媒体舆情、举报信息、不良反应监测等方面信息的收集、整理、汇总分析与研判。

[①] 《新增"风险分级"等四制度进一步保障食品安全风险管理》，中国记协网，http://news.xinhuanet.com/zgjx/2015-07/29/c_134459138.htm，2015年7月29日。

（三）食品安全风险预警公告常规化

预警公告作为消费者最常接触到的一类预警信息，如今已经逐渐常态化，各种相关的信息提醒，也正在成为公众的习惯接收信息，不仅提高了消费者的风险防范能力，也在一定程度上提高了消费者的风险认知水平。各地方针对食品安全风险特征，开展了具有针对性的食品安全风险预警工作。河南省在夏季高温季节发布食物中毒预警公告，提醒各餐饮单位和广大消费者注意饮食卫生安全，并要求省属各级监管部门加强餐饮食品安全监管。陕西省食品药品监督管理局就冬季群体性中毒高发情况发布餐饮服务食品安全预警，要求各类食堂、餐饮企业等集体用餐场所注意食品安全，同时提醒市民预防豆角、发芽马铃薯中毒。云南省食品药品监督管理局发布冬季食品安全预警，严禁餐饮单位和集体食堂加工地方特色有毒食品草乌，同时提醒家庭不要擅自加工制作草乌食用。此外，为强化食品安全风险预警工作，江苏省委将"建立科学高效的食品安全风险预警体系"纳入《省委全面深化改革领导小组2015年工作要点》，在食品安全监督抽检和风险监测过程中，大力强化舆情监测的预警功能。在实践中探索与新华网合作，建立江苏食品药品安全舆情24小时不间断监测体系。加大对广播、电视、报刊和互联网等媒体发布的食品药品安全相关信息的监测力度，根据舆情发展态势及时发出食品药品安全分级预警，切实做到敏感舆情及时通报、重要舆情及时上报和负面舆情及时处置，充分发挥舆情警示作用。截至目前，已编印《江苏食品药品舆情分析报告》（年报）1期、《江苏食品药品舆情分析报告》（月报）15期、《江苏食品药品舆情通报》（旬报）27期、《江苏食品药品舆情专报》50期。

四 食品安全风险交流体系建设

食品安全风险交流工作的重要作用已经逐渐显现，并且被越来越多的国家和地区认可，不仅成为管理决策的依据，而且成为国家战略的重要组成部分。以欧盟和美国为例，2009年欧洲食品安全局发布了《2010年到2013年欧洲食品安全局交流战略》，明确了交流的策略和方法，强调了各利益相关方的参与作用；同年美国制定了《FDA风险交流策略计划》，确立了风险交流工作的目标、策略及方法，提出"结果导向性风险交流"中FDA作为主体的重要导向作用[1]。但是我国的食品安全风险交流工作尚处于起步阶段，且随着新媒体的快速发展，网络新媒体成为信息传播的重要途径，舆情作用不仅加剧了人们对食品安全问题的担忧，更严重影响了消费行为，成为风险交流面临的新问题。在信息不对称的传播模式下，正确的风险交流能够提升公众对食品安全现状的认知，而错误的风险交流则会将行业推向另一个深渊，因此必须正确地使用这把"双刃剑"。近年来，国家食品安全风险交流在体系与制度建设上取得了一些新的进展，但也面临一系列新的问题。

（一）风险交流的法制化

食品安全社会共治中要求政府、生产经营者、第三方机构、新闻媒体、公众的共同参与。因此，新修订的《食品安全法》在完善食品安全风险监测、风险评估制度的基础上，确立了食品安全风险交流制度。该法第二十三条规定，县级以上人民政府食品药品监督管理部门和其他有关部门、食品安全风险评估专家委员会及其技术机构，应当按照科学、客观、及时、公开的原则，组织食品生产经营者、食品检验机构、认证机构、食品行业协会、消费者协会以及新闻媒体等，就食品安全风险评估信息和食品安全监督管理信息进行交流沟通。确立了我国食品安全风险交流的原则、内容、组织者和参与者，完善了我国食品安全治理结构，有利于推动食品安全风险交流的有序开展。

---

[1] 马仁磊：《食品安全风险交流国际经验及对我国的启示》，《中国食物与营养》2013年第3期。

（二）技术培训的常规化

国家的风险监测水平代表着食品安全风险管理能力的高低，随着我国科技文化水平的不断提升，技术从业人员的数量也与日俱增。技术人员的专业素养一方面决定了我国的风险评估水平，另一方面也是国家宏观调控的重要工具。为此，我国力争将技术培训工作常规化，如2014年的国家食品安全风险监测农药残留检测技术培训[1]、食品包装材料中荧光增白剂检测技术培训[2]、有机污染物检测技术培训[3]、全国食品微生物监测技术培训等[4]，以及2015年的国家食品安全风险监测农药残留检测技术培训[5]、全国食品寄生虫检测技术培训[6]、食品中生物毒素和兽药残留检测技术培训[7]、全国食品微生物风险评估技术培训等[8]。与此同时，地方性培训逐渐系统化。为提高风险监测的专业水平，各地区

---

[1] 《2014年国家食品安全风险监测农药残留检测技术培训班在杭州举办》，国家食品安全风险评估中心，http：//www.cfsa.net.cn/Article/News.aspx？id＝1DDA8A2EC32045615CAA9FBB406A92F3，2014年3月18日。

[2] 《2014年国家食品安全风险监测荧光增白剂检测技术培训班在福州举办》，国家食品安全风险评估中心，http：//www.cfsa.net.cn/Article/News.aspx？id＝F7128C4F32DED5B29B60CF9877DC475193C5BF1063B9E083，2014年5月20日。

[3] 《2014年国家食品安全风险监测有机污染物检测技术培训班在武汉举办》，国家食品安全风险评估中心，http：//www.cfsa.net.cn/Article/News.aspx？id＝1129E96C6E0B4C3CA5B5D361DFC84A26959B670D530EB451，2014年6月30日。

[4] 《2014年全国食品微生物监测技术培训班在青海西宁举办》，国家食品安全风险评估中心，http：//www.cfsa.net.cn/Article/News.aspx？id＝6162DE580B19B17ED181C5FF942689D8712C369486DFD04F，2014年8月18日。

[5] 《2015年国家食品安全风险监测农药残留检测技术培训工作顺利完成》，国家食品安全风险评估中心，http：//www.cfsa.net.cn/Article/News.aspx？id＝E2DD3180A4ED4F23339B951BF3E4EAB3471574053EF1C398，2015年4月29日。

[6] 《2015年全国食品寄生虫检测技术培训班在杭州举办》，国家食品安全风险评估中心，http：//www.cfsa.net.cn/Article/News.aspx？id＝12FD862831D7CB4D0E209E02C8D6080CBCA22C28F9DC5E9D，2015年5月26日。

[7] 《我中心举办2015年食品中生物毒素和兽药残留检测技术培训班》，国家食品安全风险评估中心，http：//www.cfsa.net.cn/Article/News.aspx？id＝D656DB06C4CED6427CB6E909F875602551A4CA9B5AF28D28，2015年5月2日。

[8] 《2015年食品微生物风险评估技术培训班在四川成都召开》，国家食品安全风险评估中心，http：//www.cfsa.net.cn/Article/News.aspx？id＝05F596FA2128ABE5F9C37D2376C565665160D63F9A323A42，2015年5月29日。

根据本地的风险检测水平和监管特色，也在积极举办不同规模、不同主题的培训活动。例如，江苏省2014年编制印发了食源性致病菌监测工作手册等系列技术文件、食品安全风险监测工作标准操作规程，详细规定了食品安全风险监测工作环节的工作要求，举办各类技术培训班13次，培训基层工作人员877人次，有效指导基层工作人员规范开展工作。湖北保康县邀请湖北省襄阳市食品安全专家，重点对辖区内食品生产企业、食品流通企业、餐饮服务单位、学校食堂后勤管理人员、村级食品安全监督员、农贸市场管理人员和食品安全监管人员等200多人，进行了新《食品安全法》、通用卫生规范、餐饮服务食品安全风险监管和餐饮服务食品安全操作规范等相关法律法规知识的培训。

（三）开放日活动的常态化与规模化

国家风险交流策略的主要目标之一，是提升公众的食品消费信心，提高公众对政府、企业控制风险能力的信任。自2012年卫生部在全国范围首次开展"食品安全宣传周"活动以来，初步形成了全国性的年度宣传周活动机制。开放日活动的举办更加频繁、更加专业，满足了消费者和生产者的现实需求。2013年6月17日，国务院安全办会同相关部门，在北京启动以"社会共治同心携手维护食品安全"为主题的全国食品安全宣传周活动，主办单位由2012年的10个扩大至14个。此外，2013年举办了具有国际影响力的"第五届中国食品安全论坛"，在食品安全知识宣传、教育和交流风险防控方面获得显著效果[1]。2014年举办了以"控铝促健康"为主题的开放日，及时帮助消费者和生产者了解最新政策及其变化[2]，并对《特殊医学用途配方食品通则》（GB29922 - 2013）、《特殊医学用途配方食品良好生产规范》（GB29923 - 2013）、《预

---

[1] 《关于开展2013年全国食品安全宣传周活动的通知》，中央政府门户网站，http：//www.gov.cn/gzdt/2013 - 05/24/content_2410456.htm，2013年5月24日。

[2] 《我中心"控铝促健康"开放日活动，国家食品安全风险评估中心》，国家食品安全风险评估中心，http：//www.cfsa.net.cn/Article/News.aspx？id = 61E3CFC52AB1B1F406323266E8708921D6A4B9322E5F0FFC，2014年6月16日。

包装特殊膳食用食品标签》（GB13432 - 2013）和《食品中致病菌限量》（GB29921 - 2013）等食品安全国家标准进行了解读①。2015 年在食品安全宣传周活动的推动下，国家食药监总局、国家卫计委等十部委依据所承担的职责，在食品安全宣传周相继举办了不同形式的主题活动，分别召开了食品安全风险交流国际研讨会和国际食品安全大会，举办了"世界卫生日"主题开放日与食品安全检查和风险交流讲座，国际性的经验交流与讨论为我国食品安全风险管理体系建设提供了有益借鉴②③④⑤。

（四）主题开放日活动形式多样化

自 2012 年国家食品安全风险评估中心举办食品安全风险交流开放日活动以来，参与的媒体、消费者等不同人群不断增加，不同主题和不同的对话方式，受到了民众的广泛关注。因此，除传统方式的开放日宣传活动，利用新媒体方式的"主题开放日"日益普遍。2013 年在"食品安全宣传周开放日"的基础上，在以"反式脂肪酸的功过是非""食源性疾病知多少"为主题的开放日活动中，国家风险评估中心通过新浪微访谈，组织专家与网友的交流、互动，共同讨论了 52 个相关问题，涵盖了食品安全标准、反式脂肪酸的健康影响、平衡膳食、营养标签等多个方面，吸引了更多人的参与⑥。

---

① 《我中心举办第九期开放日活动》，国家食品安全风险评估中心，http://www.cfsa. net. cn/Article/News. aspx? id = 74B330BF2EEB73FDB994AB18FDEDA22E778C4E3425BA9F 19，2014 年 2 月 19 日。
② 《2015 年食品安全风险交流国际研讨会在京召开》，食品伙伴网，http://news. foodmate. net/2015/07/317462. html，2015 年 7 月 6 日。
③ 《2015 国际食品安全大会召开 荷兰皇家菲仕兰分享经验》，食品伙伴网，http:// news. foodmate. net/2015/04/305962. html，2015 年 4 月 23 日。
④ 《国家食品安全风险评估中心举办"世界卫生日"主题开放日活动》，食品伙伴网，http://news. foodmate. net/2015/04/303196. html，2015 年 4 月 7 日。
⑤ 《食药监总局举办食品安全检查和风险交流讲座并组织外方专家实地参访》，食品伙伴网，http://news. foodmate. net/2016/05/381359. html，2015 年 5 月 20 日。
⑥ 《我中心专家就"奶粉检出反脂"事件做客新浪微访谈》，国家食品安全风险评估中心网，http://www.cfsa. net. cn/Article/News. aspx? id = F948B99A22F89FE0CEF8039E1AF0BDDC7 FB9D0 5266AF 3BB15EACE07B804FA4D6A5F85236E66C8C7C8，2013 年 8 月 28 日。

（五）提升城乡居民食品安全消费科学素养的建议：基于江苏省的调查

食源性疾病是当今全球最突出的公共卫生问题，其发病率居各类疾病总发病率的前列，主要包括常见的食物中毒、肠道传染病、人畜共患传染病、寄生虫病以及化学性有毒有害物质等所引起的疾病。卫生部曾推算出全国每年有2亿～3亿人次发生食源性疾病。根据这个参考数据，以江苏全省2017年末常住人口8000万估算，每年大约有1200万人次的城乡居民患食源性疾病，由此消耗了大量的医疗资源。食源性疾病风险发生于从农田到餐桌的各个环节，而家庭消费作为其中的最后一环，其风险的产生与居民有关食品安全消费的科学素养密切相关。江南大学食品安全风险治理研究院等单位以食源性疾病风险的科学素养为重点，对江苏省13个设区市城乡居民食品安全科学素养的现实状况进行了专门的调查，并提出了初步的建议。

1. 调查的基本情况

调查采用分层抽样的方法，在全省13个设区市按照一定的抽样比例共调查了1332个城乡居民（以下简称受访者）。其中，来自城市、农村的样本分别为724个、608个，分别占总体样本的54.35%、45.65%。受访者中女性多于男性，比例分别为54.20%和45.80%，78.45%的受访者为已婚。38.74%、26.13%、25.68%和9.45%的受访者年龄为18～34岁、35～44岁、45～54岁、55岁及以上。21.85%、20.42%、22.07%、28.53%、7.13%的受访者学历分别为初中及初中以下、高中（含中等职业学历）、大专、本科、硕士研究生及以上。受访者的职业分布虽然比较广泛，但以企业及事业单位员工、自由职业者为主，所占的比例分别为48.72%、18.99%。调查样本的人口特征与江苏省常住人口统计特征虽然有一定的差异性，但调查结果在一定程度上说明江苏省城乡居民食品安全消费科学素养的现实状况。

2. 受访者已具备初步的食品安全消费科学素养

居民食品安全消费科学素养是指个体获取和理解食品安全消费知识以维护和促进自身健康的综合能力，包括食品安全认知、消费行为与方式等。为了调查城乡居民食品安全消费科学素养的现实状况，我们以食源性疾病风险的防范知识与行为为重点，在问卷调查中设置了个人及厨房环境清洁行为、家庭饮食中的交叉污染防范行为、剩菜处理行为等选择题，由受访者基于自身实际来回答。调查发现，受访者在防范食源性疾病中已具有一定的食品安全消费科学素养。

（1）对食源性疾病具有一定的认知。

受到个人体质及食物种类的影响，食源性病原的人群易感性与食物易感性显著不同，老人、婴幼儿及孕产妇由于体质较弱是食源性疾病的易感人群，肉类及海产品等动物性食品由于其丰富的营养成为食源性疾病的易感食物。在回答问卷中设置的"谁更容易患食源性疾病"的多项选择题中，49.02%、46.02%、45.35%、30.33%的受访者分别表示儿童、老年人、婴儿、孕妇更容易患食源性疾病。同时，84.61%的受访者了解未煮熟的肉、禽、海产品中含有大肠杆菌等致病菌，如果食用可能将产生食源性疾病。

（2）饮食清洁行为的规范性相对较强。

我国传统饮食文化习惯使得凉菜成为夏秋季节的重要饮食品种。与此同时，现代健康饮食文化主导的生鲜饮食也已逐渐成为城乡居民的重要饮食方式。因此，对食物、个人以及厨房环境进行彻底清洁是有效降低食源性疾病发生风险的手段。调查中显示，72.52%的受访者表示从不和很少食用没有进行清洗的新鲜水果和蔬菜，65.17%的受访者表示在家庭厨房中处理生肉、生家禽或生鱼后能够自觉地使用肥皂和温水洗手，而且65.24%的受访者表示会经常用肥皂和温水洗手或经常清洗浸入生肉汁液的毛巾。

（3）交叉污染防范行为相对规范。

不同品种的生熟食品混放等交叉污染是引发食源性疾病的主要风险

行为。其中，防止生熟食混放、避免混用菜板菜刀等，是家庭饮食中防范交叉污染、降低食源性疾病患病率的基本规范。调查显示，分别有45.27%和30.56%的受访者表示经常、有时会用热水和肥皂来清洗所有与生食、生家禽或生鱼接触的餐具和砧板，60.29%的受访者表示经常会将生肉以及生肉流出的汁液与其他食物分开放置。

（4）剩菜处理行为较为恰当。

剩菜所含有的营养丰富，其长期储存不仅会产生亚硝基化合物且会大量滋生微生物，食用剩菜存在较大的引发食源性疾病的风险。而长期以来受到尚俭戒奢、艰苦朴素、勤俭节约等传统文化的影响，食用剩菜成为居民尤其是身体素质相对较弱的农村中老年人的普遍行为。调查中发现，67.19%的受访者会选择2小时内将剩菜放入冰箱保存，而且67.49%的受访者并不会因为剩菜看起来质量并未改变就选择继续食用。

3. 受访者存在着明显的"认知偏差"与"乐观偏见"

虽然受访者已具备初步的防范食源性疾病的科学素养，但对食源性疾病的易感性与严重性认知等存在明显的"认知偏差"与"乐观偏见"。

（1）对人群的易感性存在明显的乐观偏见。

调查发现，绝大多数的受访者能够清晰地认识到老年人和婴幼儿的高风险性，但仅有3.68%的受访者认为自身及自身家人患食源性疾病的概率较高。实际上，家庭是食源性疾病的高发场所，卫生部估算的全国每年有2亿~3亿人次发生食源性疾病，多以胃肠道症状的形式出现，症状轻微且呈散发式，不易被察觉，常被人们忽视。

（2）对食物的易感性存在明显的认知偏差。

腹泻是食源性疾病的主要类型，而受污染的食品则是主要的传播载体。病原微生物一旦污染食品就将黏附于食品中大量繁殖，通过摄食定居于人体的肠道组织，侵入肠黏膜引发侵袭性腹泻或产生肠毒素引发分泌性腹泻。相比于熟食，生食和半熟食物包含病原的风险性较高。调查发现，49.10%的受访者不认同或不知道半熟的鸡蛋能够引发食源性疾病，且分别有 44.53% 和 35.28% 的受访者对生鱼片和六分或八分熟的肉禽制品能够引发食源性疾病的观点持怀疑或不知的态度。

（3）对食源性疾病的严重性存在明显的认知偏差。

除发热、呕吐、腹泻以及腹痛的胃肠道症状，食源性疾病涵盖的病种较多，症状也千差万别，甚至可能对生命产生威胁。调查发现，虽然有超过 83.40% 的受访者认为食源性疾病是重大的健康风险，有 71.17% 的受访者了解其对生命健康具有威胁，且分别有 74.77%、88.96% 和 90.24% 的受访者能够认知到食源性疾病的发热、呕吐以及腹泻和腹痛的症状，但仅有 57.05% 的受访者认识到了食源性疾病能够引发脱水甚至败血症，且有 45.50% 的受访者表示不会或不知道罹患食源性疾病后应去医院及时就医。

4. 公众科学素养不足的主要成因

调查发现，江苏省城乡居民之所以对食源性疾病存在"认知偏差"与"乐观偏见"，最主要的可能源于以下三个不足。

（1）城乡居民对哨点医院的认知不足。

哨点医院是按照国家食品安全风险监测计划特别设立的具有监测、控制和治疗食源性疾病能力的医院，现阶段主要以二级及以上医院为基础。目前全省已设置了 380 家哨点医院和 111 家省、市、县（市、区）疾病预防控制中心。但调查发现，45.50% 的受访者表示不会因为自己患有食源性疾病而选择到医院就医。究其原因，主要是居民主动报告食源性疾病的意识不强。省卫计委的数据显示，2017 年江苏全省共接报食源性疾病暴发事件 137 起，发病 1834 人，死亡 2 人。在最近十年中，苏州、无锡和南京 3 个设区市所报告的食源性疾病暴发事件占全省每年接报总量的 50% 以上，而其他 10 个设区市食源性疾病漏报的现象十分严重并已成为常态。食源性疾病数据的漏报与失实，导致哨点医院难以发挥其功能，不利于食源性疾病的早发现、早追踪与早预警。

（2）食品安全消费知识传播渠道极其有限。

包括食源性疾病防范知识在内的食品安全教育是公众获取知识、改变行为、提升食品安全消费科学素养的关键。而且在信息技术快速发展的环境下，公众个体周边的信息源与信息传播量影响其自身的食品安全消费知识水平。调查发现，60.51%的受访者主要通过微信、微博等新媒体渠道获得相关信息，仅有8.26%的受访者表示偶尔在公共场所阅读到有关家庭厨房食物处理清洁行为等方面的宣传资料，48.12%的受访者表示自己感觉电视、报纸等大众化的主流媒体几乎没有或很少传播食品安全消费的相关知识，85%以上的消费者表示自己没有食源性疾病防范知识的积累。

（3）新闻媒体的规范引导作用缺失。

75.38%的受访者将对防范食源性疾病产生无力感归咎于所购买食物本身具有安全风险，60.81%的受访者表示自己并不真正了解加工、烹饪食物应该注意的问题。这可能与长期以来新闻媒体的报道有着密切的关系。调查显示，67.27%的受访者表示新闻媒体所报道的大多为食品安全事件的相关新闻，62.91%的受访者认为政府主导的媒体应该传播如何正确进行家庭食物操作、防范食源性疾病等食品安全消费知识，但报纸整版版面与电视黄金时段都给予了各类广告。与此同时，由于食品安全知识较为专业，诸多媒体记者对此并不了解，为了吸引读者的眼球以扩大发行量或提高收视率，媒体对食品安全的报道失实，潜移默化的过程中公众产生了对食源性疾病的认知偏差。

5. 提升公众食品安全消费科学素养的建议

中国特色社会主义已经进入了新时代。健康是新时代民族昌盛和国家富强的重要标志，也是广大人民群众的共同追求。高水平地全面建成小康社会，建设经济强、百姓富、环境美、社会文明程度高的新江苏，就必须努力提升城乡居民的食品安全消费的科学素养，这是新时代新江苏建设的内在要求。

（1）聚焦社区群众，提高大众传播范围。

社居委是居民集聚的场所，是传播食品安全消费知识的最佳场所。基层疾病防治中心、社区医院、哨点医院、社居委应将食品安全消费知识的传播纳入其日常工作，相互协同地推进。突破传统科普形式，鼓励传统媒体与新媒体的深度融合，充分利用电视广播与互联网等新型载体，丰富传播形式，潜移默化地纠正城乡居民对食源性疾病易感性与严重性的"乐观偏见"与"认知偏差"。定期、不定期地散发公益性的宣传资料仍然是有效的传播途径，应该坚持不懈。与此同时，扩大传播范围，社居委等基层组织应该增加公共报纸杂志的订阅与投放，增加公益阅读走廊或公告栏，加大小区闭路电视的传播力度，开辟公众微信号等宣传方式，有效扩大传播范围，引导居民规范自身行为、改正不良卫生习惯，增强传播效果。

（2）重构传播规范，强化新媒体公信力。

现代新媒体与自媒体日益成为居民获取、分享食品安全消费知识的重要渠道。然而，由于网络的开放性、自由性、隐蔽性等特征，大量夸大、虚假的食品安全消费知识在网络上广泛传播，扩大了虚假知识与信息的传播空间。卫生、宣传与网络监管部门应根据国家卫计委发布的《健康科普信息生成与传播指南（试行）》的要求，对健康传播类公众号进行严格审核与必要监控。建议江苏省加快立法步伐，明确虚假食品安全消费知识的认定标准，运用法律手段规范食品安全消费知识的传播，杜绝"吸引眼球"的媒体报道，强化媒体从业人员的责任意识。严厉打击违法犯罪活动，通过剖析典型案例，持续净化传播环境。将数字技术引入食品安全消费知识的传播场域，完善网络技术监管体系，有效缓解网络信息私密性带来的监督困难，做到网络信息的留痕可溯与食品安全消费知识的实时对比，提升食品安全消费知识的真实性与可靠性。

（3）突出教育重点，提升青少年的科学素养。

食品安全消费的科学素养依赖于持之以恒的教育活动。但现有的教育活动不足且大多针对成年患病人群展开，非系统化、非全民化、非义务教育，覆盖面窄、针对性弱、持续性差、有效性不足。建议江苏省在实施《健康江苏2030》规划纲要》过程中，进一步推进食品安全消费知识教育进校园的进程，充分利用江苏省的卫生医学科研教学资源，鼓励医疗卫生专家走进大中小学校园，构建高等医科院校大学生与各类学校的"点对点"实践平台，开展形式多样的食品安全消费知识宣传及实践活动，真正做到从青少年抓起。推动食品安全消费知识进教材，贴近实际，加大将食品安全消费知识纳入义务教育与大学教育的力度，针对不同层次学生的特点编制具有时代性、实践性和现实针对性的健康教材，保障教育的系统性。突破传统教育中以知识传递为主的教育模式，创新模式，加强对青少年行为的干预，开展图片展、健康课堂、热线电话等多种生动活泼的教育形式，将定期的食品安全消费知识教育和随时的健康咨询相结合，促进青少年从认知到行动再到获益的一体化。

（4）组建骨干队伍，推进网络化的宣传教育。

建议江苏省卫计委、江苏省食品监管部门发挥医疗卫生与食品科研教育等资源的优势，联合组建公众健康与食品安全消费专家委员会，组织调查江苏省城乡居民健康卫生与食品安全消费科学素养，商议相关宣传教育的重点与方式。由省财政资助，组织专家编写面向全省普通居民、大中小学生的公众健康与食品安全消费知识的科普书籍。

第七章
食源性疾病风险监测中哨点医院建设的考察

食源性疾病是困扰世界各国的共同难题,全世界范围内消费者普遍面临不同程度的食源性疾病风险。据世界卫生组织估计,全球每年仅因食源性和水源性腹泻就导致约 220 万人死亡[1]。美国监测的 9 种食源性病原每年约造成 4800 万人次发病,12.8 万人次住院接受治疗,并约有 3000 人因此死亡,经济损失为 6.5 亿~350 亿美元。而我国的情况更加严峻,有关文献与统计数据显示,自 1985 年以来,国家卫生部门每年收到食物中毒报告 600~800 份,发病 2 万~3 万例,死亡 100 余例[2][3]。但 2011 年和 2012 年卫生部分别入户调查了 6 个省 39686 人次和 9 个省 52204 人次的食源性急性肠胃炎状况发现,实际上我国每年有 2 亿~3 亿人次发生食源性疾病,且其消耗的医疗和社会资源难以估计[4][5]。因此,无论是在发达国家还是发展中国家,要保障人民群众的身体健康、维护社会稳定,建立行之有效的食源性疾病管理体系都是解决问题的关

---

[1] Food Standards Agency, *The FSA Foodborne Disease Strategy* (London, England: Food Standards Agency, 2010).

[2] 庞璐、张哲、徐进:《2006—2010 年我国食源性疾病暴发简介》,《中国食品卫生杂志》2011 年第 6 期。

[3] 聂艳、尹春、唐晓纯、王志刚:《1985—2011 年我国食物中毒特点分析及应急对策研究》,《食品科学》2013 年第 5 期。

[4] Chen, Y., Yan, W. X., Zhou, Y. J., et al., "Burden of Self-reported Acute Gastrointestinal Illness in China: A Population-based Survey," *BMC Public Health*, 13, 2013, p. 456.

[5] 陈君石:《中国的食源性疾病有多严重?》,《北京科技报》,2015 年 4 月 20 日,第 52 版。

键。对我国而言，其不仅是食品安全风险管理中的重要内容，更是促进"健康中国"战略施行的重要组成部分。

规范的食源性疾病管理体系包括食源性疾病报告与监测、信息核实、预警、救治和应急管理等几个方面，其中食源性疾病报告与监测系统是有效防控食源性疾病的重要基础[1][2][3]。通过食源性疾病的报告与监测，获得充足且准确的食源性疾病发病状况、致病病原和人群暴露信息，是评估食源性疾病经济负担、评价公共卫生干预措施效果、及时发现食源性疾病新问题、进行风险评估和风险预警的重要手段[4][5][6]，更是政府制定食源性疾病防控政策、法规和标准的技术基础及监督执法中的技术支撑[7]。世界卫生组织也在2002年制定的全球食品安全战略中强调，创建食品安全基础结构中应优先考虑食源性疾病监测。

一 食源性疾病监测

国际上对食源性疾病监测的阐释有多种不同的表述，如根据WHO的阐释，食源性疾病监测是指系统地收集、分析、解释和分发在社区中获得的疾病发生类型和可能性的卫生资料，以控制和预防社区中的疾病[8]。据美国疾病控制与预防中心的阐释，食源性疾病监测作为公共卫生监测的一种，就是持续、系统地收集和分析与健康相关的数据，并对其进行表述、传播和应用，以减少相关疾病的发生和死亡[9]。根据中华

---

[1] 刘秀梅：《食源性疾病监控技术的研究》，《中国食品卫生》2004年第1期。
[2] 冉陆、张静：《全球食源性疾病监测及监测网络》，《中国食品卫生杂志》2005年第4期。
[3] 李援：《〈中华人民共和国食品安全法〉释义及适应指南》，中国民主法制出版社，2009。
[4] 冉陆、张静：《全球食源性疾病监测及监测网络》，《中国食品卫生杂志》2005年第4期。
[5] 李宁、杨大进、郭云昌等：《我国食品安全风险监测制度与落实现状分析》，《中国食品学报》2011年第3期。
[6] 黄兆勇、唐振柱：《食源性疾病的流行和监测现状》，《应用预防医学》2012年第2期。
[7] 赵同刚：《论食品污染物和食源性疾病监测网在食品安全体系中的作用》，《中国食品卫生杂志》2005年第6期。
[8] WHO：《食源性疾病暴发：调查和控制指南》，周祖木、仝振东审校，魏承毓译，2009。
[9] CDC, "Diagnosis and Management of Foodborne Illnesses," *MMWR*, 50 (13), 2001, pp. 2–8.

人民共和国卫生和计划委员会在《食品安全风险监测管理规定（试行）》中的规定，食源性疾病监测是指通过医疗机构、疾病控制机构对食源性疾病及其致病因素进行调查和检测。而根据中华人民共和国卫生和计划委员会在《食源性疾病管理办法（征求意见稿）》中的规定，食源性疾病监测是指对可能源于食品的疾病及其致病因素进行调查和检测，识别和明确食品污染来源，从而进行人群健康影响评价的过程。虽然对食源性疾病监测概念的表述不同，但具有同样的内涵，具体来说食源性疾病监测就是有计划地、连续地和系统地观察、收集、整理、分析和解释疾病在人群中的发生及影响因素的相关数据[1][2]，需要了解监测点在一个时间段内的急性、亚急性疾病案例的数量，以及导致疾病的原因食品、污染因素、发病时间、潜伏期、临床表现和病原菌的分子分型等信息[3]。其监测结果具有可利用性，可用于指导和评价疾病的预防控制活动。根据食源性疾病监测工作的开展、监测手段的不同以及监测中信息来源主体的不同，食源性疾病监测可以分为常规（被动）监测系统和主动监测系统两种。

（一）食源性疾病常规（被动）监测报告系统

为了较完整地收集和掌握食源性疾病的发病情况，从20世纪初以来，许多国家和地区纷纷以立法的形式将本国或本地区经由食物传播引起暴发或流行的疾病[3][4][5][6]列为法定报告的疾病（Notifiable Diseases），成为常规监测报告的主要内容。常规（被动）监测也可理解为发病监

---

[1] 徐娇、张妮娜：《浅析国内外食品安全风险监测体系建设》，《卫生研究》2011年第4期。
[2] 李泰然：《食品安全监督管理知识读本》，中国法制出版社，2012。
[3] CDC, "Vibrio Vulnificus Infections Associated with Eating Rawoysters-los Angeles," *MMWR*, 45 (29), 1996, pp. 621 – 624.
[4] Edmund, G., "A Manual for the Control of Commmicable Diseases in California," *California State Department of Health*, 46 (1), 1977, pp. 17 – 23.
[5] Todd, E., "Epidemiology of Foodborne Illness North America," *The Lancet*, 336, 1990, pp. 788 – 790.
[6] Nancy, B. H., Joy, S., "Surveillance for Foodborne-Disease Outbreaks-Uancy States 1988 – 1992," *MMWR*, 45 (31), 1996, pp. 874 – 879.

测或病例监测[1]。国际上，根据食源性疾病报告方式和资料来源的不同，主要由临床病例报告、实验室监测报告和暴发事件调查报告3个互为联系又相对独立的报告系统组成[2]。临床病例报告是指临床医生在疾病诊治过程中，对疑似法定报告疾病的病例和可能由食物传播引起的某些感染或中毒性暴发疾病的病例的发现与报告。实验室监测报告是指医院或公共卫生机构的实验室按照法律法规的规定，对法定报告疾病和可经食物传播的某些肠道病原菌确诊病例的发现与报告[3]。暴发事件（foodborne-disease outbreaks，FBDOs）调查报告是指在临床病例、实验室监测报告的基础上，公共卫生机构对有关食源性疾病暴发信息的收集、调查和报告。

我国的常规（被动）监测源于2004年中国疾病预防控制中心建立的突发性公共卫生事件报告平台中涵盖的食物中毒报告模块，该模块上报的食物中毒事件主要包括发病超过30人或出现死亡病例的事件，以及部分特殊场所、特殊时期发病5人及以上的事件，对未达到报告标准或无定级标准的情况以及食源性慢性健康损害事件等未做要求。为了全面掌握我国食源性疾病的发生情况，并发现目前常规疾病监测难以覆盖、具有潜在公共卫生意义、与食品相关的食源性病例，从2010年始，国家进一步完善并建立以搜集信息为目的的全国食源性疾病（食物中毒）报告系统和用于预警的疑似食源性异常病例/异常健康事件报告系统，在全国31个省（自治区、直辖市）范围内建立了国家、省（自治区、直辖市）、地（市）和县（区）四级食源性疾病网络直报系统。

（二）食源性疾病主动监测系统

实际上，典型的食源性疾病以胃肠道症状为主，症状轻微且呈散发

---

[1] 黄兆勇、唐振柱：《食源性疾病的流行和监测现状》，《应用预防医学》2012年第2期。
[2] 侯为道、张丽、杨梅等：《食源性疾病的流行因素及监测与控制进展》，《预防医学情报杂志》2003年第2期。
[3] Deppe, D. A., "Enhancing State Epidemiology and Laboratory Capacity for Infectious Diseases," *Emerging Infectious Diseases*, 4 (3), 1998, pp. 459 - 460.

式、不易被察觉、很难被精确估计,而食源性疾病常规监测主要取决于病人是否就诊、医生或实验室是否及时准确诊断并报告等一系列因素,疾病控制部门被动地等待报告,在接到事件报告后再去调查、取样、检测,很难满足快速诊断和救治的需要[1]。因此,常规检测通常仅能发现一部分病人[2][3][4],发达国家漏报率在 90% 以上,发展中国家则在 95%以上[5][6][7]。对于公共卫生体系并不十分健全的中国而言,食源性疾病的现状并没有被全面认识,是一种隐形负担。美国 2011 年的数据显示,其食源性疾病致死人数为 3037,其中 88% 是由 5 种食源性疾病微生物病原引起的,但是人口总数远超美国的中国,报道的食源性疾病致死病例仅为 137 例,由 14 种微生物病原引起。

为此,20 世纪 90 年代中后期,国际上出现了以预防理念为主的食源性疾病主动监测,已成为相关国际组织和许多国家卫生当局所关注的内容[8]。食源性疾病主动监测也可理解为病原监测[9],通常以实验室主动监测为基础,要求采集某病症(如腹泻)的所有就诊病人临床样本进行某些病原菌的检验,并结合开展相关流行病学调查研究[9]。国际上主要包括临床医生诊治情况调查、临床实验室病原体分离鉴定工作、特定人

---

[1] Center for Disease Control and Prevention of American, "Foodbrone Diseases Active Surveillance Network," *MMWR*, 46 (12), 1997, pp. 258 – 261.

[2] Jones, J. L., Lopez, A., Wahlquist, S. P., et al., "Survey of Clinical Laboratory Practices for Parasitic Diseases," *Laboratory Testing for Parasitic Disease CID*, 38 (supp l3), 2004, pp. 199 – 202.

[3] Jones, T. F., Scallan, E., Angulo, F. J., "FoodNet: Overview of a Decade of Achievement," *Foodborne Pathogen Diseases*, 4 (1), 2007, pp. 60 – 66.

[4] 薄志坚、张少军:《谈区域性食源性致病菌监测体系的建立》,《中国公共卫生管理》2012 年第 6 期。

[5] Griffith, C. J., Worsfold, D., Mitchell, R., "Food Preparation, Risk Communication and the Consumer," *Food Control*, 9 (4), 1998, pp. 225 – 232.

[6] 陈君石:《中国的食源性疾病有多严重?》,《北京科技报》,2015 年 4 月 20 日,第 52 版。

[7] World Health Organazation (WHO), *Sixty-Third World Health Assembly* (Geneva: WHA63.3, 2010)。

[8] 黄兆勇、唐振柱:《食源性疾病的流行和监测现状》,《应用预防医学》2012 年第 2 期。

[9] 侯为道、张丽、杨梅等:《食源性疾病的流行因素及监测与控制进展》,《预防医学情报杂志》2003 年第 2 期。

群有关病症流行病学调查和暴露因素的病例对照研究三个方面[①②]。我国于 2010 年开始加强食源性疾病主动监测工作,实行食源性疾病年度监测计划,以腹泻为切入点,通过哨点医院腹泻门诊监测、散发病例流行病学调查和社区人群主动监测,了解食源性疾病的患病情况、确定病原体的疾病负担与风险食品和行为危险因素,并提出有效的预防控制措施。

(三) 我国的食源性疾病监测系统

我国的食源性疾病监测主要包括食源性疾病主动监测、疑似食源性异常病例(异常健康事件)监测、食源性疾病(包括食物中毒)报告三大类。食源性疾病主动监测主要有哨点医院监测、实验室监测、病例对照研究和专项监测四部分内容;疑似食源性异常病例(异常健康事件)监测是指对与食品相关的异常病例和异常健康事件的监测;食源性疾病(包括食物中毒)报告是指对所有调查处置完毕的食源性疾病(包括食物中毒)事件的报告。食源性疾病监测主要内容见图 7-1。

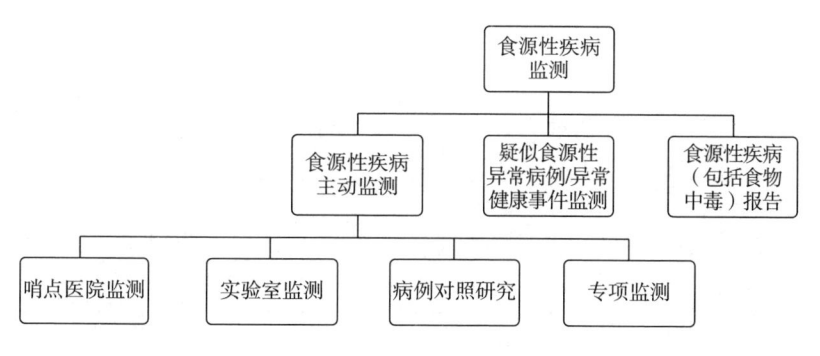

图 7-1 食源性疾病监测主要内容

1. 疑似食源性异常病例/异常健康事件监测

我国从 2010 年始重点建设以哨点医院为主体的用于预警的疑似食

---

① Hedberg, C. W., Macdonald, K. L., Osterhdm, M. T., "Changing Epidemiology of Foodborne Disease: A Minnesota Perspective," *Clinical Infectious Diseases*, 18 (5), 1994, pp. 671-680.

② CDC, "Foodborne Disease Active Surveillance Network (FoodNet)," *Emerging Infectious Diseases*, 3 (4), 1997, pp. 581-583.

源性异常病例/异常健康事件监测系统[1][2]，其对早期发现具有潜在公共卫生意义的食源性健康损害，实现食源性疾病早发现、早诊治的监测目标具有重要价值。在疑似食源性异常病例/异常健康事件监测中，各家哨点医院根据自身特点，制定且实施符合本院实际情况的食源性疾病监测方案，指定专门部门（预防保健科）和人员负责食源性疾病信息收集工作，确定相关科室作为哨点科室[3][4]，具体监测流程如图7-2所示。

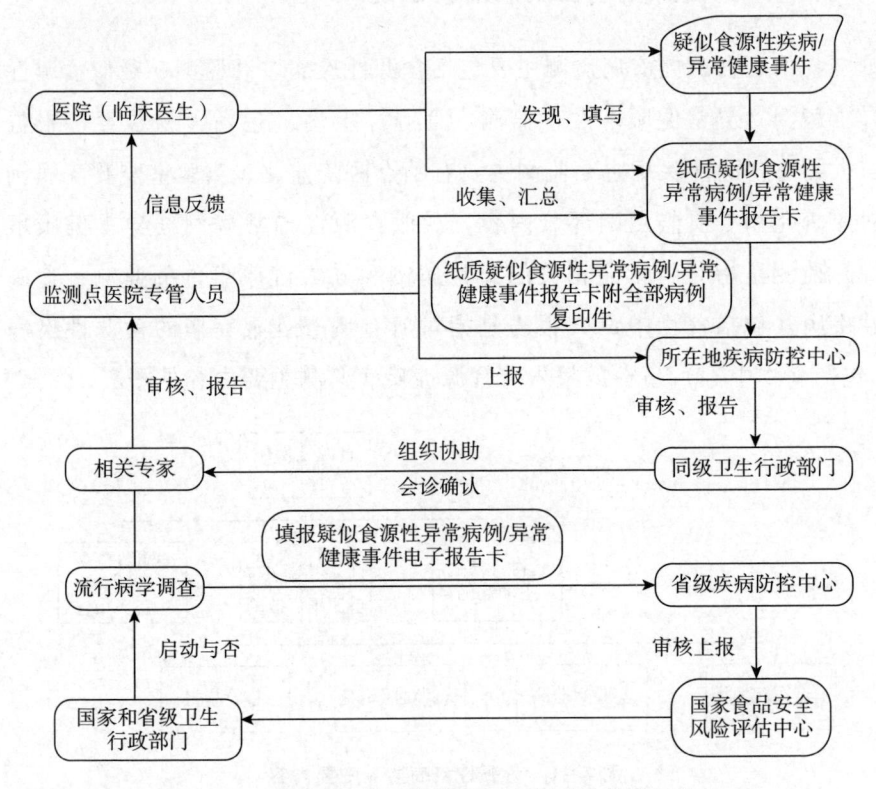

图7-2 疑似食源性异常病例/异常健康事件监测流程

---

[1] 许毅、吴婷、吕字：《2009—2011年四川省食物中毒现况》，《职业卫生与病伤》2012年第3期。
[2] 朱江辉、李凤琴、李宁：《构建全国食源性疾病主动报告系统初探》，《卫生研究》2013年第5期。
[3] 周伟杰、诸芸、艾永才：《建立食源性疾病监测预警信息系统的研究》，《中国公共卫生管理》2009年第2期。
[4] 丁钟、盛发林、朱杰、滕臣刚：《地区性食源性疾病病例实时监测系统的开发与实现》，《食品安全质量检测学报》2016年第2期。

2. 食源性疾病（包括食物中毒）报告制度

根据食源性疾病监测计划，由县级以上卫生行政部门组织调查处置完毕的食源性疾病事件，发病人数在 2 人及以上时，就必须按照食源性疾病（包括食物中毒）报告制度逐级上报。2013 年对事件报告的条件进行了调整，新增"死亡人数为 1 人及以上"。随着监测报告数据的积累，报告制度与流程逐渐完善，使得数据报告越来越准确、及时。食源性疾病（包括食物中毒）的报告流程如图 7－3 所示。

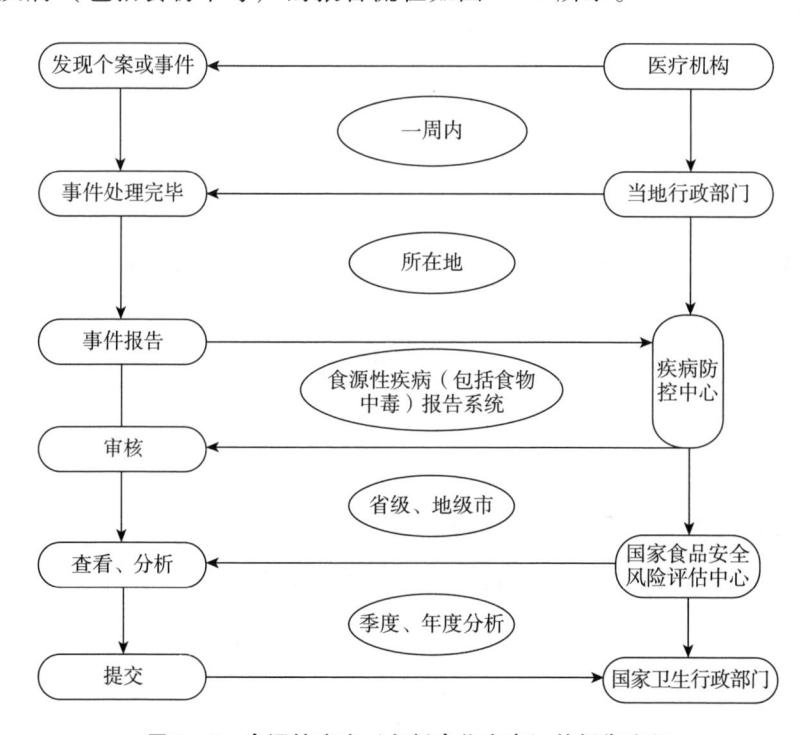

图 7－3 食源性疾病（包括食物中毒）的报告流程

3. 食源性疾病主动监测

充足的食源性疾病信息对食源性疾病的日常监测非常重要[1]。但我国地区经济发展不平衡，大部分农村地区实验室检测能力薄弱，食源性疾病监测主要依靠临床医生的敏锐性，信息产出能力较弱，不仅不能了解

---

[1] 杜萍、王心祥、付竹霓：《食源性疾病及食源性疾病微生物测是全球性工作》，《医学动物防制》2008 年第 3 期。

病原—食物—人群的作用关系，更关键的是不能做到对关键风险的识别，无益于食源性疾病的监测与预防①②。因此，哨点医院在食源性疾病主动监测中，要做好食源性腹泻病例信息和粪便标本的采集、食品污染来源的识别和明确③、病原体信息的分析④和食源性疾病人群信息的收集工作⑤。

二　哨点医院建设

食源性疾病对人群健康的影响主要有三种形式：一是明显的暴发（常具有急性健康损害、病例呈时空聚集性、同源或点源暴露引起等特点）；二是聚集性不太明显的发病（病例常呈现时空分布广泛、有新的或"非特异"临床表现等特点）；三是长期或潜隐性损害。一般来说，法定病例报告、事件报告可以发现明显的食物中毒，异常病例报告可以发现聚集性不太明显的发病，而对于特殊损害、长期或隐性损害，则需要综合运用异常病例或聚集性病例报告、病原学监测、疫情监测等监测手段，结合临床表现、流行病学调查及实验室结果综合判定。因此为了加强我国食源性疾病的报告、监测、预警和应急处置能力，降低食源性疾病发病率，应以各级医疗机构为监测主体、各级疾病预防控制中心为技术指导单位，由政府和卫生行政部门以法律、法规和行政令等手段，协调和管理食源性疾病主动监测网络⑥⑦⑧。不难看出，我国哨点医院在

---

① 中华人民共和国卫生部：《关于印发 2013 年全国食品安全风险监测计划的通知（卫办监督发〔2012〕131 号）》，2012。
② 黄兆勇、唐振柱：《食源性疾病的流行和监测现状》，《应用预防医学》2012 年第 2 期。
③ 王维业、王相明：《食源性疾病监测管理与分析》，《海南医学》2012 年第 24 期。
④ 联合国粮农组织、世界卫生组织（FAO/WHO），《食源性疾病的监测和监控模式》，2004 年 4 月 27 日，http://www.fao.org/docrep/meeting/006/j2381c.html。
⑤ 周伟杰、诸芸、艾永才：《建立食源性疾病监测预警信息系统的研究》，《中国公共卫生管理》2009 年第 2 期。
⑥ 李世敏：《美国食源性疾病监测预警系统及其特点》，《中国卫生监督杂志》2005 年第 6 期。
⑦ 江国虹、常改：《加速建立我国食源性疾病监测预警与控制网络》，《中国公共卫生》2005 年第 8 期。
⑧ 中华人民共和国卫生部：《关于印发 2013 年全国食品安全风险监测计划的通知（卫办监督发〔2012〕131 号）》，2012。

食源性疾病监测中起着关键的"前哨卫士"作用[1],以哨点医院为主的临床医生诊治情况调查和临床实验室病原体分离鉴定是主动监测的起点,担任着早发现、早诊断的重要角色,其不仅是医院贯彻食品安全法中食源性疾病监测的一项职责[2],更是我国有效预防和控制食源性疾病的重要基础[1]。

(一) 建设哨点医院的目的

根据卫生部、工业和信息化部、商务部、国家工商总局、国家质检总局、国家食品药品监督管理总局六部委联合印发的《关于印发2010年国家食品安全风险监测计划的通知》〔卫办监督发(2010)20号〕,以及《2010年国家食源性疾病监测工作手册》,哨点医院是根据食源性疾病监测工作需要而指定的具有全国代表性的监测点,负责监测食源性腹泻病例和食源性中毒病例。凡是患者主诉由食品或者怀疑由食品引起的腹泻病例,以及由生物毒素、化学物质或者有毒动植物因素引起中毒相关症状的散发病例,都属于食源性疾病哨点医院的监测范畴[3]。综合起来,包括食源性疾病暴发监测、疑似食源性异常病例/异常健康事件监测和食源性疾病主动监测三个方面,能够弥补食源性疾病监测中医疗体系和疾病预防体系脱节的缺陷,实现食源性疾病疑似病例早发现、早诊治的监测目标,进而完成食源性疾病主动监测任务,提高食源性疾病信息产出能力。

(二) 哨点医院建设的现状

我国食源性疾病的统计数据主要源于法定报告、暴发调查、哨点监测、实验室监测及死亡证明[4]。为了全面了解我国的食品安全风险状

---

[1] 宜秀萍:《我省医防合作监测食源性疾病》,《甘肃日报》,2014年3月6日,第007版。
[2] 范正轩:《论医疗机构的食品安全风险监测工作》,《职业与健康》2011年第7期。
[3] 方芳:《本市设36家哨点医院监测食源性疾病》,《北京日报》,2015年4月20日,第005版。
[4] 陈艳、刘秀梅:《2004年中国食源性疾病暴发事件监测资料分析》,《中国食品卫生杂志》2008年第6期。

况，及早发现并预防食品安全风险，《中华人民共和国食品安全法》第二章第十一条规定，国家建立食品安全风险监测制度，对食源性疾病、食品污染以及食品中的有害因素进行监测。之后为有效落实食品安全法中建立食品安全风险监测体系的制度规定，卫生部会同工业和信息化部、商务部、国家工商总局、国家质检总局、国家食品药品监督管理总局等部门，于2010年2月11日联合下发了《食品安全风险监测管理规定（试行）》。自2010年开始，每年由卫生部牵头，会同工业和信息化部、商务部、国家工商总局、国家质检总局、国家食品药品监督管理总局制定并下发《国家食品安全风险监测计划》，中国疾病控制与预防中心制定《食品安全风险监测质量手册》，省级卫生行政部门根据《国家食品安全风险监测计划》，结合本地实际制定包括食品中化学物和有害因素监测、食源性致病菌监测及食源性疾病监测的监测方案，并具体组织实施。此外，为了规范食源性疾病的管理工作，国家卫计委于2013年12月16日组织制定了《食源性疾病管理办法（征求意见稿）》。办法中详细阐释了食源性疾病报告、监测、信息核实与通报、预警、医疗救治等工作的管理，明确食源性疾病管理工作流程，以及国家卫计委、中国疾病预防控制中心、国家食品安全风险评估中心、地方各级卫生计生行政部门、医疗机构等在食源性疾病管理中的职责划分。

国家从2010年开始初步建立食源性疾病主动监测和食源性疾病报告系统[1]，逐渐建立了以国家食品安全风险评估中心、中国疾病预防控制中心为技术总牵头，省级疾控中心为核心，地市级疾控中心为骨干，县级疾控中心、哨点医院共同参与的食源性疾病监测工作体系。同时，按照计划推进，在全国建立覆盖31个省份并逐步延伸到农村地区的食品污染物和食源性疾病监测体系，以加强对食品安全风险监测数据的收集、报送和管理，提高中国食品安全水平。已初步完成覆盖全国的食源性疾病监测报告系统、食源性疾病暴发报告系统和国家食源性疾病分子

---

[1] 戴伟、吴勇卫、隋海霞：《论中国食品安全风险监测和评估工作的形势和任务》，《中国食品卫生杂志》2010年第1期。

溯源网络的构建①。根据国家卫计委办公厅关于 2014 年食品安全风险监测督查工作情况的通报，截至 2014 年底，我国已在 31 个省份设置了国家、省、市、县 4 级疾病监测报告体系，共涵盖 1965 家哨点医院、3165 家疾病预防控制中心，分子溯源网络已覆盖 29 个省级和部分地市级疾病预防控制中心，河北、黑龙江、辽宁等地实现了监测点、哨点医院的县级区域全覆盖。食源性疾病监测已覆盖全国 80% 的县级行政区域，2014 年全年共接到食源性疾病暴发事件 1480 起，监测食源性疾病 16 万人次，报告事件数量和监测病例数量较 2013 年分别增长 47.9% 和 103%。2010 年开展的食源性疾病主动监测和食源性疾病报告系统的初步建立，为进一步摸清我国食源性疾病的发病情况和早期预警奠定了工作基础②，不少医院开展了食源性疾病主动监测工作，取得了一定的实效③，但是也存在一些问题需要改善。

在哨点医院数量逐年增加的同时，哨点医院的分布也呈现巨大的变化。如图 7-4 所示，2013 年的哨点医院以三级医疗机构为主，占所有哨点医院的 58.36%，二级医疗机构占 33.27%，一级医疗机构占

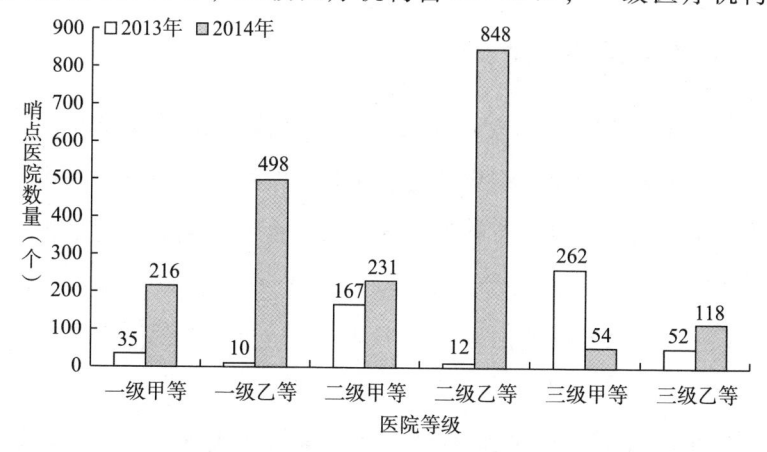

图 7-4 2013~2014 年哨点医院分布状况

---

① 施林妹、蔡明珂：《食品食源性疾病监测体系的构建》，《丽水学院学报》2012 年第 2 期。
② 李宁、杨大进、郭云昌等：《我国食品安全风险监测制度与落实现状分析》，《中国食品学报》2011 年第 3 期。
③ 陈蓉、唐旭辉：《2011 年永州市食源性致病菌监测》，《实用预防医学》2012 年第 7 期。

8.36%；2014年的哨点医院则以二级医疗机构为主，且不断向一级医疗机构延伸，其中二级医疗机构占54.91%，一级医疗机构占36.34%，三级医疗机构仅占8.75%。

三 在实施"健康中国"战略中加强哨点医院建设的建议——基于江苏、广西与江西的调查

为了有效防范食源性疾病，我国基本形成了以国家、省、市、县卫生行政部门为指导，以各级疾病预防控制机构为技术支撑，以监测医院为哨点的食源性疾病风险监测系统，其中哨点医院发挥了重要的"前哨"作用，但是在实践中也存在诸多的问题。基于哨点医院在我国食源性疾病监测体系中的重要作用，在此，基于研究团队对江苏、广西与江西的调查展开分析，进一步揭示现实情景下存在的突出问题，并提出对策建议。

（一）哨点医院的建设进展

哨点医院是按照《国家食品安全风险监测计划》特别设立的具有监测、控制和治疗食源性疾病能力的医院。根据国家的统一安排，哨点医院是以现有二级及以上医院为基础，开展食源性疾病病例报告、疑似食源性异常病例/异常健康事件报告、食源性疾病暴发监测、食源性致病菌分子溯源、耐药性监测等，并不是一个单独设置的医疗机构。

1. 基本形成了"自上而下"的四级架构体系

截至2015年底，全国已在31个省份设置了国家、省、市、县四级疾病监测报告体系，共涵盖3883家哨点医院，覆盖全国100%的县级行政区域，对食源性疾病的早发现、早追踪与早预警有基础性作用。

2. 食源性疾病分子溯源网络实验室等重要设施投入运行

为进一步掌握食源性疾病的暴发流行状况，我国从2000年开始建

设食品污染物和食源性致病菌监测网。2010年开始逐步建立了以实验室为基础的国家食源性疾病分子溯源网络（TraNet China）。目前已初步形成了全国食源性疾病分子溯源网络，完成了国家数据库和30个省级数据库的建设和网络对接，并可实现跨省细菌、病毒等食源性疾病致病因素的识别和溯源。哨点医院积极推进监测数据的共享，江苏、浙江、广东等率先探索建立哨点医院的信息管理系统与监测系统，整合食源性疾病信息采集，提高监测效率与报告质量。

3. 监测能力实现初步提升

近年来，哨点医院的食源性疾病病例报告数量、致病菌检出率逐步提升，监测报告的灵敏度得到了有效提升。在哨点医院的共同努力下，2015年国家卫计委共收到28个省级行政单位食物中毒类突发公共卫生事件报告169起，中毒5926人，死亡121人，与2014年相比，事件报告数量、中毒人数和死亡人数分别增加5.6%、4.8%和10.0%。与此同时，哨点医院从各自的实际出发，强化对特定的食源性疾病病原体的监测。江苏、广西、四川等开展餐饮从业人员带菌状况专项监测，江西开展食品加工从业人员食源性致病菌带菌状况专项监测，上海开展在校学生腹泻缺课监测，北京开展单增李斯特菌专项监测。在病原体分析中，目前全国大多数哨点医院具有检验沙门氏菌、副溶血性弧菌、致泻大肠埃希氏菌和志贺氏菌等常见致病性病原的能力。

（二）江苏、广西与江西哨点医院建设中存在的突出问题

由于行政推动力不够，管理不完善，哨点医院建设工作中仍然存在一些突出的矛盾，并出现了值得关注的新问题，可以归纳为以下几个方面。

1. 食源性疾病监测的协同机制尚需完善

调查发现，江苏、广西与江西均能够按照年度《国家食品安全风险监测计划》和《食品安全风险监测质量手册》的要求，制定年度食源性疾病监测计划，明确相关部门在食源性疾病监测中的责任与要求。

但食源性疾病监测包括监测计划的制订、抽样设计、采样、样品运送和保存、实验室检测数据的上报和整理等过程，是一个科学而复杂的系统，需要多部门间与部门内的有效合作。调查发现，江苏、江西以及广西在哨点医院建设中均没有设计科学与有效的部门协作机制，医疗机构与疾病预防控制机构难以充分发挥各自优势，以规范及时地调查并处理食源性疾病事件。主要是省（区）卫生与计生委系统疾控中心与哨点医院之间相互协同不够，食源性疾病监测与医院分属食品处与医政处管理，哨点医院认为此项工作属于疾控部门的范畴，而疾控中心认为此项工作属于哨点医院的职责。由于哨点医院并不重视此项工作，其内部临床科室与辅助科室之间协作缺失，缺乏有效的公共卫生应急机制，沟通不畅，个别工作人员缺少责任心，使很简单的工作变得复杂化，工作难以有效落实。此外，各地哨点医院之间的合作普遍缺失，食源性疾病主动监测数据库系统不完善，使得监测数据存在缺失、漏报等情况，食源性疾病主动监测数据难以实现共享。除江苏与江西省在哨点医院 HIS 系统建设中有了探索与进展以外，广西区的相关建设远远落后。

2. 医务人员认知水平与专业培训欠缺的问题较为突出

江苏、广西与江西基层承担食源性疾病监测的哨点医院多为综合性医院，医疗任务非常繁重，更由于长期以来形成的重治疗轻预防观念，哨点医院所承担的食源性疾病监测工作质量普遍不高。一方面，由于医院领导对开展工作的不重视，在工作的开展中缺乏合理规划，相关部门考核不力，相关人员责任心缺乏，往往落实不到位；另一方面，哨点医院医务人员食源性疾病认知水平与专业培训严重欠缺，对食源性疾病诊断的敏感性不足，且缺乏相应的质量控制手段，所获取数据的准确性与完整性都有待提升。对江苏、广西以及江西的调查均发现，目前哨点医院一般只有预防科的 1 位兼职人员承担食源性疾病监测的日常工作，且兼职从事此项工作的一般是医院内的防保人员，这些人员由于专业的局限性，不能够将培训中的疾病的临床表现、病理特征、病情转归等专业知识正确传递给临床医师，造成临床医师在实际工作中不能准确做出正确诊断，造成监测数据的漏报。虽然江西省已制定相关制度，由疾控机构定期对哨点医院的食源性疾病监测数据进行质量控制与督查，但数据的质量控制只围绕实验室检测，尚未对样品采集、检验、数据审核分析和数据上报等环节展开，且以内部质量控制为主，上报数据的完整性与准确性有待提升，这已经成为大部分基层哨点医院的主要问题。与此同时，为了完成食源性疾病信息的收集等任务，各地制定激励措施以鼓励医疗人员，但是形同虚设。江苏、广西基层哨点医院普遍规定发现 1 例病例给予奖励（一般不超过 10 元），奖励低且医疗工作繁重，导致其在实际工作中并不能及时发现疑似病例并将病原样本做到有效处理。江西省更缺少奖励机制，没有鼓励只强调责任，做多责任多错误风险多的现状，使得临床医疗人员的积极性普遍不高。

3. 基层技术人员与日常工作经费供需间的矛盾较为突出

对于基层医院来说人才极为宝贵，要从各相关科室抽调人员来开展食源性疾病监测工作必须要有足够的经费支持。但调查发现，江苏、广西与江西食源性疾病监测中的经费支持力度不够，仅依靠中央转移支付资金资助，政府特别是地方政府的投入严重不足。江苏省从 2006 年起，省财政每年预算安排并拨付 2000 万元用于全省卫生计生系统食品安全监测经费，其中 400 余万元用于食源性疾病的监测，分配到各市（县）市疾控中心 3 万~4 万元，并由市（县）市疾控中心拨付给各自承担哨点功能的指定医院。省财政自 2006 年以来用于哨点医院食源性疾病监测的资金一直维持在 400 万元左右，并没有随着哨点医院食源性疾病监测业务量的增加而增加，日常工作经费供需间的矛盾突出。同时，每年下拨的经费大多拨付给了疾控部门或相关行政部门，真正获得经费的基层医疗机构少之甚少，江西和广西的省（区）级财政经费无法直接拨付给哨点医院，各哨点医院每年用于食源性疾病监测的经费仅来源于国家下拨的 1 万元经费，且经费下达往往在下半年。江西省哨点医院疑似食源性异常病例/异常健康事件监测中每家二级医院全年收集报送病例信息不少于 30 份，综合性人民医院（三级）全年收集报送病例信息不少于 50 份，甚至远低于广西区哨点医院收集 120 例病例的要求，不仅无法满足监测工作需要，更造成工作上的被动。广西经济相对不发达，基础条件较差，事业单位待遇不能满足生活需求，有能力的技术人员更倾向于流向高收入的发达地区或私立检测机构，使得高层次人才流失严重。

4. 各地监测检测能力差异较大

作为食源性疾病监测的"前哨卫士"，哨点医院应具备相对完善的医学专科配置（至少具有肠道门诊、儿科、神经内科和肾内科等），并具有一定的诊断和排除疑难杂症的能力，以及实验室病原识别能力。而目前江苏、广西与江西哨点医院食源性疾病监测能力普遍不高且参差不齐。江西省食源性疾病监测中多关注群体性致病菌污染，而医院里致病菌检验是薄弱环节，具有病原检测能力的哨点医院仅占所有哨点医院的 32%，且食源性疾病监测设备陈旧老化，病原检测手段以传统的培养分离为主，缺乏分子水平的 PCR 检测和脉冲电泳凝胶检测，病原检出率较低，且差异较大，不能满足高层次的检测需求。广西的哨点医院对食源性致病菌的检测能力有待提高，在哨点医院实验室检测得到的整体阳性率偏低，而且病毒检测等项目仍不能开展，需要送至疾控机构检测，延误诊断和治疗时间，造成食源性疾病数据的误报和漏报，导致食源性疾病的暴发流行。江苏省的检测水平同样参差不齐，2015 年 13 个省辖市哨点医院的生物标本病原体平均检出率为 3.70% ~ 27.97%，检测水平差异较大，一方面无法指导临床正确治疗，造成误诊和延误治疗时机；另一方面造成抗生素滥用，产生耐药性。

（三）提升哨点医院能力建设的建议

食源性疾病监测有助于及早发现食源性疾病的病原体和高危食品、计算食源性疾病的负担、确定公共卫生的重点领域并对政策和干预措施效果进行评价。为全面贯彻"十三五"规划中"健康中国"建设要求，建议江苏、广西与江西等应从以下几个方面加快推进哨点医院体系建设，提升食源性疾病监测能力。

1. 理顺部门职责，强化协作配合，进一步健全风险监测工作机制

在食源性疾病风险监测中，要继续全面贯彻国家卫计委颁布的《关于进一步加强食品安全风险监测工作的通知》，深刻理解与把握食源性疾病监测的内涵。在食源性疾病监测工作体系上下功夫，各级疾病预防控制机构和医疗机构要加强沟通协调，密切配合，强化对食源性疾病和突发公共卫生事件的报告意识。由省卫计委负责建立全省医疗机构与疾控机构的常规医防合作机制与公共卫生应急机制，全面规范风险监测计划方案制定、采样、检验、数据报送、技术培训、质量控制、督导检查等工作程序，进一步明确责任、工作内容和目标方法，对薄弱地区开展专项检查、调研和督查，切实落实医务人员和医疗机构的报告责任。实现疑似食源性疾病监测由病例监测向病原体监测的深度转变，提高病原体信息的有效样本与监测数据的利用率。

2. 注重思想引领，加强专业培训，不断提升医务人员的认知水平与监测能力

一方面，各级疾控机构与基层医院管理者应加强对食源性疾病监测工作的认识，扭转基层医疗机构管理者"重治疗轻预防"的思想，加强业务指导与专业培训工作，不断增强食源性疾病监测工作的力量。对临床医护人员开展专业知识培训，及时更新观念，除了进行传统腹泻病专业知识培训，着重加强如非法添加化学污染物、农药兽药残留、重金属中毒及各类寄生虫病知识等临床体征和实验室诊断的培训，以及食源性疾病数据库的基本知识，不断提高医护人员对食源性疾病的认知水平与监测能力。另一方面，鉴于基层临床医务人员工作普遍繁重的现状，针对不同科室的医务人员开展内容有区别的专业培训，改变现有授课加试验的全国性培训方式，将部分需要重点培训的技术人员安排至遴选出的实验室进行学习和实践，确保融会贯通。同时创新培训形式，通过发放食源性疾病知识手册等便于临床医生学习食源性疾病的资料，提高其

对食源性疾病的识别能力。

3. 加大经费投入，提高经费拨付效率，确保监测经费足额并及时到位

各级医疗机构是食源性疾病早期发现的"前哨卫士"，从样品采集、运送、保存、病原诊断、试剂耗材购置、菌株毒株转运确认、仪器检定维护、实验室环境维持、病例信息收集到人员培训均需要大量的经费支持，但目前的经费预算难以满足实际监测工作的需要。当前最重要的是，从全国改革的实际出发，按照"分层布局、优化配置、形成体系、开放合作"的要求，建立风险监测机构日常工作经费与监测任务挂钩的财政投入机制，解决日常经费难以保障监测需要的普遍问题。在国家财政投入的基础上，建议江苏、广西、江西的相关主管部门积极争取省级和市（区）和县级财政给予相应的配套经费。省、市人民政府要把食品安全风险监测日常工作经费列入财政预算，把经费拨付和疾控机构及哨点医院的工作绩效相挂钩，严格考核，按进度拨付，确保食品安全风险监测工作经费的足额与及时拨付。

4. 多措并举，着力加强人才队伍建设，切实增强基层哨点医院的有效监测力量

针对目前基层技术人员不足、人才队伍流失严重的客观现状，第一，加强人才队伍建设，积极引进预防医学相关专业背景人才，在人员总量和结构上加快优化组合。省、市人社和卫生行政部门在人才引进和选调方面要为哨点医院大开绿灯，多渠道引进预防医学与检测检验专业技术人才。重视人员培训工作，力争使所有相关临床医务人员接受培训，确保监测工作中所获取数据的准确性。第二，建立监测工作奖励机制，对监测工作中完成任务量大且有突出贡献的医务人员给予奖励，借此调动各级医务人员的积极性。第三，开发订单业务，结合现有绩效考核制度，在实际的风险监测中实行多劳多得的策略，弥补职称限制下技术人员待遇水平偏低的现状，使得技术监测机构能够"进得了人，留得住人"，形成基层监测能力的良性循环。

5. 合理配置实验室设备，提升病原监测能力，逐步提高病原检出水平

针对哨点医院检测能力发展不平衡的现状，加大对哨点医院仪器设备配置的投入，克服"短板效应"，科学规划、合理布局，加强技术设备储备，加强检测手段的研究和更新，有针对性地提高对食源性致病因素的检测能力，尤其是提高对新致病因素的检测能力。在满足常规病原检出需求的基础上，针对基层机构具有的检测技术优势，突出实验室特色，避免低水平重复建设，满足特殊的病原检测需求。全面推广"食源性疾病监测信息平台"和"食源性疾病致病因素与病因性食品溯源平台"的建设，实现市、县、区哨点医院 HIS 系统的内部对接以及哨点医院 HIS 系统与监测系统的网络对接，实现检测信息的共享，提高病原检出水平。

上述建议虽然是基于江苏、广西与江西的调查得出，但实际上对全国哨点医院的建设同样具有借鉴意义。

第八章
食源性疾病研究进展与未来方向

在全世界范围内,食源性疾病都是最突出的公共卫生问题之一。[1] 而我国的情况更加不容乐观,平均每6.5人中就有1人因摄入食源性致病菌污染食品而罹患疾病[2],消耗的医疗和社会资源难以估计。例如,1988年上海食用毛蚶引发的甲型肝炎[3]和2008年乳品业的"三聚氰胺"事件[4],不仅大范围危及公众健康,造成了巨大的健康和经济负担,更引发了公共信任危机,影响社会稳定。为此,各国学者都对食源性疾病防控展开了积极研究,现就国内外食源性疾病防控中的研究进展进行综述。

一 国内外食源性疾病防控研究进展

国内外食源性疾病防控研究主要从流行现状的描述性研究、食源性疾病流行的风险因素研究及基于风险识别的风险防范研究三个方面

---

[1] Food Standards Agency, *The FSA Foodborne Disease Strategy* (London, England: Food Standards Agency, 2011).
[2] 陈君石:《中国的食源性疾病有多严重?》,《北京科技报》,2015年4月20日,第52版。
[3] 曾光:《现场流行病学,第一讲现场流行病学及中国现场流行病学培训项目》,《中华流行病学杂志》2003年第4期。
[4] 乌云花、黄季焜、斯琴朝日格图:《"三聚氰胺事件"对农民牛奶销售渠道和食品安全的影响——来自内蒙古的实证研究》,《中国畜牧杂志》2012年第14期。

进行。

(一) 流行现状的描述性研究

流行现状的描述性研究是食源性疾病防控工作的研究基础，主要包括疾病监测与横断面调查研究两个方面。

1. 疾病监测

疾病监测可连续且系统地收集疾病资料，描述疾病流行现状。一方面，在疾病发生时及时预警，防范疾病的进一步扩散；另一方面，在疾病发生后对资料进行分析，发现疾病的分布规律与发展趋势，为疾病防控提供必要的研究基础与政策依据。

国际上的通用办法是建立食源性疾病监测预警网络，发达国家已逐步趋于完善。以美国为例，其自1995年开始就在美国农业部（USDA）、食品药品监督管理局（FDA）以及疾病预防与控制中心（CDC）的联合下建立了三套监测网工具系统，即食源性疾病主动监测网系统（FoodNet）、脉冲凝胶电泳DNA指纹图谱监测网系统（PulseNet）和国家抗生素耐药性监测网系统（NARMS）[1][2]。而包括我国在内的发展中国家的发展则比较滞后，虽然我国卫生部在1981年就颁布了《食物中毒调查报告办法》，但直到2002年才逐步建立食源性疾病的监测网络[3]，并且在监测手段的主动性、监测环节的科学性、监测内容的针对性、监测结果的精确性、监测反映的快捷性和监测组织的协调性上与发达国家存在很大差距[4]。

---

[1] 冉陆、张静：《全球食源性疾病监测及监测网络》，《中国食品卫生杂志》2005年第4期。
[2] Henao, O. L., Scallan, E., Mahon, B., et al., "Methods for Monitoring Trends in the Incidence of Foodborne Diseases: Foodborne Diseases Active Surveillance Network 1996 - 2008," *Foodborne Pathogens and Diseases*, 7 (11), pp. 1421 - 1426.
[3] 聂艳、尹春、唐晓纯等：《1985—2011年我国食物中毒特点分析及应急对策研究》，《食品科学》2013年第5期。
[4] 王立贵、张霞、褚宸一等：《食源性疾病监测网络现状与展望》，《华南国防医学杂志》2012年第1期。

同时，国内外学者大多基于国家级或区域级监测数据对疾病资料进行分析[1]。我国学者根据国家卫计委公开发布的食物中毒情况通报数据，在食物中毒发生场所、发生时间以及发生原因等方面进行了详细阐述，基本摸清了我国食物中毒发生的基本规律[2][3][4]。

2. 横断面调查研究

虽然食源性疾病监测预警网络在食源性疾病防控中起到了很大作用，却不能涵盖所有疾病。因此，鉴于监测网络在获取数据上的缺陷，国内外大多采用横断面调查研究方式进行疾病负担分析[5][6][7][8]，从流行病学或经济学的视角阐释某一类或食源性疾病总体的高负担病原种别、风险区间和时间节点。

在流行病学负担研究中，在研究范围上，1960年至今引起急性胃肠道疾病的微生物病原一直都是学术界研究的热点，而同样能引起致命风险的食源性寄生虫病原却由于其复杂的生命周期和寄生环境而被低估[9][10]。在研究方法上，国内学者大多将发病率与病死率作为评判食源

---

[1] Nunes, M. M., Arrais, A. L., De Mota, A., et al., "Investigation of Food and Water Microbiological Conditions and Foodborne Disease Outbreaks in the Federal District, Brazil," *Food Control*, 34, 2013, pp. 235-240.

[2] 聂艳、尹春、唐晓纯等：《1985—2011年我国食物中毒特点分析及应急对策研究》，《食品科学》2013年第5期。

[3] 王世杰、杨杰、谌志强等：《1994—2003年我国766起细菌性食物中毒分析》，《中国预防医学杂志》2006年第3期。

[4] 庞璐、张哲、徐进：《2006—2010年我国食源性疾病暴发简介》，《中国食品卫生杂志》2011年第6期。

[5] 毛雪丹、胡俊峰、刘秀梅：《我国细菌性食源性疾病负担的初步研究》，《中国食品卫生杂志》2011年第2期。

[6] 刘璐、白光大、邢扬等：《吉林省食源性疾病患者就诊情况及疾病经济负担的评估》，《吉林大学学报》（医学版）2015年第2期。

[7] Torgerson, P. R., De Silva, N. R., Fèvre, E. M., et al., "The Global Burden of Foodborne Parasitic Diseases: An Update," *Trends in Parasitology*, 30 (1), 2014, pp. 20-26.

[8] Conlan, J., Lal, A., "Socioeconomic Burden of Foodborne Parasites," *Foodborne Parasites in the Food Supply Web*, 2015, pp. 75-98.

[9] Orlandi, P., Chu, D., Bier, J., et al., "Parasites and the Food Supply," *Food Technology*, 56, 2002, pp. 72-80.

[10] 刘孝刚：《食源性人畜共患寄生虫病与人类健康》，《现代畜牧兽医》2012年第10期。

性疾病流行病学负担的指标①。戴月等②③通过食源性肠道疾病哨点医院和社区人群监测获得的数据,利用疾病负担金字塔倍增的方法评估食源性肠道疾病的负担。但上述方法捕捉到的只是食源性疾病负担的微小部分,由于各国卫生保健系统、求医行为、通报要求和病例定义的不同,其并不能反映出全球疾病严重性与死亡率的差异,因此WHO在2006年将伤残调整生命年合并发病率、死亡率和残疾率作为衡量食源性疾病流行病学负担的统一指标④。同时对2010年全球不同地区的食源性疾病流行病学负担进行了全面评估,此次评估涵盖了细菌、病毒、寄生虫、生物毒素以及化学物质在内的31种致病性病原。包括我国在内的亚太平洋地区以寄生虫引发的食源性疾病为主,其后依此为侵袭性感染类病原、腹泻病原以及化学物质与生物毒素。

而在关于经济负担的研究中,存在方法学上的挑战,尚无统一定论,只可粗略计算不能精确评价。国外学者有的对某一种疾病进行了粗略评估,有的对某一类疾病进行了粗略评估⑤。国内仅刘璐等⑥对吉林省食源性疾病患者就诊情况及疾病经济负担情况进行了调查,发现虽然食源性疾病的就诊率不高,但给患者带来了一定的经济负担。

(二) 基于病原传播的食源性疾病传播风险因素研究

考虑到现代疾病防控中预防的关键作用,对导致疾病流行的关键风

---

① 毛雪丹、胡俊峰、刘秀梅:《我国细菌性食源性疾病负担的初步研究》,《中国食品卫生杂志》2011年第2期。
② 戴月、袁宝君、罗亚洲:《江苏省2009年食源性肠道疾病负担调查》,《江苏预防医学》2010年第4期。
③ 戴月、朱谦让、周翌婧等:《2013年江苏省食源性非伤寒沙门菌疾病负担研究》,《江苏预防医学》2014年第4期。
④ Torgerson, P. R., De Silva, N. R., Fèvre, E. M., et al., "The Global Burden of Foodborne Parasitic Diseases: An Update," Trends in Parasitology, 30 (1), 2014, pp. 20–26.
⑤ Conlan, J., Lal, A., "Socioeconomic Burden of Foodborne Parasites," Foodborne Parasites in the Food Supply Web, 2015, pp. 75–98.
⑥ 刘璐、白光大、邢扬等:《吉林省食源性疾病患者就诊情况及疾病经济负担的评估》,《吉林大学学报》(医学版) 2015年第2期。

险因素的识别成为防控研究中的热点。美国食品药品监督管理局早在 1996 年就呼吁对食源性疾病的研究应该关注疾病发生的风险因素。食品卫生法典委员会（Codex Committee on Food Hygiene，CCFH）于 2010 年要求 WHO 与联合国粮农组织基于"致病菌 – 食品"（Parasite-Commodity）的角度定性、量化地研究影响疾病传播速度和转移率的潜在风险因素并有效防控[1]。现有研究多结合分子生物学、细胞免疫学、文献组学、情景分析等对高危食源性病原进行评估，从微观角度评估特定情境下食源性病原衍生变化的风险因素[2]。

1. 养殖环节的食源性疾病传播风险研究

现有疾病中，75% 表现出了动物间传染及人畜共患的肉源性特性[3]，养殖环节的人畜共患病成为食源性疾病风险研究的一个重要内容。其中，恶劣的卫生条件是病原传播的主要途径[4]，兽药滥用增强了细菌的耐药性，两者共同主导了微生物病原导致的食源性疾病。而产量期望、人力资本输入匮乏等因素，使得发展中国家的农兽药施用量普遍偏高。我国牲畜饲养中抗生素类药物的超量使用、非法违禁药品滥用以及不遵守休药期规定[5]造成的兽药残留，主导了化学性风险导致的食源性疾病。Costard et al.[6] 和 Relun et al.[7] 通过横断面调查评估了生猪养

---

[1] WHO/FAO, "Multicriteria-based Ranking for Risk Management of Foodborne Parasites," *FAO/WHO Expert Meeting*, 2014.

[2] Fraser, C., Donnelly, C. A., Cauchemez, S., et al., "Pandemic Potential of Astrain of Influenza A (H1N1): Early Findings," *Science*, 324, 2009, pp. 1557 – 1561.

[3] Slingenbergh, J. I., Gilbert, M., De Balogh, K. I., et al., "Ecological Sources of Zoonotic Diseases," *Revue Scientifique et Technique-office International des Epizooties*, 23, 2004, pp. 467 – 484.

[4] Smith, H. V., Caccio, S. M., Cook, N., et al., "Cryptosporidium and Giardia as Foodborne Zoonoses," *Veterinary Parasitology*, 149, 2007, pp. 29 – 40.

[5] 吴林海、谢旭燕：《生猪养殖户认知特征与兽药使用行为的相关性研究》，《中国人口·资源与环境》2015 年第 2 期。

[6] Costard, S., Mur, L., Lubroth, J., et al., "Epidemiology of African Swine Fever Virus," *Virus Research*, 173, 2013, pp. 191 – 197.

[7] Relun, A., Charrier, F., Trabucco, B., et al., "Multivariate Analysis of Traditionnal Pig Management Practices and Their Potential Impact on the Spread of Infectious Diseases in Corsica," *Preventive Veterinary Medicine*, 2015, pp. 246 – 256.

殖中疾病传播的微生物性风险因素，确定了生猪购入、饲养、繁殖及屠宰中病原传播的风险因素。在化学性风险研究中，Takaki et al.[1] 完善了有机物转移到羊奶与牛肉中的生物转移模型，对人体所面临的有机物风险进行暴露评估，确定关键风险行为。

2. 餐饮环节的食源性病原风险的暴露评估

鉴于现代快餐文化与生鲜饮食文化的崛起，即食食品被认为是食源性疾病发生的首要风险食品，主要源于食品制作者的不规范卫生行为。作为微生物病原暴露风险的最有效工具，定量微生物风险评估模型（Quantitative Microbial Risk Assessment，QMRA）在食源性疾病风险评价中得到了广泛应用。

3. 家庭环节的食源性疾病风险评估

作为一个主要依靠消费者自身防范疾病的环节，家庭消费是防控食源性疾病发生的关键环节[2][3]。一旦受食源性病原污染的食品进入家庭，食源性致病菌就会在食物处理过程中，由于不恰当的储存尤其是与厨房器具的交叉污染而传播到其他家庭食品中[4]，即使是用清洁剂与热水对其进行清洗，这种交叉污染仍然避无可避，甚至会导致50%的转移[5]。Chai et al.[6] 用无菌砧板与刀具切被沙门氏菌或大肠杆菌

---

[1] Takaki, K., Wade, A. J., Chris, D., "Collins Assessment and Improvement of Biotransfer Models to Cow's Milk and Beef Used in Exposure Assessment Tools for Organic Pollutants," *Chemosphere*, 138, 2015, pp. 390 – 397.

[2] World Health Organazation (WHO), *Sixty-Third World Health Assembly* (Geneva: WHA 63.3, 2010).

[3] Losasso, C., Cibin, V., Cappa, V., et al., "Food Safety and Nutrition: Improving Consumer Behavior," *Food Control*, 26, 2012, pp. 252 – 258.

[4] De Jong, A. E. I., Verhoeff-Bakkenes, L., Nauta, M. J., et al., "Cross-contamination in the Kitchen: Effect of Hygiene Measures," *Journal of Applied Microbiology*, 105, 2008, pp. 615 – 624.

[5] Whitehead, K. A., Smith, L. A., Verran, J., "The Detection and Influence of Food Soils on Microorganisms on Stainless Steel Using Scanning Electron Microscopy and Epifluorescence Microscopy," *International Journal of Food Microbiology*, 141, 2010, pp. S125 – S133.

[6] Chai, L. C., Lee, H. Y., Ghazali, F. M., et al., "Simulation of Cross-contamination and Decontamination of Campylobacter Jejuni During Handling of Contaminated Raw Vegetables in a Domestic Kitchen," *Journal of Food Protection*, 71, 2008, pp. 2448 – 2452.

O157：H7污染的生鲜蔬菜后，去切没被污染的蔬菜，蔬菜的病原污染率为22.6%~73.3%。微生物病原进入家庭的主要途径包括受污染的食物（尤其是生鲜肉类）与家庭成员的不卫生行为。Gorman et al.[1]用平板计数法对爱尔兰25个厨房进行调查，分析了沙门氏菌、弯曲杆菌、大肠杆菌以及金黄色葡萄球菌等食源性致病菌从受污染食物到砧板、刀具、个人手部、冰箱把手、微波炉把手、柜台顶部以及排水板等物体表面的传播，发现生熟不分、处理完生食后手部清洁不到位、刀具或砧板清洁不到位是产生交叉污染，导致病原传播的主要风险因素。Sampers et al.[2]对比利时消费者的调查也得出了类似结论。其中，手部卫生是引发食源性疾病的最主要因素[3]。巩顺龙等[4]以肉类处理为例，发现我国居民在肉类储存、准备和烹饪等环节中存在严重的食源性疾病风险。

（三）基于风险识别的风险防范研究

以食用农产品为基础的人畜共患病造成了严重的疾病负担。各国政府大多从公共卫生防范角度评估影响疾病传播的参数与路径，确定人畜治疗的干预措施。以生猪养殖为例，Ngowi et al.[5]和Pondja et al.[6]以哨

---

[1] Gorman, R., Bloomfield, S., Adley, C. C., "A Study of Cross-contamination of Food-borne Pathogens in the Domestic Kitchen in the Republic of Ireland," *International Journal of Food Microbiology*, 76, 2002, pp. 143–150.

[2] Sampers, I., Berkvens, D., Jacxsens, L., et al., "Survey of Belgian Consumption Patterns and Consumer Behaviour of Poultry Meat to Provide Insight in Risk Factors for Campylobacteriosis," *Food Control*, 26, 2012, pp. 293–299.

[3] Souza, V. A., De. Surtos, D., "As Transmitidas por Alimentos Envolvendo Manipuladores de Alimentos", *Higiene Alimentar*, 24, 2010, pp. 40–46.

[4] 巩顺龙、白丽、陈磊等：《我国城市居民家庭食品安全消费行为实证研究——基于15省市居民家庭的肉类处理行为调查巩顺龙》，《消费经济》2011年第3期。

[5] Ngowi, H. A., Carabin, H., Kassuku, A. A., et al., "A Health-education Intervention Trial to Reduce Porcine Cysticercosis in Mbulu District, Tanzania," *Preventive Veterinary Medicine*, 85, 2008, pp. 52–67.

[6] Pondja, A., Neves, L., Mlangwa, J., et al., "Use of Oxfendazole to Control Porcine Cysticercosis in a High-endemic Area of Mozambique," *PLoS Neglected Tropical Disease*, 6, 2012, p. 1651.

点猪（Sentinel Pigs）为研究对象，利用组织病理学、血清学抗体和分子生物学检验对不同养殖方式下的疾病防控措施进行定量评估。另外，基于数学模型和计算机网络的仿真评估由于其简便易行而在卫生防控政策评估中频频出现[1]。Kyvsgaard et al.[2] 和 Sanson et al.[3] 分别利用随机 Reed-Frost 链二项分布模型和北美动物疾病传播模型（North American Animal Disease Spread Model），从病原传播的视角对从生猪养殖到屠宰加工各环节进行模拟，评估了点干预（大规模诊治）、反复干预（疫苗）等疾病防控措施。Dorjee et al.[4] 更是基于食品供应链网络，利用网络拓扑结构中个体接触频率的出度（Out-Degree）和入度（In-Degree），从风险个体和区域的视角创新防控措施。

鉴于疾病发生中人的行为的关键作用，动物卫生管理逐渐受到疫病防范研究学者的重视。国外学者大多采用计划行为理论（Theory of Planned Behavior，TPB）研究农户行为决策的影响因素，发现态度是影响农户行为决策的主因，且主观规范认知与自我效能控制对农户食源性疾病风险控制行为有显著影响[5]。Valeeva et al.[6] 利用健康信念模型（Health Belief Model，HBM）研究认为，措施效能的效益感知是影响农

---

[1] Devleesschauwer, B., Aryal, A., Tharmalingam, J., et al., "Complexities in Using Sentinel Pigs to Study Taeniasolium Transmission Dynamics Under Field Conditions," *Veterinary Parasitology*, 193, 2013, pp. 172–178.

[2] Kyvsgaard, N. C., Johansen, M. V., Carabin, H., "Simulating Transmission and Control of Taenia Solium Infections Using a Reed-frost Stochastic Model," *International Journal for Parasitology*, 37, 2007, pp. 547–558.

[3] Sanson, D. C., Cork, S. C., et al., "Morleyd Simulation Modelling of a Hypothetical Introduction of Foot-and-Mouth Disease into Alberta R. L. ," *Preventive Veterinary Medicine*, 114, 2014, pp. 151–163.

[4] Dorjee, S., Revie, C. W., Poljak, Z., et al., "Sancheza Network Analysis of Swine Shipments in Ontario, Canada, to Support Disease Spread Modelling and Risk-based Disease Management," *Preventive Veterinary Medicine*, 112, 2013, pp. 118–127.

[5] Ellis-Iversen, J., Cook, A. J. C., Watson, E., et al., "Perceptions, Circumstances and Motivators that Influence Implementation of Zoonotic Control Programs on Cattle Farms," *Preventive Veterinary Medicine*, 63, 2010, pp. 276–285.

[6] Valeeva, N. I., Van Asseldonk, M., Backus, G. B. C., "Perceived Risk and Strategy Efficacy as Motivators of Risk Management Strategy Adoption to Prevent Animal Diseases in Pig Farming," *Preventive Veterinary Medicine*, 102 (4), 2011, pp. 284–295.

户疾病风险控制行为的主要因素。Garforth et al.[1] 结合 TPB 与 HBM 研究发现了措施效能效益感知的关键作用，且其受疾病风险认知、生产经营特征、养殖经验尤其是社会支持者（兽医、政府等）所提供信息可信性的影响。我国学者认为，源头控制是防控疫病风险的关键，防疫信念和风险态度显著影响农户的疫病控制行为[2]，需要包括兽医和政府等在内的社会支持[3][4]，包括是否接受过疫病防治培训以及疫病发生后是否得到及时救助等[5]。

在家庭环节中，学者大多基于对风险行为的识别，研究健康工作者和政府在内的社会支持对风险行为的干预[6]。多年来，TPB 与 HBM 理论被应用于健康行为研究的各个领域。近年来，考虑到 TPB 与 HBM 在行为研究中的"意愿 - 行为偏误"（Intention-Behaviour Gap），有学者将健康过程取向理论（Health Action Process Approach, HAPA）应用到食源性风险行为的干预分析中[7]。而我国的研究明显滞后，仅有 Bai et al.[8] 利用计划行为理论发现：态度、主观规范、感知行为控制、自我效能及先验经验对消费者家庭食品安全处理行为有显著影响。

---

[1] Garforth, C. J., Bailey, A. P., Tranter, R. B., "Farmers' Attitudes to Disease Risk Management in England: A Comparative Analysis of Sheep and Pig Farmers," *Preventive Veterinary Medicine*, 110 (3 -4), 2013, pp. 456 -466.

[2] 闫振宇、陶建平：《动物疫情信息与养殖户风险感知及风险应对研究》，《中国农业大学学报》2015 年第 1 期。

[3] 赵德明：《我国重大动物疫病防控策略的分析》，《中国农业科技导报》2006 年第 5 期。

[4] 刘璐、朱宏儒、杨国静：《被忽视的人畜共患病在我国的流行及防控现状》，《中国血吸虫病防治杂志》2013 年第 3 期。

[5] 罗丽、刘芳、何薇等：《畜禽养殖场疫病防控行为影响因素分析——基于青海省肉牛肉羊养殖户的调研》，《中国畜牧杂志》2015 年第 10 期。

[6] Taché, J., Carpentier, B., "Hygiene in the Home Kitchen: Changes in Behaviour and Impact of Key Microbiological Hazard Control Measures," *Food Control*, 35, 2014, pp. 392 -400.

[7] Bearth, A., Cousin, M. E., Siegrist, M., "Uninvited Guests at the Tables: A Consumer Intervention for Safe Poultry Preparation," *Journal of Food Safety*, 33, 2013, pp. 394 -404.

[8] Bai, L., Tang, J., Yang, Y. S., et al., "Hygienic Food Handling Intention—An Application of the Theory of Planned Behavior in the Chinese Cultural Context," *Food Control*, 42, 2014, pp. 172 -180.

二　未来研究方向

目前我国的食源性疾病防控研究与防控工作明显滞后于发达国家。虽然我国专家已经呼吁食源性疾病是最主要的食品安全问题，也是最突出的公共卫生问题之一，且我国学者已经展开了相应的研究，但是我国对食源性疾病的监测及对病原传播机制和疾病干预的研究尚存在很大缺陷。随着社会的进步，食源性疾病的疾病种类、病原种别、传播途径和风险因素等也将变得更加复杂，食源性疾病防控工作将面临更大的挑战。因此，我国学者应加快食源性疾病的防控研究，厘清病原传播机制与风险因素，评估最佳干预措施，为有效防控食源性疾病提供必要的理论与研究基础。

在今后的研究中，应该加强食源性疾病风险监测工作，获得充分且准确的食源性疾病发病状况、致病病原和人群暴露信息，在长期积累的基础上，加强食源性疾病风险评估，借鉴WHO的疾病负担研究办法，增加我国食源性疾病负担的研究投入，描绘食源性疾病风险特征，评估食源性疾病经济负担，评价公共卫生干预措施效果，及时发现食源性疾病新问题，为食源性疾病风险干预措施提供依据。

鉴于不卫生的行为、不规范的食品处理行为以及消费者的认知匮乏等人为因素的重要作用，在食源性疾病的防范中，必须以从农田到餐桌的全程供应链为依托，锁定各个环节的食源性疾病致病因素，将公共健康和食品安全相结合，建设以预防为核心的食源性疾病监测和预警网络，将监管关口"前移"，从源头上控制与防范食源性疾病引发的食品安全风险，更为重要的是要制定以预防为核心的家庭食源性疾病防范策略，关注防控"末端"，从食源性疾病暴发关键点控制疾病的发生与危害。

（一）自上而下的政府推动

有效防控食源性疾病需要多方相关主体的共同参与，而高效的参与需要政府部门提供政策、法律的顶层保障。加速和完善相关的法律法规和食品安全标准,加强食品安全的综合监督管理,保障食品安全;成立高层次、强有力的食品安全机构,协调各部门之间的工作;采取行政措施,要求各食品生产企业规范自身管理,提高安全生产水平。最重要的是要做好食源性疾病风险的监测、评估和预警工作,将食源性疾病的危害降到最低。

在食源性疾病风险监测中,逐步扩大监测覆盖面,形成国家、省、市(区)、县四级网络并向乡镇一级纵深发展的监测体系;重视哨点医院的"前哨作用",加强医疗机构、疾病防控机构和卫生计生部门的合作;加大投入,不断完善地方监测设备,提升技术水平,提高实验室阳性病原检出能力;扩展监测内容,着重对农产品、畜产品、食品加工和流通等环节加强监管;增加监测频次,将食品安全事件的发生概率降到最低;加强地区间合作,建立统一的病原监测网络,实现食源性病原的跨地区追踪。在食品安全风险预警中,卫生部门应根据食物中毒的监测数据,及时发布预警通报,并就添加剂、农药、兽药、重金属等造成的食物中毒,有针对性地向质检、农业、环保、食药等部门通报,促使其加大整治力度,共同改善当地食品卫生状况。各部门应根据本地区食物中毒发生情况,全面分析食物中毒的发生原因,根据季节及地域特征建立有针对性的食物中毒防控体系及应急预案,加强协调配合和区域联防联动,实现信息共享,妥善应对和处置。

(二)及时有效的风险交流

风险交流是风险管理中的三大主要元素之一,是在风险分析全过程中,风险评估人员、风险管理人员、消费者、企业、学术界和其他利益相关方就某项风险、风险所涉及的因素和风险认知相互交换信息和意见的过程[①]。目前在与公众的风险沟通中存在两个主要的问题。首先,政府与权威专家的缺位。风险交流需要各方专家、第三方组织及政策决策者的共同参与。在专家层面,不同的知识结构与研究经历使得社会学家

---

① 世界卫生组织、联合国粮农组织:《食品安全风险分析——国家食品安全管理机构应用指南》,2006。

与流行病学专家间的合作存在一定的困难,而且只有长期性的研究才具有意义。在数据层面,数据信息的缺失使得所获结果十分不可靠,很难从研究结果中形成合理适用的政策。在政策层面,专家更注重数据的分析,而政策制定者却受到个人经验、经济环境等多方影响,二者存在很大的认知偏差。其次,新闻媒体的失责。一些新媒体或自媒体,已成为谣言和不实信息的放大器,导致正确的科学信息明显处于劣势,而没有科学依据的误导信息却占上风,对经济社会产生的危害远超过食品安全风险对公众健康的真正损害。因此,在食品安全风险交流中,政府、专家以及媒体要各尽其职,进行充分有效的沟通,使得风险监测与评估数据能够转化为可行的政策,并得到正确的传播。

(三)自下而上的家庭防范措施

随着我国烹调与饮食习惯的改变,家庭已经成为我国食物中毒事件暴发的首要场所。作为最后的"把关性"环节,家庭食品安全问题不仅对消费者的身体健康和生命安全造成了严重威胁,更使得我国的食品供应链安全保障无法达到预期效果,已成为制约我国全食物链安全保障的短板。因此,应该认识到家庭食品安全问题的重要性,将家庭食品安全教育和干预工作作为防控食源性疾病的一项重要任务。针对不同地域的文化背景和消费习惯,定位风险人群与风险行为,尤其关注会引发交叉污染的食品安全风险行为。立足每个家庭单元,积极宣传和推广预防食源性疾病的家庭小建议。主要包括:①不买不食腐败变质、污秽不洁及其他含有害物质的食品;②不购买无厂名厂址和保质期等标识不全的定型食品;③不光顾无证无照的流动摊档和卫生条件不佳的饮食店;④不食用在室温条件下放置超过 2 小时的熟食和剩余食品;⑤不私自采食瓜果蔬菜和野生食物;⑥不食用来历不明的食品;⑦不饮用不洁净的水或者未经煮沸的自来水;⑧直接食用的瓜果应用洁净的水彻底清洗后尽可能去皮;⑨进食前或便后应将双手洗净;⑩在进食的过程中如发现或感觉食物感官性状异常,应立即停止进食。

后　记

　　本书是在吴林海教授所承担的国家社科重大招标课题"中国食品安全风险社会共治研究"基础上撰写的。食源性疾病是我国也是全世界面临的最大的公共卫生问题，被世界卫生组织强调为"全球性挑战"，其涵盖的病种复杂、病症多样、极易被忽略。据报道，我国每年仅吃出急性胃肠炎的就有2亿多人，共造成全国损失1.7亿个工作日，消耗的医疗资源与社会资源更是难以估计，与发达国家并无明显差异。随着生产生活方式的改变和经济的发展，食源性疾病的风险特征也发生了悄然变化，传统的知识储备已难以满足我国食源性疾病的防范要求。为此，本研究紧紧围绕风险的内涵，关注物理、化学、生物等自然性风险因素，同时融入认知缺陷及道德缺失等人为风险因素，阐述我国食源性疾病的风险特征，研究食源性疾病风险防范的现实困境，提出切合实际的政府决策路径，本研究具有以下三个方面的创新。

　　第一，研究视角的创新。食源性疾病与食品具有天然联系，在食源性疾病防范的研究中不应忽视食品安全风险的关键作用。但是国内外现有研究普遍忽略了"食品安全风险—食品—食源性疾病暴发"的逻辑联系，难以实现对食源性疾病的科学防范。风险因素中除物理、化学、生物等自然性风险因素，包括食源性疾病在内的我国食品安全问题更多的是由认知缺陷以及道德缺失等人为因素导致，在研究中加入人为因素，是全面了解我国食源性疾病风险因素的重要基础。

第二，研究切入点的创新。一方面，鉴于食源性疾病暴发风险基于食物供应链传导衍化的特殊属性，本研究以食物供应链为切入点，剖析食品供应链体系中的食品安全风险；另一方面，为实现风险防范资源的有效配置，本研究按照"风险因素—作用方式—危害后果"的逻辑关系，在纷杂繁复的风险因素中厘清风险作用机制，将风险与健康联系起来，回答"防范什么"的问题。

第三，研究理论的创新。现代社会风险呈现"人源化"与"制度化"的显著特征。食源性疾病的风险防范不仅是一个技术层面的问题，更是一个管理层面的问题。面对食品安全规制的治理结构难以满足社会需求的现实，本研究通过食源性疾病暴发风险形成机理分析，融合现代健康理念与公共卫生防范策略，以社会共治理念为指导，融合政府、社会的力量，研究指出风险防范的现实路径，并服务于政府决策。

本研究是在我的博士后合作导师吴林海教授的大力支持与帮助下完成的，在江南大学食品安全风险治理研究院、江苏省食品安全研究基地的两年博士后生涯中，得益于吴林海老师的无私帮助，我的研究思维得到拓展，研究能力也得到提升。吴林海老师对本书中每一章节的指导与修改，都深深烙在我的脑海里。其深厚的学术素养、严谨的治学精神和一丝不苟的工作作风更是令我深深折服，成为我今后从事学术研究的标杆与楷模，并指引我未来的学术道路。

陆姣

2018 年 8 月

图书在版编目(CIP)数据

中国食源性疾病的风险特征研究/陆姣,吴林海著
. -- 北京：社会科学文献出版社，2018.12
 ISBN 978 - 7 - 5201 - 3697 - 6

Ⅰ.①中… Ⅱ.①陆…②吴… Ⅲ.①食源性疾病 -
预防(卫生) - 研究 - 中国　Ⅳ.①R155.3

中国版本图书馆 CIP 数据核字(2018)第 240272 号

中国食源性疾病的风险特征研究

著　　者 / 陆　姣　吴林海

出 版 人 / 谢寿光
项目统筹 / 颜林柯
责任编辑 / 颜林柯

出　　版 / 社会科学文献出版社·经济与管理分社 (010) 59367226
　　　　　　地址：北京市北三环中路甲 29 号院华龙大厦　邮编：100029
　　　　　　网址：www.ssap.com.cn
发　　行 / 市场营销中心 (010) 59367081　59367083
印　　装 / 天津千鹤文化传播有限公司

规　　格 / 开 本：787mm × 1092mm　1/16
　　　　　　印 张：14.75　字 数：211 千字
版　　次 / 2018 年 12 月第 1 版　2018 年 12 月第 1 次印刷
书　　号 / ISBN 978 - 7 - 5201 - 3697 - 6
定　　价 / 79.00 元

本书如有印装质量问题，请与读者服务中心 (010 - 59367028) 联系

▲ 版权所有 翻印必究